당뇨병을 치료하는 특수 비방집

당뇨병을 치료하는
특수 비방집

우웨이화(吳爲華) 지음 | 전왕록 옮김

내 건강은 내가 지킨다!

건강 : 천연 식품과 과학의 어울림
권위 : 임상 실험을 거쳐 전문가들이 정선한 식단
효과 : 환자에 따른 맞춤 치료로 몸 전체를 조절

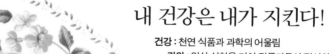

태웅출판사

당뇨병糖尿病은 현대인에게 만성적으로 나타나는 질병으로, 당대사에 장애가 생겨 나타나는 내분비 대사성 질환이다. 주로 유전이나 비만, 운동 부족, 잘못된 식 습관, 스트레스, 바이러스 감염 등이 발병 원인이다. 현대인은 고高칼로리, 고高지방의 잘못된 식 습관 탓에 대부분 당뇨병의 위험에 노출되어 있다. 그래서 당뇨병을 문명사회의 '퇴행성 질환' 또는 '부자병'이라 부른다. 당뇨병은 약물로 30%는 치료할 수 있지만, 나머지 70%는 발병 후 관리 여하에 달렸다. 이는 일상생활에서 환자가 얼마나 '자기 관리'를 철저히 하느냐가 무엇보다 중요하다는 것을 뜻한다. 식이 요법은 약물 치료, 운동 치료와 함께 당뇨병을 물리치는 '3대 무기' 중의 하나이다. 당뇨병은 그 유형, 증상, 합병증에 상관없이 약물을 복용하거나 인슐린을 이용해야 하는 것은 물론이고, 지속적으로 식사 조절을 병행해야 한다. 그러므로 이 삼박자를 모두 갖춰야만 합병증이 생기는 것을 예방해서 오래도록 건강하게 살 수 있다. 하지만 일부 당뇨 환자는 어떤 음식을 먹어야 하는지, 어떻게 먹어야 하는지도 모른 채 잘못된 식 습관을 '고집'한다. 그러한 잘못된 식 습관은 당뇨병을 악화시키고 약물 치료 효과도 떨어뜨린다. 필자는 모든 당뇨 환자가 일상생활에서 식사 조절에 힘써 혈당을 스스로 조절하고 마침내는 당뇨병의 고통에서 하루빨리 벗어나길 바라는 마음으로 이 책 『당뇨병을 치료하는 특수 비방집』을 펴냈다. 이 책에는 백여 가지에 이르는 식품 각각의 효능과 그에 적합한 섭취 대상, 식품 간의 궁합, 영양 성분 등을 소개했다. 여기에 나온 여주, 녹두, 옥수수, 참마, 구기자, 미꾸라지 등 식품은 한편으로 평범해 보이기는 하지만 당뇨 환자의 골칫거리를 없애 주는 '해결사' 역할을 한다. 이러한 식품들은 대사 장애를 바로잡아 혈당, 요당, 혈중 지방 농도를 정상치로 돌려놓는다. 이와 함께 각각의 식품에 따른 식이요법을 무려 이백여 가지나 소개해 두었다. 모두 전문가들이 하나하나 심혈을 기울여 짠 이상적인 식단으로, 인슐린을 효과적으로 조절해 주고 혈당을 잡아 준다. 당뇨 환자가 안고 있는 '삼다일소三多一少', 다시 말해 물을 많이 마시고, 밥을 많이 먹고, 소변은 많이 보나 체중은 줄어드는 고충을 없애 준다. 이 밖에도 당뇨병의 치료와 위생, 예방에 관련된 지식과 비법을 적어 두었으니 당뇨 환자가 식이 요법과 함께 적절하게 응용한다면 더 큰 치료 효과를 볼 수 있을 것이다. 이 책은 포인트를 확실하고 정확하게 말해 독자가 편하게 읽고 간편하게 실천해 볼 수 있다. 그래서 당뇨 환자 누구나 집에서 간편하게 자신의 건강을 자신의 손으로 지킬 수 있다. 다시 한 번 당뇨 환자에게 당부하고 싶다. 식이 요법은 환자의 건강 상태, 당뇨병의 유형에 따라 적절히 조절해야 한다. 아울러 적은 양의 식사를 여러 번에 나눠 먹는 '소식다찬少食多餐'의 규칙을 반드시 지켜야 한다. 평소에도 단백질, 지방, 탄수화물의 총 섭취량을 조절하고 정기적으로 혈당을 체크해서 당뇨가 잘 관리되고 있는지, 음식 섭취가 적절한지 확인해야 한다. 또한 전문의와 상담하면서 꼼꼼하게 따져 보고, 자신에게 적합한 맞춤형 식단을 짤 수 있도록 하자. 비록 필자로서는 이 책의 집필에 최선을 다하였으나 부족한 점이 많다. 독자 여러분의 많은 지적과 가르침을 바란다.

2007년 3월 광저우중의약대학廣州中醫藥大學에서
우웨이화吳爲華

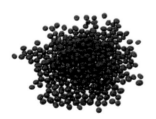
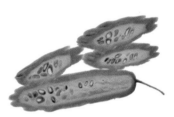

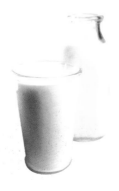

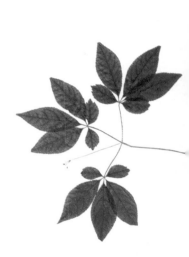

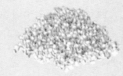

제1장

● ● ● 곡물류穀物類

· 곡물은 우리 몸에 필요한 열량, 비타민 B군, 무기 염류의 주 공급처로 인간이 생명을 유지해 나가는 데 있어서 중요한 식품이다.

· 곡물에 함유된 판토텐산pantothenic acid은 음식물 에너지를 방출하고 지방 대사를 촉진한다.

· 곡물에 들어 있는 풍부한 식이 섬유는 소화액 분비를 촉진하고 장운동을 활발하게 해서 몸속의 노폐물을 말끔히 제거한다.

· 곡물에 풍부하게 함유된 비타민 E는 혈액 순환을 원활하게 하고 몸의 독소를 신속하게 제거해 준다.

· 곡물의 단백질과 필수 아미노산은 대뇌 활동을 촉진시키고 기억력을 높여 준다.

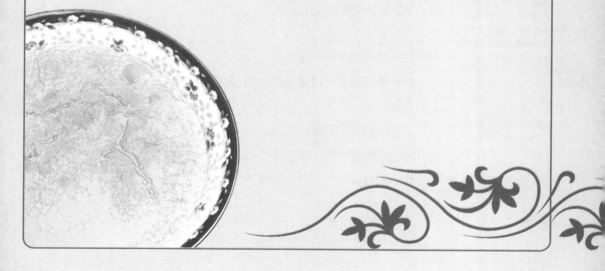

조 [小米]

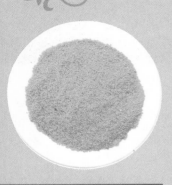

| 어떤 효과가 있나요? |

조는 음기를 보하고 부족한 혈을 채워 주며 위를 튼튼하게 하고 몸의 습한 기운을 없애 준다. 아울러 열을 내리고 독소를 제거해 주는 효과도 있다.

| 어떤 사람에게 적합할까요? |

조는 비장과 위장의 기가 허한 사람이나 음식물의 소화와 흡수가 원활하지 못한 사람, 구역질이나 구토·설사 증상을 보이는 사람, 신장이 허해 자주 갈증을 느끼는 사람, 입이 바짝바짝 마르는 사람, 당뇨병 환자에게 모두 뛰어난 효과를 보인다.

BONUS

서양 의학에서 말하는 당뇨는 한의학에서 '소갈병消渴病'이라 한다. 한의학에서 말하는 당뇨, 다시 말해 소갈은 크게 상소上消, 중소中消, 하소下消 세 가지로 나뉜다. 이 중에서 하소는 신장이 허하거나 속에 열이 많이 생기는 것으로, 당뇨병을 오랫동안 앓는 사람 대부분이 하소에 속한다. 조는 음기를 보하고 신장의 기운을 채워 주며 허열虛熱을 내리는 데도 효과적이다. 당뇨 환자가 조죽을 자주 먹으면 건강 회복에 큰 도움이 된다.

| 성질과 맛은 어때요? 어디에 좋은가요? |

조는 찬 성질이 있고 단맛과 짠맛을 내며 신장, 비장, 위장의 기능을 왕성하게 해준다.

| 주요 성분은 무엇인가요? |

조는 지방, 단백질, 회분, 녹말, 환원당, 칼슘, 인, 철, 비타민 A 등의 성분을 함유하고 있다.

| 주의할 사항이 있나요? |

위가 찬 사람은 절대 조를 먹으면 안 된다.

| 어떤 음식과 궁합이 맞나요? |

조와 아몬드는 상극인 음식이므로, 같이 먹으면 구토나 설사를 일으킬 수 있다.

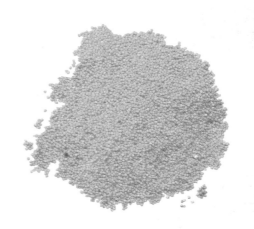

| 식이 요법 |

조밥

준비할 재료 | 조 적당량.

만드는 방법 | 1. 조를 깨끗이 씻는다.

2. 밥솥에 물을 적당량 붓고 조를 넣어 평소에 밥을 하듯 짓는다.

3. 아침저녁 식사로 자주 먹으면 좋다.

효능 | 조밥은 혈당을 조절하고 음기를 보하며 부족한 혈을
채워 준다.

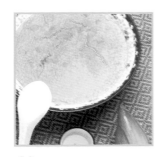

조죽

준비할 재료 | 조 적당량.

만드는 방법 | 1. 조를 깨끗이 씻어 솥에 붓는다.

2. 물을 적당량 부어 약한 불에서 죽을 쑨다.

효능 | 조죽은 비장과 위를 튼튼하게 하고 기를
북돋우며 혈을 보해 준다. 아울러 노화 방지 효
과도 탁월하다. 아침저녁 식사 대용으로도 그만
이다.

범卉박사의 조언

박사님, 당뇨병 환자가 멀리해야 할 음식이 있나요?

당뇨병으로 고생하고 있다면, 단당이나 이당이 많이 함유된 음식은 조심해야 합니다. 대표적인 음식을 들면, 흑설탕
이나 백설탕, 사탕, 케이크와 빵, 아이스크림, 아이스케이크, 꿀 등이 있습니다. 이런 음식을 섭취하면 혈당이 빠르게 상
승하니 멀리하는 것이 좋아요. 간혹, 기를 북돋우고 몸의 원기를 왕성하게 해준다며 꿀이 건강에 좋다고 말하는 사람도 있어
요. 하지만 꿀은 당 함유량이 상당히 높은 음식인데다 섭취한 것에서 당의 45%가 위를 거치지 않고 그대로 흡수되기 때문에 먹지 않는 것이 좋아
요. 이 밖에 돼지기름, 쇠기름, 양 기름같이 포화 지방산 함유량이 높은 식품도 금물입니다. 이런 음식은 신진대사의 불균형을 심화시켜 여러 가
지 합병증을 유발할 수 있으므로 위험합니다. 동물 내장과 계란 노른자, 물고기 알처럼 콜레스테롤이 높은 식품도 되도록 적게 먹거나 아예 먹지
않는 것이 바람직하지요. 그리고 하나 더, 훈제하거나 절인 육류와 채소도 먹지 마세요. 이렇게 조리된 육류와 채소는 미량 원소, 비타민, 무기 염
류와 같은 영양소가 거의 파괴된 반면에 발암 물질은 남아 있어서 몸에 해로워요. 기억해 두세요.

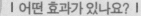

귀리 [燕麥]

| 어떤 효과가 있나요? |

귀리는 변을 잘 보게 하고 위를 튼튼하게 한다. 아울러 당 수치를 낮추고 체내 지방을 줄여 다이어트 효과도 기대할 수 있다. 뿐만 아니라 비장의 기를 보하고 원기를 북돋우며 땀을 멎게 하는 효과도 있다.

| 어떤 사람에게 적합할까요? |

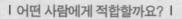

귀리는 당뇨병, 만성 질환자, 지방간, 비만, 부종, 습관성 변비 등의 증상을 보이는 사람이나 산모, 유아, 노인 환자, 그리고 밤낮으로 땀을 지나치게 많이 흘리는 사람, 식은땀이 나는 사람, 고혈압이나 고지혈증 환자, 콜레스테롤 수치가 높은 사람, 동맥 경화를 앓는 사람에게 모두 뛰어난 효과를 보인다.

BONUS

귀리에 함유된 불포화 지방산 가운데 무려 35%~52%가 리놀산 linol acid이다. 리놀산이 풍부한 귀리는 동맥 경화나 협심증을 예방하고 당뇨병, 지방 간, 비만, 변비, 부종 증상을 보이는 사람에게 안성맞춤이다. 귀리는 검버섯이 올라오는 것을 예방하고 세포 노화를 지연시키며 나이 드신 분들의 체력 보강에도 효과 만점이다.

| 성질과 맛은 어때요? 어디에 좋은가요? |

귀리는 차지도 따뜻하지도 않은 평한 성질이 있고 단맛을 내며 비장과 간의 기능을 원활하게 해준다.

| 주요 성분은 무엇인가요? |

귀리는 인체에 필요한 여덟 가지 아미노산과 녹말, 지방, 단백질, 비타민 B1, 비타민 B2, 그리고 리포이드lipoid, 인산 효소, 글루코시드 glucoside, 지방 산화 효소 등 다양한 영양소를 함유하고 있다.

| 주의할 사항이 있나요? |

습관성 유산 경험이 있는 여성은 귀리 섭취를 삼가야 한다.

| 어떤 음식과 궁합이 맞나요? |

귀리는 부소맥(浮小麥. 밀 쭉정이)과 찰떡궁합이다. 식은땀이 나거나 잠을 잘 때 땀을 심하게 흘리는 사람, 몸이 허해 땀이 멈추지 않는 사람이 먹으면 큰 효과를 볼 수 있다.

| 영양 성분이 얼마나 들어 있나요? |

귀리는 영양가가 높은 식품으로, 밀이나 보리와 비교해도 손색이 없다. 귀리는 단백질과 지방 함유량, 열량 면에서 쌀, 조, 밀가루, 수수 가루, 옥수수 가루 등 아홉 가지 곡물 가운데 단연 으뜸이다. 특히 지방 함유량은 밀가루나 쌀의 4~5배이고, 여덟 가지 필수 아미노산과 비타민 E 함유량 역시 밀가루나 쌀보다 월등히 높다.

범초박사의 조언

당뇨병에 효과적인 부위별 마사지

신장 마사지

신장 마사지는 아침에 일어났을 때나 잠자리에 들기 전에 하면 좋아요. 먼저 바른 자세로 앉아 두 다리를 쭉 펴세요. 타이트한 옷이나 벨트는 풀고 편안한 자세를 취한 상태로 허리를 꼿꼿이 폅니다. 양쪽 손바닥을 신유혈(腎兪穴, 제2요추 극돌기 아래에서 옆으로 3cm 지점) 자리에 두고 신장 부위에 위아래로 힘을 주어 각 40회씩 마사지하세요. 그리고 같은 부위를 시계 방향과 시계 반대 방향으로 원을 그리며 40회씩 마사지합니다. 신장 부위가 따뜻해질 때까지 마사지해 주면 좋아요.

| 식이 요법 |

돼지고기 귀리죽

준비할 재료 | 귀리 가루, 돼지 살코기.

만드는 방법 | 1. 돼지고기를 깨끗이 씻고 얇게 저며 썬다.

2. 준비한 돼지고기와 귀리 가루를 솥에 넣는다.

3. 물을 적당량 붓고 묽게 죽을 쑨다.

효능 | 돼지고기 귀리죽은 원기를 북돋우고 허한 기를 보해 준다.

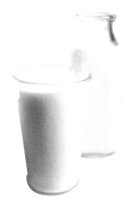

귀리죽

준비할 재료 | 귀리 가루 적당량, 우유 한 컵.

만드는 방법 | 1. 약한 불에서 귀리를 서서히 익힌다.

2. 귀리가 거의 다 익었을 때, 죽을 계속 저으면서 우유를 조금씩 부어 주면 된다.

효능 | 귀리죽은 비장의 허한 기를 보하고 위장의 기운을 왕성하게 하며 혈중 지방 농도를 낮춘다. 단, 귀리를 너무 많이 익히면 영양소가 파괴되니 주의한다.

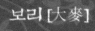

보리 [大麥]

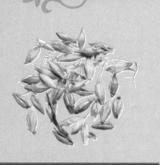

| 어떤 효과가 있나요? |

보리는 장을 편안하게 하고 체한 것을 내리며 기를 보하고 위를 튼튼하게 한다. 이 밖에 기운을 북돋우고 정신을 맑게 하는 효과가 있다.

| 어떤 사람에게 적합할까요? |

보리는 궤양 환자, 간 질환, 입맛이 없고 배탈이 나면 더부룩하게 가스가 차는 사람에게 좋다. 이 밖에 젖몸살이 심한 산모나 위장의 기가 허한 사람, 소화 불량인 사람에게 모두 뛰어난 효과를 보인다.

BONUS

보리를 발아시킨 것이 바로 엿기름이다. 따뜻한 성질이 있고 단맛을 내며 비장과 위장을 건강하게 한다. 아울러 소화를 촉진하고 비장과 위장의 기를 균형 있게 조절하며 산모가 젖을 말리는 데도 좋다. 엿기름은 녹말 효소인 디아스타제diastase, 전화당, 단백질, 단백질 분해 효소인 프로테아제protease, 비타민 B, 레시틴lecithin, 맥아당, 포도당 등이 함유되어 있다. 소화가 잘 안 되거나 입맛이 없는 사람, 젖이 탱탱하게 불어 줄어들지 않는 산모나 수유 중인 산모가 젖을 말리고 싶을 때는 엿기름을 물에 끓여 차로 마시면 좋다. 단, 임신부가 많이 먹는 것은 금물이다. 그리고 엿기름이 젖을 멎게 하는 효과를 내긴 하지만, 경우에 따라 효과가 미미할 수도 있다. 엿기름 양이 너무 적거나 엿기름의 싹이 지나치게 어린 것을 사용했을 때 그렇다. 특히 싹이 트지도 않은 보리를 먹으면 젖을 멎게 하기는커녕 오히려 젖의 양이 늘어나므로 주의해야 한다.

| 성질과 맛은 어때요? 어디에 좋은가요? |

보리는 찬 성질이 있고 단맛과 짠맛을 내며 비장과 위장을 건강하게 한다.

| 주요 성분은 무엇인가요? |

보리는 단백질, 지방, 식이 섬유, 탄수화물, 녹말, 비타민 B1, 비타민 B2, 비타민 E, 칼슘, 인, 알란토인Allantoin 등을 함유하고 있다.

| 주의할 사항이 있나요? |

보리는 기관지 천식을 앓는 사람에게는 독이다. 또한 몸이 차거나 쉽게 피로를 느끼는 등 몸이 허한 사람은 되도록 적게 먹거나 아예 먹지 않는 것이 좋다. 뿐만 아니라 엿기름을 지나치게 많이 먹으면 신장 기능이 약화되므로 조심해야 한다. 특히 임신한 여성이나 수유 중인 여성이 엿기름을 먹으면 유산되거나 젖이 잘 나오지 않으므로 먹어서는 안 된다.

| 어떤 음식과 궁합이 맞나요? |

보리는 멥쌀과 찰떡궁합이다. 죽을 쑤어 식사 대용으로 먹으면 좋다.

| 영양 성분이 얼마나 들어 있나요? |

보리는 밀보다 섬유소가 풍부하고 알맹이가 굵지만, 맛은 밀보다 못
하다. 성질이 찬 보리는 위의 기운을 강하게 하는 효과가 있고, 곱게
빻아 가루를 내어 먹으면 밀보다 더 큰 효과를 볼 수 있다. 그리고 보
리를 섭취하면 갑자기 몸에 열이 나면서 체온이 상승하는 조열증燥
熱症을 다스릴 수 있다. 보리는 멥쌀보다 기를 보하는 효과가 더 탁월
하다.

| 식이 요법 |

동아 보리죽

준비할 재료| 보리 30g, 동아 100g.

만드는 방법| 1. 동아를 네모나게 썰어 보리와 함께 솥에 넣는다.

2. 물을 적당량 붓고 약한 불에서 천천히 끓이면 죽이 완성된다.

효능| 이 죽은 열을 내리고 몸에 있는 독소를 제거하는 데 효과적이며 허한 기를 보
하고 위장을 튼튼하게 한다.

보리죽

준비할 재료| 보리와 생우유 적당량.

만드는 방법| 1. 곱게 빻은 보리를 솥에 넣고 물을 부어 끓인다.

2. 보리가 다 익었을 때 우유를 조금씩 부어 주면 된다.

효능| 보리죽은 위장의 건강을 유지하고 원기를 회복하는 데 좋다.

당뇨병에 효과적인
부위별 마사지

복부 마사지

아침에 일어났을 때나 잠자리에
들기 전에 해보세요. 먼저 바르게
눕거나 똑바로 앉습니다. 양손 손
바닥을 서로 포개서 아랫배에 올
려놓으세요. 손바닥을 댄 채 배꼽
주위를 시계 방향으로 원을 그리
며 40회 마사지해 주세요. 반대 방
향으로도 같은 방법으로 마사지
합니다. 마사지할 때는 작은 원에
서 큰 원으로, 안에서 밖으로 하면
됩니다. 옆으로는 옆구리까지, 아
래로는 치골과 만나는 곳까지 마
사지합니다. 너무 세게 하지 말고
편안한 느낌이 드는 정도의 세기
로 가볍게 마사지하세요.

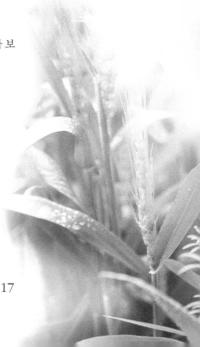

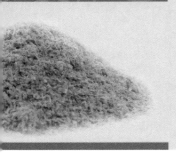

쌀겨 [米糠]

I 어떤 효과가 있나요? I

쌀겨는 기를 아래로 내려 보내 체한 것을 내리고 막힌 위장을 뚫어 입
맛을 되찾아 주는 효과가 있다.

I 어떤 사람에게 적합할까요? I

쌀겨는 각기병 환자나 식도암, 분문암噴門癌, 대장암 등의 식도 질환
을 앓는 사람에게 뛰어난 효과를 보인다.

BONUS

연구 결과, 쌀겨에는 1kg당 항암
물질이 무려 23.6g이나 함유되어
있는 것으로 밝혀졌다. 이 항암 물
질은 오탄당, 육탄당이 주를 이루
는 다당류 화합물에 속한다. 이렇
게 항암 물질이 풍부한 쌀겨는 암
을 예방하고 치료하는 데 확실한
효과가 있다. 특히 식도암에 뛰어
난 효과를 발휘한다. 한의학은 예
부터 식도암, 분문암, 위암 치료에
쌀겨를 활용해 왔다. 현재도 매일
한 숟가락 정도 쌀겨를 섭취하면
대장암을 예방할 수 있다며 쌀겨
섭취를 권장한다.

I 성질과 맛은 어때요? 어디에 좋은가요? I

쌀겨는 따뜻하지도 차지도 않은 평한 성질이 있고 단맛을 내며 위장
과 대장의 기능을 왕성하게 한다.

I 주요 성분은 무엇인가요? I

쌀겨는 단백질, 비타민, 지방, 당, 콜린choline, 다량의 비타민 B와 비
타민 A, 비타민 E 등을 함유하고 있다.

I 주의할 사항이 있나요? I

쌀겨는 특별히 주의할 사항은 없다. 누구나 먹어도 좋다.

| 식이 요법 |

쌀겨죽

준비할 재료 | 쌀겨 적당량.

만드는 방법 | 1. 쌀겨에 물을 적당량 붓는다.

2. 쌀겨가 충분히 퍼질 때까지 묽게 죽을 쑨다.

효능 | 쌀겨죽은 체한 것을 내리고 위를 보양해 준다. 아울러
기가 원활히 돌게 하고 변을 편하게 보게 한다.

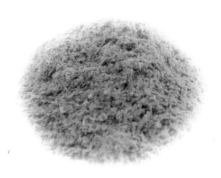

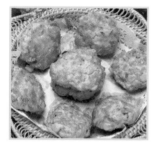

쌀겨 떡

준비할 재료 | 쌀겨, 옥수수 가루 적당량.

만드는 방법 | 1. 쌀겨와 옥수수 가루를 같이 넣
고 따뜻한 물을 부어 골고루 섞어 반죽한다.

2. 동그랗게 모양을 만들어 찜 솥에 넣고 쪄 낸
다.

효능 | 쌀겨 떡은 위를 튼튼하게 하고 기를 다스
리는 효과가 있다.

 범濟박사의 조언

당뇨병에 효과적인 부위별 마사지

팔 마사지
대장과 신장을 중심으로 손바닥을 대고 위아래로 문질러 마사지한다. 수삼리, 외관, 내관, 합곡 등 혈 자리를 힘을 주어 누르거나 부드럽게 문질
러 준다. 3분 정도가 적당하다.

각 혈 자리의 위치
수삼리手三里 : 팔꿈치 주름선 2분의 1 지점에서 아래로 2촌寸 떨어진 곳
외관外關 : 손등 주름선 가운데에서 위로 2촌 떨어진 지점, 요골橈骨과 척골尺骨 사이
내관內關 : 손목 주름선 가운데에서 위로 2촌 떨어진 지점, 장장근長掌筋과 요측 수근 굴근橈側手根屈筋 사이
합곡合谷 : 손등에서 제1 장골(엄지)과 제2 장골(검지) 사이에 위치, 제2 장골의 가운데와 평행한 지점

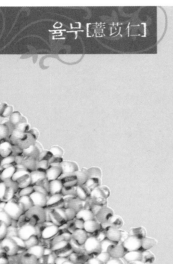

율무 [薏苡仁]

▌어떤 효과가 있나요? ▌

율무는 열을 내리고 습한 기운을 없애 준다. 비장과 폐 기능을 왕성하게 하고 소변을 잘 보게 하며 염증 치료에도 효과적이다. 아울러 항암과 진통 효과가 있고 티눈 같은 잡티를 없애는 미용 효과도 겸비했다.

▌어떤 사람에게 적합할까요? ▌

율무는 각종 류머티즘 관절염을 앓는 사람이나 급·만성 신장염으로 부종이 있거나 암 때문에 배에 물이 차거나 얼굴과 팔 다리가 붓는 사람, 각기병으로 인한 부종 증상이 있는 사람, 각종 암 질환을 앓는 사람에게 좋다. 또한 티눈이나 청소년 시기에 주로 생기는 편평 사마귀, 심상성 사마귀, 무사마귀, 여드름 제거에도 좋으며 피부가 거칠거나 피부에 영양이 부족한 사람에게도 좋다. 이 밖에도 폐가 허해 생기는 질환이나 폐나 장에 종기가 생겼을 때 율무를 섭취하면 치료 효과를 볼 수 있다.

BONUS

율무가 혈압과 혈당 수치를 낮춘다는 사실은 연구 결과를 통해 확인되었다. 이 자료에 따르면, 율무에 함유된 코익세노라이드 성분은 암세포를 죽이거나 증식을 억제하는 효과가 있다. 이미 국내외에서 위암, 장암, 자궁 경관암 치료에 널리 이용되고 있다. 율무를 꾸준히 먹으면 질병 면역력이 강해지는 것 말고도 백혈구의 식세포 능력이 향상되어 병 회복 속도가 빨라진다. 여러 자료를 통해 알 수 있듯이 율무는 영양을 공급하고 건강을 지켜 주는 식품이자 질병을 막아 주는 약이기도 하다.

▌성질과 맛은 어때요? 어디에 좋은가요? ▌

율무는 찬 성질이 있고 단맛과 담백한 맛을 내며 비장, 위장, 신장의 기능을 왕성하게 한다.

▌주요 성분은 무엇인가요? ▌

율무는 지방, 단백질, 소량의 비타민 B1 성분을 함유하고 있다. 아울러 전분과 당 등 탄수화물도 풍부하게 함유하는데, 류신leucine, 리신 lysine, 아르기닌arginine, 티로신tyrosine과 같은 아미노산으로 이루어져 있다. 코익솔Coixol, 코익세노라이드coixenolide, 트리터페노이드

Triterpenoid 등도 들어 있다.

ㅣ주의할 사항이 있나요? ㅣ

변비나 오줌 양이 많은 사람, 정액이 새는 남성이나 임신 초기인 임
신부는 먹으면 안 된다. 특히 습관성 유산 증상을 보이는 임신부는
율무 섭취를 삼가야 한다.

ㅣ어떤 음식과 궁합이 맞나요? ㅣ

율무 100g과 멥쌀을 섞어 밥을 짓거나
죽을 끓여서 하루에 한 번씩 지속적으로 먹
으면 잡티 제거와 같은 미용 효과와 암 예방 효
과를 누릴 수 있다. 뼈와 근육이 쑤시고 아픈 류머티즘 질
환을 앓는 사람이라면 율무로 곡주를 만들어 따뜻하게 데워 마시면
효과가 있다. 율무죽을 끓일 때는 비타민이 파괴되는 것을 최소화하
도록 소금을 넣지 않는다.

범汎박사의 조언

당뇨병에 효과적인 부위별 마사지

다리 마사지
비장과 신장을 중심으로 손바닥을 이용해 위아래로 문질러 마사지한다. 족삼리, 양릉천, 삼음교 등의 혈 자리를 힘 있게 눌러 주거나 부드럽게 문
질러 마사지한다. 3분 정도가 적당하다.

각 혈 자리의 위치
족삼리足三里 : 외슬안外膝眼 아래 3촌, 경골脛骨 돌출 부위에서 바깥쪽으로 손가락 하나 너비 정도 떨어진 지점
양릉천陽陵泉 : 경골 소두小頭 앞 아래쪽의 오목한 곳
음릉천陰陵泉 : 경골 안쪽 복사뼈 뒤 아래의 오목한 곳
삼음교三陰交 : 발목 안쪽 복사뼈 가장 높은 곳에서 위로 3촌 떨어진 지점, 경골 안쪽 뒤 가장자리

참마 율무죽

준비할 재료 | 참마 60g, 율무 30g.

만드는 방법 | 1. 물 적당량에 참마와 율무를 같이 넣는다.

2. 참마와 율무를 충분히 끓여 죽을 쑤어 먹으면 된다.

효능 | 이 죽은 위장을 튼튼하게 하고 습한 기운을 없애 준다. 아침저녁 식사 대용으로도 좋다. 단, 임신부는 먹으면 안 된다.

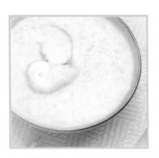

연밥 율무죽

준비할 재료 | 율무와 연밥 각 15g, 무와 멥쌀 각 100g.

만드는 방법 | 1. 무를 깨끗이 씻어 네모나게 썬다.

2. 무와 율무, 연밥, 멥쌀을 모두 솥에 넣는다.

3. 솥에 물을 적당량 붓고 묽게 죽을 쑤면 된다.

효능 | 연밥 율무죽은 비장을 건강하게 하고 습한 기운을 제거해 준다. 아울러 혈당을 내리고 갈증을 해소해 준다. 단, 비장이 허해 변이 잘 안 나오는 사람이나 임신부는 먹지 않는 것이 좋다.

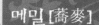

| 어떤 효과가 있나요? |

메밀은 장을 튼튼하게 하고 기를 북돋우며 체하거나 소화 불량일 때 효과적이다. 항균과 소염 작용이 뛰어나고 기침을 멎게 하며 천식을 가라앉히는 데도 효과가 탁월하다.

| 어떤 사람에게 적합할까요? |

메밀은 당뇨병 환자, 고지혈증·동맥 경화·고혈압·협심증과 같은 심혈관 질환을 앓는 사람이나 식욕이 없고 입맛을 잃은 사람, 체했거나 만성 설사 증상을 보이는 사람에게 적합하다. 이 밖에도 누런 땀을 흘리는 사람이나 여름철에 콜레라 증상을 보이는 사람이 먹으면 효과를 볼 수 있다.

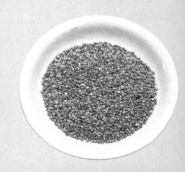

| 성질과 맛은 어때요? 어디에 좋은가요? |

메밀은 찬 성질에 단맛을 내며 비장, 위장, 대장의 기능을 왕성하게 한다.

| 주요 성분은 무엇인가요? |

메밀은 7%~13%가 단백질, 2%~3%가 지방으로 구성되고, 아홉 가지 지방산을 함유하고 있다. 이 지방산은 대부분 인체에 유익한 리놀산과 올레인산oleic acid이 대부분이다. 이 밖에도 비타민, 루틴routine, 니코틴산nicotinic acid과 인, 철, 마그네슘 등과 같은 무기 염류를 다량 함유하고 있다.

| 주의할 사항이 있나요? |

메밀은, 체질이 허약한 사람은 적게 먹는 것이 좋고 비장과 위장이 허하고 냉한 사람은 먹으면 안 된다. 알레르기가 있는 사람이나 암 환자는 메밀 섭취를 삼가야 한다.

BONUS

메밀은 다량의 단백질 말고도 알레르기 유발 물질을 함께 함유하고 있다. 그래서 연구 결과, 메밀을 먹으면 알레르기 반응이 일어나거나 증상이 더 악화될 수 있다는 사실이 밝혀졌다. 이 연구 자료에 따르면, 메밀에 들어 있는 붉은 형광 색소가 빛을 보면 알레르기 반응을 일으켜서 귀, 코, 인후, 기관지, 눈 점막에 염증이 생기거나 장과 요도를 자극해 각종 질환을 유발할 수 있다고 한다.

| 어떤 음식과 궁합이 맞나요? |

체했거나 소화 불량인 사람, 위에 가스가 차는 사람은 메밀과 무를 함께 먹으면 좋다. 누런 땀을 흘리는 사람은 메밀가루에 흑설탕을 넣어 메밀 부침개를 부쳐 먹으면 효과가 있다. 메밀로 음식을 할 때는 돼지고기나 백반은 피하는 것이 좋고, 꿩과는 상극이므로 절대 함께 요리하지 않도록 주의한다.

| 영양 성분이 얼마나 들어 있나요? |

메밀은 잡곡에 속하는 곡물이긴 하나 쌀이나 밀가루보다 훨씬 풍부하게 단백질을 함유하고 있다. 특히 인체 필수 아미노산 가운데 리신과 아르기닌 함유량은 다른 곡류보다 월등히 높다. 소화가 안 되거나 체한 데는 메밀만 한 특효약이 없다.

| 식이 요법 |

메밀 떡

준비할 재료 | 메밀가루 적당량.

만드는 방법 | 메밀가루에 물을 붓고 골고루 반죽하여 떡 모양으로 만든 후 시루나 찜통에서 쪄 낸다.

효능 | 메밀 떡은 소화를 촉진하고 원기를 북돋운다. 단, 돼지고기와 백반을 함께 사용하는 것은 삼간다.

메밀 무죽

준비할 재료 | 메밀과 무 각 100g.

만드는 방법 | 1. 무를 깨끗이 씻어 작게 썬다.

2. 준비한 무와 메밀을 솥에 넣고 죽을 끓이면 된다.

효능 | 이 죽은 기의 흐름을 원활하게 하고 체한 것을 내리는 효과가 있다.

| 어떤 효과가 있나요? |

검은깨는 정력을 강화하고 뼈를 튼튼하게 하며 혈과 간을 보하는 효과가 있다. 이 밖에도 건조한 장에 수분을 공급하고 젖을 잘 돌게 하며 수염이 하얗게 새는 것을 예방한다. 또 류머티즘을 없애고 변비를 해결하며 노화 방지 효과도 있다.

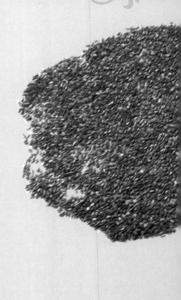

검은깨 [胡麻, 芝麻]

| 어떤 사람에게 적합할까요? |

검은깨는 고혈압과 고지혈증, 노년기 천식, 폐결핵 환자, 몸이 허약한 사람, 빈혈 증상이 있거나 습관성 변비로 고생하는 사람에게 좋다. 간과 신장의 기가 부족해 현기증을 느끼거나 눈이 침침할 때, 사물이 흐릿하게 보일 때, 허리가 시큰거리고 다리에 힘이 없을 때, 귀가 울릴 때, 머리카락이 푸석하고 탈모 증상이 나타날 때, 머리가 빨리 하얗게 새는 등의 증상을 보이는 중·노년층에 효과적이다. 출산 후 젖이 부족한 산모나 당뇨병, 혈소판 감소성 자반병, 말초신경 마비, 두드러기, 출혈 기미가 보이는 사람이 먹으면 모두 뛰어난 효과를 볼 수 있다.

| 성질과 맛은 어때요? 어디에 좋은가요? |

검은깨는 차지도 따뜻하지도 않은 평한 성질이 있고 단맛을 내며 간과 신장의 기능을 왕성하게 한다.

| 주요 성분은 무엇인가요? |

검은깨는 단백질, 지방, 올레인산, 리놀산, 사카로오스saccharose, 펜토산pentosan, 인지질phospholipid, 세사민Sesamine, 세사몰린 sesamolin과 칼슘, 철, 인 성분을 함유하고 있다.

| 주의할 사항이 있나요? |

검은깨는 만성 위염, 설사나 묽은 변을 보는 사람은 절대 먹어서는 안 된다. 또한 발기 불능이나 정액이 새는 남성, 대하증이 있는 여성도 먹지 말아야 한다.

| 어떤 음식과 궁합이 맞나요? |

나이가 들어 몸이 허약하거나 오장의 기능이 저하된 사람은 검은깨와 멥쌀로 죽을 끓여 먹으면 최상의 효과를 볼 수 있다. 신장의 기가 허해 허리와 다리가 시큰거리고 통증이 있거나 머리가 어지럽고 귀가 울리는 증상이 있는 사람은 검은깨와 호두 살을, 혈소판 감소증과 같이 출혈이 있는 질환을 앓는 사람은 검은깨와 땅콩을 껍질째 함께 먹으면 매우 좋다. 머리카락이 푸석하고 빠지거나 너무 빨리 머리가 하얗게 새는 사람은 검은깨와 새박뿌리를 함께 먹으면 큰 효과를 볼 수 있다.

| 영양 성분이 얼마나 들어 있나요? |

검은깨는 고高칼슘, 고高철, 고高단백의 '삼고三高' 식품이다. 다시 말해, 검은깨는 풍부한 단백질과 다량의 칼슘, 철을 함유하고 있다. 칼슘 함유량은 두부보다 높고, 철 함유량은 돼지 간보다 높으며, 단백질은 소고기나 계란보다 훨씬 풍부하다. 참깨는 흰깨와 검은깨로 나뉘며, 검은깨는 흰깨보다 질병 치료 효과가 훨씬 탁월하다. 한의학에서는 검은깨가 간과 신장의 기를 보하고 오장에 수분을 제공하며 노화를 지연시키는 효과가 있다고 본다. 반면에 흰깨는 수분을 공급하는 역할만 한다고 본다. 따라서 영양 공급과 건강관리를 생각한다면 흰깨보다는 검은깨가 좋다. 그러나 참기름을 짤 때는 흰깨라도 무

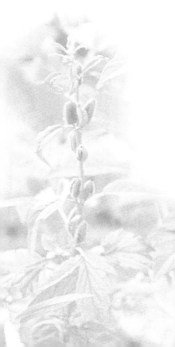

방하다.

새박뿌리[何首烏] 검은깨죽

준비할 재료 │ 새박뿌리 10g, 검은깨 10g, 쌀 100g.

만드는 방법 │ 1. 새박뿌리는 물에 충분히 담가 두었다가 어슷썰기 한다.

2. 새박뿌리, 검은깨, 쌀을 모두 솥에 넣고 물을 적당량 부어 죽을 쑨다.

3. 센 불에서 한 번 끓고 나면 약한 불로 줄여서 쌀이 완전히 퍼질 때까지 서서히 끓
   인다.

효능 │ 새박뿌리 검은깨죽은 신장의 기를 북돋우고 정력을 강하게 한다. 단, 묽은 변
을 보는 사람이나 습담濕痰이 있는 사람은 먹지 않는 것이 좋다.

갈근葛根 검은깨 케이크

준비할 재료 │ 갈근 30g, 검은깨 25g, 밀가루 200g, 계란 5개, 우유 300g.

만드는 방법 │ 1. 갈근은 깨끗이 씻어서 가루를 낸다.

2. 계란은 볼에 풀어 골고루 저어 준다.

3. 밀가루, 갈근 가루, 계란 푼 것, 우유, 물 200㎖를 부어 골고루
   저어 가면서 반죽한다.

4. 반죽을 팬에 부어 3~5분가량 오븐이나 레인지에서 돌린다.

5. 반죽을 꺼내 그 위에 검은깨를 뿌리고 2분 정도 더 돌린다.

6. 케이크가 다 익었을 때 꺼내서 식힌 후 적당한 크기로 잘라 먹는다.

효능 │ 갈근 검은깨 케이크는 간을 보하고 신장의 기를 북돋운다.
아울러 원기를 회복시키고 갈증을 없애는 데도 효과적이다.

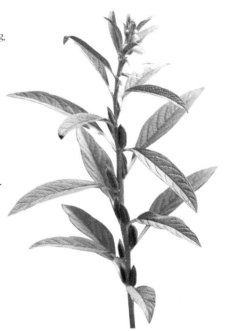

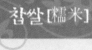

찹쌀 [糯米]

| 어떤 효과가 있나요? |

찹쌀은 비장과 위장을 보하고 원기를 북돋운다. 아울러 위를 보양하고 식은땀을 멎게 하는 효과가 있다.

| 어떤 사람에게 적합할까요? |

찹쌀은 몸이 허해 낮이나 밤에 땀을 많이 흘리거나 식은땀이 나는 사람에게 좋다. 이 밖에도 혈이 부족해 어지럽거나 신경 쇠약, 폐결핵을 앓는 사람, 만성 설사 증상을 보이거나 비장과 위가 허한 사람이 먹으면 큰 효과를 볼 수 있다. 죽을 묽게 쑤어 먹으면, 영양 공급은 물론 소화 흡수가 잘되어 위의 기를 보하는 데 좋다.

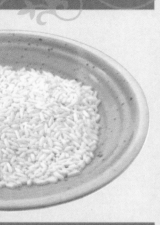

BONUS

고대 영양학자들은 쌀로 죽을 쑤어 먹는 것을 적극 권장했다. 『의약육서약성총의醫藥六書藥性總義』에 나오는 '멥쌀죽은 소화 기능을 보강하고 성장 발육을 돕는 특효약이요, 찹쌀죽은 위를 따뜻하게 하고 기를 북돋우는 묘약이다.' 라는 글귀에서도 잘 알 수 있듯이 죽을 최고의 영양 건강식이자 장수 비결이라 여겼다. 특히 붉은빛을 띠는 '자미紫米'는 쌀 중에서 최상품으로 인정받으며 그 성질과 맛, 효과, 영양 성분은 찹쌀과 유사하다.

| 성질과 맛은 어때요? 어디에 좋은가요? |

찹쌀은 따뜻한 성질이 있고 단맛을 내며 비장, 위장, 폐의 기능을 튼튼하게 한다.

| 주요 성분은 무엇인가요? |

찹쌀은 단백질, 지방, 당류, 칼슘, 인, 철, 비타민 B1, 비타민 B2, 니코틴산, 전분 등을 함유하고 있다.

| 주의할 사항이 있나요? |

습한 열이 많아 가래가 심하게 끓는 사람, 감기 환자, 가래가 심한 기침을 하는 사람, 만성 피부 습진이나 혈당 수치가 높은 당뇨병 환자는 찹쌀 섭취를 삼가야 한다. 영유아와 노인 환자, 병으로 소화 능력이 떨어진 사람은 절대 찹쌀떡을 먹으면 안 된다.

| 어떤 음식과 궁합이 맞나요? |

식은땀이 나는 사람은 찹쌀과 밀기울을 함께 볶아 먹으면 좋고, 혈액이 부족해서 어지럽거나 신경 쇠약 증상을 보이는 사람은 찹쌀과 대추를 넣어 죽을 쑤어 먹으면 효과적이다. 폐결핵에는 찹쌀과 백합으로 끓인 죽이 좋고, 만성 설사 증상을 보이는 사람은 참마와 함께 먹으면 뛰어난 효과를 볼 수 있다.

| 영양 성분이 얼마나 들어 있나요? |

찹쌀은 멥쌀보다 칼슘 함량이 더 풍부하다. 하지만 찹쌀은 점성이 워낙 강해 지나치게 많이 먹거나 장기간 먹는 것은 바람직하지 않다. 이시진李時珍도 『본초강목本草綱目』에서 '찹쌀은 체하면 내리기 어려우니 어린이나 환자는 삼가는 것이 좋다.'라며 찹쌀의 단점을 지적했다.

| 식이 요법 |

우렁이 찹쌀죽

준비할 재료 | 찹쌀 100g, 생 우렁이 150g.

만드는 방법 | 1. 찹쌀을 깨끗이 씻어 솥에 넣고 물을 부어 묽게 죽을 끓인다.

2. 죽을 식힌 후 살아 있는 우렁이를 죽에 넣는다.

3. 우렁이가 죽의 수분을 다 빨아들일 때까지 기다린다.

4. 수분이 다 없어지고 우렁이가 다시 토해 내는 즙을 모은다.

5. 우렁이가 토해 낸 즙을 수시로 먹어 주면 좋다.

효능 | 이 죽은 특히 비장을 건강하게 하고 기를 북돋운다. 아울러 비장과 위장을 보하고 위에 영양을 공급한다.

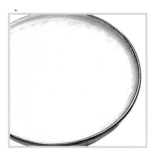

양젖羊乳 찹쌀죽

준비할 재료 | 양젖 100g, 찹쌀 50g.

만드는 방법 | 1. 찹쌀을 깨끗이 씻은 후 솥에 넣고 물을 적당량 부어 끓인다.

2. 찹쌀이 완전히 퍼질 때까지 충분히 끓여 준다.

3. 죽이 다 되었을 때 양젖을 부어 다시 한 번 끓이면 죽이 완성된다.

효능 | 양젖 찹쌀죽은 기를 보하고 혈액 순환을 원활하게 한다. 아울러 갈증을 없애고 답답증을 다스리는 효과가 있다. 하루에 한 번 아침에 먹으면 좋다.

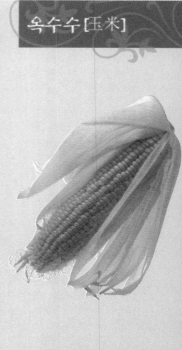

옥수수 [玉米]

| 어떤 효과가 있나요? |

옥수수는 중초中焦, 다시 말해 비장과 위장의 기운을 조절하고 폐의 기를 보하며 마음을 안정시키는 효과가 있다. 아울러 변비와 암을 치료하고 예방하는 데 효과적이며 대뇌 활동을 촉진시킨다. 또 비장을 튼튼하게 하고 입맛을 돌게 하며 몸속의 혈당과 콜레스테롤 수치도 낮춘다.

| 어떤 사람에게 적합할까요? |

옥수수는 당뇨병·비만·지방간·암 같은 질환을 앓는 사람이나 중·노년층 환자, 비장과 위장의 기가 허한 사람, 기와 혈이 부족한 사람, 영양 부족인 사람이 먹으면 효과를 본다. 이 밖에도 동맥 경화·고혈압·고지혈증·협심증과 같은 만성 심 혈관 질환을 앓거나 기억력 감퇴·만성 변비·비타민 A 결핍·각기병과 같은 증상을 보이는 사람이 옥수수를 먹으면 큰 효과를 볼 수 있다.

| 성질과 맛은 어때요? 어디에 좋은가요? |

옥수수는 평한 성질이 있고 단맛과 담백한 맛을 내며 위장과 대장의 기능을 왕성하게 한다.

| 주요 성분은 무엇인가요? |

옥수수는 단백질, 지방, 프로비타민 A, 비타민 B1, 비타민 B2, 비타민 E와 칼슘, 철, 인, 칼륨, 그리고 미량 원소인 마그네슘과 셀렌selenium 을 함유하고 있다. 전분, 글루탐산glutamic acid, 리신, 리그닌lignin도 풍부하게 함유했다. 옥수수 배아는 지방이 52%나 함유되어 있으며,

이는 대두에 이어 두 번째로 높은 것이다. 그리고 단백질과 지방 함유량도 쌀보다 월등히 풍부하다. 특히 그중에 글리아딘gliadin 성분은 무려 30%를 차지한다.

| 주의할 사항이 있나요? |

평한 성질인 옥수수는 특별히 주의할 사항이 없다. 다만 소화 능력이 떨어지는 사람은 가려 먹는 것이 좋다. 팝콘은 당뇨병 환자, 갱년기 여성, 건조증 환자, 음의 기운이 허하거나 속에 열이 많은 사람에게는 해롭다. 그리고 한 번에 지나치게 많이 먹으면 위에 답답함을 느끼고 장에 가스가 찰 수 있으므로 조심해야 한다.

| 어떤 음식과 궁합이 맞나요? |

옥수수는 콩류, 쌀, 밀가루와 찰떡궁합이다. 함께 먹으면 영양가가 배가 된다.

| 식이 요법 |

옥수수죽

준비할 재료| 옥수수 가루 50~100g, 멥쌀 80g.

만드는 방법| 1. 옥수수 가루에 찬물을 부어 잘 저어 준다.

2. 멥쌀은 깨끗이 씻고 물을 적당량 부어 죽을 끓인다.

3. 죽이 거의 다 되어 갈 때 옥수수 반죽을 천천히 부어 준다.

4. 골고루 섞어 약한 불에서 5분 정도 더 끓이면 된다.

효능| 옥수수죽은 비장과 위장을 다스려 식욕을 돋게 하고 폐를 건강하게 하며 마음을 안정시키는 역할을 한다. 아울러 소변을 잘 보게 하고 허한 기를 보해 준다. 죽은 묽게 쑤어 따뜻하게 먹으면 좋다.

옥수수 검은깨죽

준비할 재료 | 옥수수 100g, 새박뿌리 10g, 검은 깨10g.

만드는 방법 | 1. 새박뿌리를 물에 푹 담가 두었다 얇게 썬다.

2. 준비해 둔 새박뿌리와 검은깨, 옥수수를 솥에 넣고 물을 부어 죽을
   끓인다.

3. 센 불에서 한 번 끓고 난 후 약한 불로 줄어 완전히 익을
   때까지 천천히 끓인다.

효능 | 옥수수 검은깨죽은 신장을 튼튼하게 하고 정력
을 보강해 준다. 단, 설사나 묽은 변을 보는 사람이나 습담이
있는 사람은 먹지 말아야 한다.

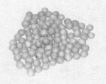 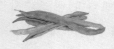

제2장

●●● 콩류[豆類]

- 콩은 우수 단백질을 제공한다. 콩의 풍부한 영양가는 육류 제품과 비교해도 손색이 없다.
- 콩은 여덟 가지 필수 아미노산을 공급한다.
- 콩은 식물성 지방을 풍부하게 함유하고 있다. 혈중 콜레스테롤을 낮추는 효과가 있어 동맥 경화 환자에게 꼭 맞는 최상의 식품이다.
- 콩은 무기질과 비타민을 풍부하게 함유하고 있다. 그래서 신진대사를 촉진하고 식욕을 돋우며 건강을 지켜 준다.
- 콩은 인지질과 비타민을 함유하고 있다. 그래서 뇌 건강과 IQ 향상에 도움을 주고, 혈청 콜레스테롤 수치를 낮춘다. 기억력과 반응 능력을 향상시키고 심 혈관 질환이나 지방간을 예방하는 데도 효과가 그만이다.

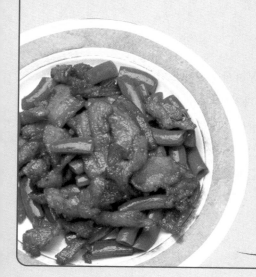

노란 콩 [黃豆]

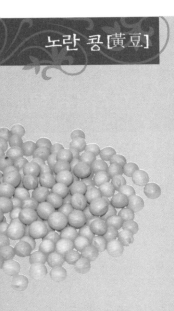

| 어떤 효과가 있나요? |

노란 콩은 근육을 단단하게 하고 뼈를 튼튼하게 하며 비장의 기능을 왕성하게 한다. 중초, 다시 말해 비장과 위를 편안하게 해주는 효과도 있다. 아울러 체내의 습기를 없애고 간장과 위를 건강하게 한다. 또 머리를 검게 하고 눈을 맑게 하며 암을 예방하고 노화를 늦추는 식품이다.

| 어떤 사람에게 적합할까요? |

노란 콩은 당뇨병, 비만증, 고혈압, 협심증, 동맥 경화, 고지혈증, 암을 앓는 사람에게 적합하다. 아울러 기와 혈이 부족하고 영양 결핍, 신경 쇠약, 건망증, 불면증, 철분 부족으로 빈혈 증상이 있는 사람, 성장기의 청소년이나 어린이에게 아주 좋은 식품이다.

| 성질과 맛은 어때요? 어디에 좋은가요? |

노란 콩은 평한 성질이 있고 단맛을 내며 비장과 대장의 기능을 왕성하게 한다.

| 주요 성분은 무엇인가요? |

노란 콩은 단백질과 지방을 풍부하게 함유하고 있다. 노란 콩의 단백질에는 우리 몸에 필요한 여덟 가지 필수 아미노산과 리신 성분이 풍부하고, 지방유에는 불포화 지방산, 리놀렌산, 올레인산, 리놀산 등이 다량 함유되어 있다. 이 밖에도 노란 콩은 탄수화물, 비타민, 회분, 칼슘, 인, 철, 몰리브덴molybdenum, 셀렌, 카로틴carotene, 프로비타민 A, 비타민 B1, 비타민 B2, 비타민 C 등의 성분을 골고루 함유하고 있다.

| 주의할 사항이 있나요? |

노란 콩은 각종 건조증, 홍반성 낭창, 결핵과 같이 음기가 허하고 열이 많은 사람에게는 위험하다. 그리고 위암, 신장병, 류머티즘, 동맥경화, 소화성 궤양, 요오드 수치가 낮은 사람도 노란 콩 섭취를 삼가야 한다. 또 위나 배가 더부룩한 사람 역시 되도록 적게 먹는 것이 좋다. 노란 콩은 본디 소화가 잘되지 않는 식품이라 많이 먹는 것은 몸에 해롭다.

| 어떤 음식과 궁합이 맞나요? |

노란 콩은 식초와 찰떡궁합이다. 식초에 절인 노란 콩은 당뇨병, 동맥 경화, 뇌 혈전, 고혈압, 비만증을 예방하고 변비도 말끔히 해결해준다.

| 영양 성분이 얼마나 들어 있나요? |

노란 콩에 함유된 단백질은 무려 36%에 달한다. 물론 단백질 함유량이 50%에 육박하는 검은콩에는 못 미치지만, 노란 콩 역시 확실한 고단백 식품이다. 노란 콩 500g에는 살코기 1kg, 계란 1.5kg, 우유 6ℓ와 맞먹는 단백질이 함유되어 있다. 비록 단백질은 검은콩에 밀렸지만, 지방 함유량은 18.4%로 검은콩보다 풍부하다.

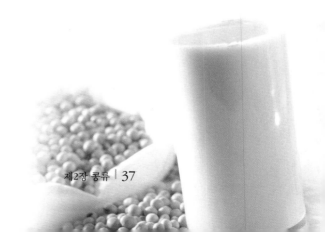

범范박사의 조언

당뇨병에 효과적인
부위별 마사지

용천혈涌泉穴 마사지
먼저 용천혈을 찾아보죠. 이 혈은
발바닥 끝의 3분의 1 지점, 다시
말해 발가락을 발바닥 쪽으로 구
부렸을 때 움푹 파인 부분이 바로
용천혈입니다. 이 혈자리를 힘주
어 누르거나 부드럽게 비비는 방
법으로 두 손을 번갈아 가며 마사
지해 보세요. 매일 아침저녁으로
10분씩 마사지해 주면 좋습니다.
마사지 전용 도구나 끝이 둥근 도
구를 이용해도 좋습니다.

노궁혈勞宮穴 마사지
노궁혈은 손바닥의 두 번째 세 번
째 손뼈 사이에 있습니다. 찾았나
요? 주먹을 쥐었을 때 중지 끝이
가리키는 곳이 바로 노궁혈입니
다. 힘을 주어 눌러 주거나 부드
럽게 비비는 방법으로 마사지합
니다. 하루에 10분 정도씩 2~3회
정도 실시해 주면 좋습니다. 언제
어디서나 손쉽게 할 수 있는 마사
지 법이니 꾸준히 실천해 보세요.
작은 봉이나 펜을 이용해도 좋습
니다.

| 식이 요법 |

콩나물 두부찌개

준비할 재료 | 콩나물 250g, 두부 200g, 갓 100g.

만드는 방법 | 1. 콩나물은 깨끗이 씻고, 두부와 갓은 작게 썰어 둔다.

2. 솥에 기름을 두르고 달군 뒤 파를 먼저 넣고 살짝 볶는다.

3. 콩나물을 넣고 향이 날 때까지 볶은 다음, 물을 적당량 부어 센 불에서 한 번 끓
   인다.

4. 콩나물이 거의 다 익었을 때 두부와 갓을 넣고 약한 불에서 익힌다.

5. 조미료를 넣어 맛을 내면 요리가 완성된다.

효능 | 콩나물 두부찌개는 비장을 건강하게 하고 기를
보해 준다. 또 열을 내리고 몸 안의 독소를 배출할 뿐
만 아니라 영양을 보충해 몸을 건강하게 해준다.

노란 콩 녹편 찌개

준비할 재료 | 노란 콩과 녹편鹿鞭 각 100g.

만드는 방법 | 1. 노란 콩을 깨끗이 씻어 물에 불린다.

2. 녹편은 황주黃酒에 담갔다가 적당한 크기로 썬다.

3. 팬에 식용유를 두르고 파, 생강, 녹편을 넣어 살짝 볶는다.

4. 노란 콩, 소회향小茴香, 마늘, 맛술을 차례로 넣고 닭이나 돼지 육수 1ℓ를 부어 약
   한 불에서 끓인다.

5. 녹편이 완전히 익었을 때 소금, 조미료로 간을 하면 요리가 완성된다.

효능 | 이 요리는 신장을 따뜻하게 하고 양기를 왕성하게 한다. 또 비장을 튼튼하게
하고 몸 안의 수분이 원활하게 배출되도록 돕는다. 특히 당뇨병을 앓거나 신장의
양기가 부족해 허리와 무릎이 시큰거리는 사람, 머리가 어지럽고 눈이 침침한 사
람, 맥이 빠지고 힘이 없는 사람, 얼굴이 창백한 사람이 먹으면 뛰어난 효과를 볼 수
있다. 단, 양기가 허해 열이 많은 사람은 먹는 것을 삼가야 한다.

| 어떤 효과가 있나요? |

검은콩은 풍을 없애고 열을 내리며 혈액 순환을 원활하게 한다. 몸 안의 이물질 제거에도 효과적이다. 아울러 소변을 잘 보게 하고 땀을 멎게 하며 비장의 기운을 북돋운다. 이 밖에도 눈을 맑게 하고 수염과 머리카락을 검게 하며 피부에 영양과 수분을 공급한다.

| 어떤 사람에게 적합할까요? |

검은콩은 몸이 허한 사람, 땀을 많이 흘리는 어린이, 특히 열병을 앓은 후 몸이 허해져 땀을 심하게 흘리는 사람에게 좋다. 비장이 허해 몸이 붓는 수종, 각기병 또는 신장병으로 인해 몸이 붓는 부종, 신장이 허해 귀가 울리는 경우, 밤에 소변을 못 가리는 아이, 허리에 통증이 있거나 허리나 무릎이 시린 임신부, 냉(대하)이 심한 여성 등이 검은콩을 섭취하면 모두 뛰어난 효과를 볼 수 있다. 약물 중독이나 식중독에도 좋다.

| 성질과 맛은 어때요? 어디에 좋은가요? |

검은콩은 평한 성질이 있고 단맛을 내며 비장과 위 건강에 도움이 된다.

| 주요 성분은 무엇인가요? |

검은콩은 지방, 당류, 단백질, 식이 섬유, 멜라닌melanin, 카로틴, 비타민 B1, 비타민 B2, 니코틴산 등의 성분을 주로 함유하고 있다.

BONUS

검은콩과 노란 콩은 모두 단백질이 풍부한 식품이다. 육류, 계란, 우유보다 월등히 높다. 사실 식물성 단백질과 동물성 단백질은 성분 구조나 체내 흡수 속도, 이용률이 모두 달라서 우리 몸에 미치는 영향도 달라질 수밖에 없다. 그런데 서양에서는 동물성 단백질을 지나치게 중시해 비만, 심근 경색, 협심증 등의 발병률이 최근 눈에 띄게 증가하고 있다. 이런 현상은 식물성 단백질 섭취가 건강에 얼마나 중요한지 잘 말해 준다.

어린이나 류머티즘 환자는 되도록 검은콩을 적게 먹는 것이 좋다. 검은콩을 볶으면 콩 속의 열 성분이 더 강해져서 과다 섭취하면 몸에 열이 치솟기 때문이다.

| 어떤 음식과 궁합이 맞나요? |

검은콩은 후박나무나 피마자蓖麻子와는 상극이고, 감초나 밀 쭉정이[浮小麥], 황기와는 찰떡궁합이다. 몸속 독소를 제거하고 싶다면 감초를 곁들여 먹고, 몸이 허해 땀을 흘릴 때는 밀 쭉정이와 황기를 검은콩과 함께 먹어 주면 최상의 효과를 낸다.

| 식이 요법 |

검은콩 오디탕

준비할 재료 | 검은콩과 오디 각 30g.

만드는 방법 | 1. 검은콩과 오디를 함께 솥에 넣는다.

2. 물을 적당량 부어 약한 불에서 한 시간 동안 천천히 끓인다.

효능 | 검은콩 오디탕은 신장의 기를 보하고 간의 기운을 북돋운다. 7일 동안 하루도 빠짐없이 먹어야 치료 효과를 볼 수 있다.

검은콩 한약

준비할 재료 | 검은콩 500g, 복령茯笭 · 당귀當歸 · 산수유나무 열매 · 숙지황熟地黃 · 파고지(破古紙. 콩과의 한해살이풀) · 오디 · 실새삼(메꽃과의 한해살이 기생 덩굴풀) · 한련초(旱蓮草. 국화과의 한해살이풀) · 구기자 · 지골피(地骨皮. 구기자나무 뿌리의 껍질) · 오미자 각 10g.

만드는 방법 | 1. 검은콩은 따뜻한 물에 30분 정도 담가 둔다.

2. 모든 약재를 천에 함께 넣어 입구를 단단히 봉한 후 솥에 물을 적당량 부어 달인다.

3. 달인 약물을 30분마다 한 번씩 덜어 다른 용기에 담아 둔다.

4. 덜어 낼 때마다 다시 물을 부어 달인다. 모두 4회 달여 낸다.

5. 달여 낸 약물을 솥에 붓고 검은콩을 넣은 다음, 소금을 5g 정도 첨가한다.

6. 먼저 센 불에서 팔팔 끓인 후 약한 불로 낮춰 약물이 다 밸 때까지 천천히 달인다.

7. 검은콩을 꺼내 햇볕에 말린 다음 빈 병에 담아 보관하고, 매일 수시로 먹는다.

효능 | 한약재에 달여 낸 검은콩은 비장을 건강하게 하고 원기 회복에도 좋다. 또 근육과 뼈를 단단하고 튼튼하게 해준다.

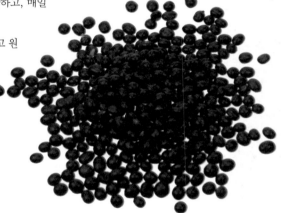

 범范박사의 조언 ●

박사님, 당뇨 환자가 콩류 제품을 먹어도 되나요?

당뇨 환자는 단백질이 풍부한 콩류 제품을 많이 먹어야 해요. 당 대사 이상으로 빠져나간 단백질을 보충해야만 '음성 질소 평형'을 방지하고, 그래야 건강을 유지할 수 있지요. 콩이나 콩으로 만든 식품에는 모두 다당 물질이 함유되어 있습니다. 한 연구 결과에 따르면, 이 다당 성분이 인슐린 분비를 촉진하고 조직 세포의 인슐린 감수성을 높이는 것으로 확인되었습니다. 그러면 포도당의 이용률을 높여서 당뇨병을 관리하는 데 큰 도움이 되지요. 하지만, 당뇨병성 신증 환자는 저단백 식품을 섭취해야 합니다. 콩류나 콩으로 만든 제품은 되도록 적게 먹는 것이 바람직하겠죠.

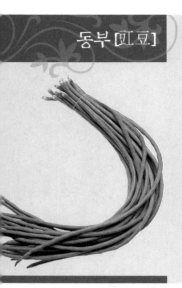

동부 [豇.豆]

| 어떤 효과가 있나요? |

동부는 비장과 신장을 튼튼하게 하고 위장과 비장을 다스려 기를 북돋운다. 아울러 소화를 촉진하고 소갈을 다스리는 효과가 있다.

| 어떤 사람에게 적합할까요? |

동부는 당뇨병, 신장이 허해 몸이 붓는 사람, 대하증이 있는 여성, 몽정이나 유정이 있는 남성, 소변을 지나치게 자주 보는 사람에게 좋다. 그리고 비장과 위장의 기가 허한 사람, 식사량이 줄고 묽은 변을 보는 사람, 각기병, 기가 허하고 변비인 경우 모두 동부를 섭취하면 뛰어난 효과를 볼 수 있다.

BONUS

동부는 음식이자 보약으로 인정받는다. 『본초강목』에서는 "동부는 3, 4월에 심으며……어린 꼬투리는 먹을 수 있다. 채소가 되기도 하고 열매를 먹을 수도 있어서 곡물로서의 장점을 두루 갖추고 있다."고 하였다. 이와 같이 동부의 어린 꼬투리는 채소로 쓰이며, 열매는 팥의 대용으로 곡물에 섞어서 밥을 짓거나, 떡고물·과자의 원료로 쓰인다. 이 밖에 약재로도 쓰여서 "신장을 보호하고 위장을 튼튼히 하며 오장을 고르게 하고 혈액순환을 촉진한다. 당뇨병과 토역(吐逆:구역질)·설사·요실금증 등도 다스린다. 쥐에게 물렸을 때 삶아서 마시면 독이 풀린다."고 하였다.

| 성질과 맛은 어때요? 어디에 좋은가요? |

동부는 평한 성질에 단맛과 짠맛을 내며 신장과 비장의 기능을 왕성하게 한다.

| 주요 성분은 무엇인가요? |

동부는 녹말, 지방, 단백질을 풍부하게 함유하고 있고, 니코틴산, 비타민 B1, 비타민 B2, 칼슘, 인, 철 등의 성분도 함께 들어 있다.

| 주의할 사항이 있나요? |

동부는 기의 흐름이 원활하지 못해 배가 더부룩한 사람은 먹지 않는 것이 좋다. 동부는 볶아 먹거나 한 번에 많은 양을 먹는 것은 옳지 않으므로 주의해야 한다.

| 어떤 음식과 궁합이 맞나요? |

동부는 곡물과 함께 먹으면 좋다. 땅콩, 마, 연밥, 가시연꽃과도 찰떡궁합을 자랑한다. 궁합이 맞는 식품과 동부를 같이 먹으면 영양가가 높아질 뿐만 아니라 비장과 위장을 튼튼하게 한다. 신장의 기운을 북돋아 주는 역할도 한다.

| 영양 성분이 얼마나 들어 있나요? |

동부를 익히면 1g당, 열량 1,000줄(J)당 생성되는 단백질 양이 쌀과 같은 곡류를 익혔을 때보다 두 배 더 풍부하다. 게다가 동부 단백질은 다른 비非유지 작물보다 메티오닌methionine과 시스틴cystine을 월등하게 많이 함유하고 있다. 메티오닌이나 시스틴 같은 아미노산은 비유지 식물 대부분에 거의 들어 있지 않는 성분이어서 그만큼 동부의 매력이 더 두드러진다.

| 식이 요법 |

동부탕

준비할 재료 | 껍질을 까지 않은 마른 동부 60g.

만드는 방법 | 1. 껍질을 까지 않은 마른 동부를 깨끗이 씻은 후 솥에 넣는다.

2. 물을 적당량 부어 끓인다.

3. 콩이 완전히 퍼질 때까지 익히면 된다.

효능 | 동부탕은 비장과 신장을 건강하게 하고 위를 다스려 기운을 북돋운다.

메추라기 동부죽

준비할 재료 ┃ 메추라기 2마리, 동부 120g, 쌀 200g.

만드는 방법 ┃ 1. 메추라기를 잡아 털을 뽑고 내장을 제거한 다음, 깨끗이 씻어 큼직하게 썰어 둔다.

2. 동부, 쌀을 씻어 준비해 둔다.

3. 솥에 물 적당량과 쌀, 동부, 메추라기, 생강, 파, 맛술, 소금을 넣고 죽을 끓인다.

4. 다 익었을 때 조미료와 참기름으로 맛을 내면 죽이 완성된다.

효능 ┃ 메추라기 동부죽은 오장을 보하고 비장과 위장의 기력을 회복시킨다. 몸 안의 습한 열을 없앨 뿐만 아니라 소갈을 다스리는 효과도 있다. 10일 동안 하루도 빠짐없이 꾸준히 먹어야만 치료 효과를 볼 수 있다.

범쭘 박사의 조언 ●

박사님, 당뇨병을 앓으면 왜 온 몸에 힘이 없고 체중이 감소하는 거죠?

바로 신진대사가 균형을 잃었기 때문입니다. 신진대사가 균형을 잃으면 열량 소비가 비정상적으로 진행되고 세포 조직에 탈수 현상이 나타납니다. 또 전해질 이상으로 환자는 온몸에 힘이 없어지고 활력을 잃게 됩니다. 그리고 포도당이 충분히 이용되지 못해서 지방과 단백질 분해 속도가 빨라지고 체중도 자연히 감소하면서 몸이 점점 마르게 되는 것이지요.

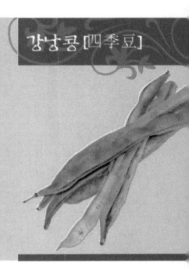

강낭콩 [四季豆]

| 어떤 효과가 있나요? |

강낭콩은 눈을 맑게 하고 설사를 멎게 하는 효과가 있다. 아울러 피를 만들고 혈액 순환이 원활하도록 돕는다. 몸에 영양을 공급하고 부기를 제거하는 효과가 있으며 해열, 이뇨 작용도 한다.

| 어떤 사람에게 적합할까요? |

강낭콩은 당뇨병이나 암, 고지혈증, 협심증에 적합하다. 여러 가지 원인으로 몸이 붓거나 비만으로 고생하는 사람에게도 좋은 효과를 나타낸다.

| 성질과 맛은 어때요? 어디에 좋은가요? |

강낭콩은 평한 성질이 있고 단맛과 싱거운 맛을 내며 비장과 위장의 기력을 북돋운다.

| 주요 성분은 무엇인가요? |

강낭콩은 단백질, 탄수화물, 비타민, 비타민 C, 엽산을 함유하고 있고, 칼륨과 아연, 인, 철 등의 성분도 풍부하게 들어 있다.

| 주의할 사항이 있나요? |

기의 흐름이 원활하지 못해 배가 더부룩하거나 소화 기능이 순조롭지 못한 사람, 만성 소화기 질환을 앓는 사람은 강낭콩 섭취를 자제하는 것이 좋다. 그리고 강낭콩은 반드시 익혀 먹어야 한다.

BONUS

강낭콩은 영양가가 풍부한 식품이다. 단백질 함유량은 닭고기보다 훨씬 풍부하고, 칼슘과 철 함유량은 각각 닭의 7배와 4배에 달한다. 채식주의자는 강낭콩을 곡물과 함께 먹으면 우수 단백질을 섭취할 수 있어서 건강에 좋다. 이 밖에도 강낭콩은 아연 성분이 풍부해 상처를 잘 아물게 하는 효과도 있다.

강낭콩 닭 위장볶음

준비할 재료 | 강낭콩 250g, 익힌 닭의 위장 150g.

만드는 방법 | 1. 강낭콩은 껍질을 까서 깨끗이 씻고, 닭 위장은 적당한 크기로 썬다.

2. 팬에 기름을 둘러 달군 후에 파와 생강을 넣고 살짝 볶아 향을 낸다.

3. 닭 위장을 넣어 몇 번 볶은 후 소금, 맛술, 육수를 넣어 맛이 밸 때까지 볶는다.

4. 강낭콩을 함께 넣고 소금, 육수를 넣어 맛을 낸 후 조미료로 마무리한다.

효능 | 이 볶음 요리는 입맛을 살리고 음식물의 소화를 돕는다. 또 이뇨 작용을 하며 부기浮氣 제거에도 효과적이다.

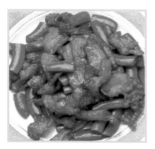

강낭콩 돼지 염통볶음

준비할 재료 | 강낭콩 250g, 돼지 염통 150g.

만드는 방법 | 1. 강낭콩은 껍질을 벗겨 깨끗이 씻고 돼지 염통은 적당한 크기로 썬다.

2. 팬에 기름을 둘러 달군 후 파와 생강을 넣어 향을 내고, 돼지 염통을 먼저 볶는다.

3. 여기에 소금, 맛술, 육수를 넣고 맛이 밸 때까지 볶는다.

4. 강낭콩을 넣고 적당량의 소금, 육수를 첨가해 간을 하면 요리가 완성된다.

효능 | 이 볶음 요리는 한기를 없애 주고 소변을 편히 보게 한다. 아울러 부족한 기와 혈을 보한다.

범汎 박사의 조언

박사님, 당뇨병 환자가 잡곡을 먹어도 될까요?

잡곡은 다양한 섬유소를 함유하고 있습니다. 따라서 잡곡을 먹으면 포도당 대사 능력이 향상되고 콜레스테롤 수치가 낮아지며 장운동이 활발해져서 변비 예방에도 아주 좋습니다. 물론, 당뇨병을 극복하는 데도 큰 도움을 줍니다. 또 잡곡은 섬유소 말고도 미량 원소와 비타민을 풍부하게 함유하고 있는데, 이 성분 역시 당뇨병을 치료하고 예방하는 데 효과가 뛰어납니다. 잡곡 중에서도 옥수수 가루, 귀리, 메밀이 특히 좋습니다. 사실 잡곡만으로 요리한 식품은 맛이 떨어집니다. 그래서 보통 잘 먹으려 하지 않을 뿐더러 지속적으로 먹기도 힘들죠. 요즘은 잡곡을 쌀이나 밀가루와 혼합해 만든 식품들이 나오는데, 맛도 괜찮고 당뇨병 병세를 호전시키는 데도 큰 도움이 됩니다. 따라서 당뇨병을 앓고 있다면 잡곡을 쌀이나 밀가루와 섞어 함께 섭취하는 것이 바람직합니다.

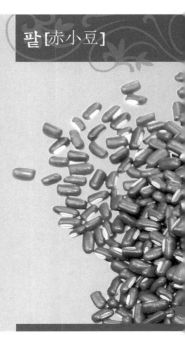

팥 [赤小豆]

| 어떤 효과가 있나요? |

팥은 소변을 잘 나오게 하고 부기를 제거한다. 아울러 몸 안의 열을 내리고 독소를 배출시킬 뿐만 아니라 비장을 건강하게 하고 설사를 멎게 하는 데도 좋다. 다이어트, 갈증 해소, 숙취 해소 효과가 있으며 부족한 혈을 보하고 혈액 순환을 촉진시켜 체력 증진에도 효과적이다.

| 어떤 사람에게 적합할까요? |

팥은 심 혈관 질환자, 비만인 사람에게 적합하다. 이 밖에도 심장이 허하거나 신장염 때문에 생긴 수종, 간 경화나 각기병으로 생긴 부종, 영양 결핍성 부종에 뛰어난 효과를 보인다. 또 산모가 젖이 모자라거나 출산 후 몸이 심하게 부었을 때 팥을 먹어 주면 좋다.

| 성질과 맛은 어때요? 어디에 좋은가요? |

팥은 평한 성질이 있고 단맛과 신맛을 내며 심장과 소장에 작용해 기력을 보강해 준다.

| 주요 성분은 무엇인가요? |

팥은 단백질, 탄수화물, 지방, 식이 섬유, 회분灰分, 비타민 B1, 비타민 B2, 니코틴산을 함유하고 있고 칼슘 · 철 · 칼륨 · 마그네슘 · 인 · 구리 · 아연 · 셀렌 등의 무기질도 들어 있다.

| 주의할 사항이 있나요? |

소변을 지나치게 자주 보는 사람은 되도록 팥을 적게 먹는 것이 좋

다. 그리고 팥은 장기간 섭취하거나 한 번에 많은 양을 먹으면 몸에 해로우므로 주의한다.

| 어떤 음식과 궁합이 맞나요? |

팥을 잉어나 가물치와 함께 먹으면 부기를 제거하고 몸 안의 수분을 배출하는 데 그만이다. 산모가 기와 혈이 부족하고 젖이 안 나오거나 젖의 양이 지나치게 적을 때는 멥쌀과 팥으로 죽을 끓이거나 돼지 족발과 함께 고아 먹으면 효과를 볼 수 있다. 무더운 여름철에 설사를 심하게 할 때는 팥과 강낭콩, 율무를 함께 먹으면 좋고, 치질이나 대변에 피가 섞여 나오는 경우는 팥과 쇠비름에 식초를 넣고 달여 마시면 좋다. 살이 쪄서 고민인 사람은 동아와 함께 먹으면 다이어트 효과를 톡톡히 보게 된다.

| 영양 성분이 얼마나 들어 있나요? |

사실 팥은 영양가 면에서는 콩보다 한 수 아래다. 하지만 몸 안의 수분 배출이 원활하게 진행되도록 돕고 날씬한 몸매를 만들어 준다는 두 가지 강점이 있다. 팥은 일본에서 '장수 콩'으로 손꼽히는 식품이다.

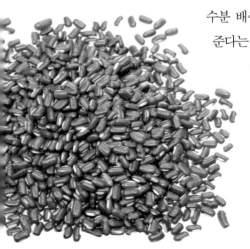

팥 동아탕

준비할 재료 | 팥 30g, 동아 100g.

만드는 방법 | 1. 팥이 퍼질 때까지 충분히 익힌다.

2. 팥이 다 익었을 때 동아를 넣어 익히면 요리가 완성된다.

효능 | 이 탕은 비장에 작용해 기력을 보강하고 체내 수분이 원활히 배출되도록 돕는다.

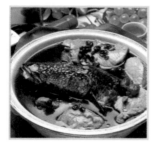

팥 가물치탕

준비할 재료 | 팥 20g, 마 10g, 연밥 10g, 율무 20g, 가물치 1마리.

만드는 방법 | 1. 가물치는 내장을 제거하고 깨끗이 씻은 후 맛술, 소금, 파, 생강을 넣은 양념에 30분 정도 재워 둔 다.

2. 팥, 율무, 마는 깨끗이 씻고, 연밥은 속을 제거한 후 씻어 둔다.

3. 팥, 율무, 마, 연밥을 함께 솥에 넣고 물을 부어 센 불에서 한 번 끓인 후, 약한 불로 줄여 50분 정도 익힌다.

4. 가물치를 넣고 다시 20분 정도 끓인 다음에 소금, 조미료, 후춧가루로 간을 하면 요리가 완성된다.

효능 | 팥 가물치탕은 비장을 튼튼하게 하고 위를 보하며 몸 안의 습한 기운을 없애 준다. 부기를 제거하는 데도 효과가 그만이다.

 범효박사의 조언 ●

박사님, 당뇨 환자는 왜 물을 많이 마시고 화장실을 자주 가나요?

혈당이 지나치게 높아져 몸에서 당이 제대로 이용되지 못하고 바로 배출되기 때문입니다. 특히 사구체에서 여과된 당이 세뇨관에 충분히 흡수되지 못하면서 삼투압이 증가해 소변 양도 함께 증가하게 되는 것이죠. 따라서 혈당이 높아지면 소변의 양도 많아지고 당 배출량도 함께 증가하는 악순환이 이어집니다. 또한 소변을 자주 보면 지나치게 수분 손실이 많아지고 세포 내 탈수 현상이 일어납니다. 결국 목 부분에 있는 갈증 감지 신경을 자극해 물로 수분을 보충하려는 반응을 일으키게 되죠. 따라서 소변으로 배출하는 수분이 많을수록 물을 마시는 양도 많아지는 것입니다.

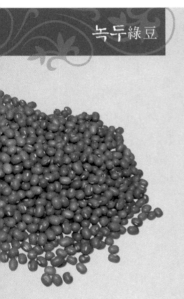

녹두綠豆

| 어떤 효과가 있나요? |

녹두는 더위를 식히고 갈증을 해소시키며 열을 낮추고 몸 안의 독소를 배출하는 효과가 있다. 이 밖에도 몸 안의 수분을 원활하게 몸 밖으로 내보내고 부기도 빠르게 제거해 준다.

| 어떤 사람에게 적합할까요? |

녹두는 고혈압, 고지혈증, 콜레스테롤 수치가 높은 사람, 여름철에 더위를 먹어 몸에 열이 나고 갑갑함을 느낄 때, 목이 마르고 갈증이 날 때, 부스럼이나 종기나 났을 때 먹으면 효과적이다. 이 밖에도 단독丹毒 같은 열독으로 생긴 피부 감염, 눈병, 식중독, 약물 중독, 중금속 중독, 농약 중독, 가스 중독, 인화 아연 중독 등의 증상에도 녹두가 뛰어난 효과를 발휘한다.

| 성질과 맛은 어때요? 어디에 좋은가요? |

녹두는 찬 성질이 있고 단맛을 내며 심장과 위장의 건강을 책임지는 식품이다.

| 주요 성분은 무엇인가요? |

녹두는 단백질, 지방, 탄수화물, 칼슘, 인, 철, 카로틴, 비타민 B1, 비타민 B2, 니코틴산 등을 함유하고 있다. 녹두에 함유된 단백질은 대부분 글로불린 단백질인데, 이 속에는 메티오닌methionine, 트립토판tryptophane, 리신, 류신, 트레오닌threonine 등이 많이 들어 있다. 이 밖에도 포스파티딘산Phosphatidic acid, 포스파티딜인노시톨phosphatidylinositol, 프로스타그란딘prostaglandin 등의 인지질을 함유하고 있다.

| 주의할 사항이 있나요? |

비장과 위가 허하고 냉한 사람, 묽은 변을 보는 사람은 녹두를 먹으면 안 된다.

| 어떤 음식과 궁합이 맞나요? |

녹두와 금은화金銀花를 물에 달여 차로 마시면 홍역이나 이하선염을 예방할 수 있다. 농약을 잘못 마셔서 중독되었을 때는 녹두 가루에 계란을 풀어 복용하면 좋다. 또 녹두와 좁쌀은 궁합이 잘 맞는 음식이라 죽을 끓여 먹으면 영양가가 훨씬 높아진다. 반면에 비자나무, 잉어, 개고기와는 상극이므로 함께 섭취하지 않도록 주의한다.

| 영양 성분이 얼마나 들어 있나요? |

중국 고대 의학자들은 녹두를 '해독 콩'이라 불렀다. 다시 말하면, 녹두로 모든 독을 다스릴 수 있다는 뜻이다. 현대인 역시 몸속의 독소를 제거하는 데 녹두를 애용한다. 녹두로 농약, 납, 가스, 인화 아연 중독을 치료할 뿐만 아니라 이러한 녹두의 해독 작용에 착안해 각종 암 예방에도 활용한다. 녹두 싹은 성질이 차고 단맛이 있어 입안에서 시원하고 그윽한 맛을 낸다. 열을 내리는 데도 효과적이다. 녹두는 싹이 트면 비타민 함량이 크게 증가한다. 카로틴은 2~3배, 비타민 B2는 2~4배, 니코틴산은 2배 이상 증가하고, 엽산도 배로 증가한다.

녹두 무 배탕

준비할 재료 | 녹두 200g, 무 250g, 배 2개.

만드는 방법 | 1. 녹두는 깨끗이 씻어 두 시간 정도 물에 담가 둔다.

2. 무는 깨끗이 씻어 네모지게 썰고 배도 씻어서 큼직하게 썬다.

3. 녹두, 무, 배를 솥에 넣고 물을 적당량 부어 끓이면 요리가 완성된다.

효능 | 이 요리는 몸 안의 열을 내리고 독소를 제거해 준다. 아울러 수분 배출을 원활하게 하고 기를 보하는 데도 효과적이다. 특히 소아 당뇨에 좋다.

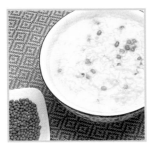

지황 백합 녹두탕

준비할 재료 | 생지황과 백합 각 20g, 녹두 50g, 멥쌀 150g.

만드는 방법 | 1. 생지황, 백합, 녹두, 멥쌀을 깨끗이 씻어 솥에 넣고 물 600ml를 부어 센 불에서 끓인다.

2. 센 불에서 한 번 끓고 난 후 약한 불로 줄여서 40분 정도 더 끓이면 요리가 완성된다.

효능 | 이 탕은 열을 식히고 체액 분비를 촉진하며 혈당을 떨어뜨리는 데 효과적이다. 더운 여름철에 가슴이 답답하고 갈증이 날 때, 부스럼이나 종기가 날 때, 혈압이 높을 때 먹으면 뛰어난 효과를 볼 수 있다.

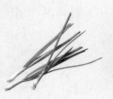

제3장

●●● 채소류 菜蔬類

· 채소는 풍부한 비타민과 무기질을 함유하고 있다. 영양가는 높고 열량은 낮은 우수 식품이다.
· 채소에 함유된 풍부한 식이 섬유는 장운동을 활발하게 하므로 꾸준히 섭취하면 대장암을 걱정하지 않아도 된다.
· 채소는 항산화 물질인 비타민 C와 베타카로틴betacarotin이 풍부하다. 독소를 중화시키고 자유 라디칼을 몸 밖으로 내쫓는다. 아울러 세포에 병변이 발생하고 노화가 진행되는 것을 막아 준다.
· 베타카로틴은 질병에서 우리 몸을 보호하는 '수비수' 역할을 한다. 간에서 비타민 A로 전환된다.

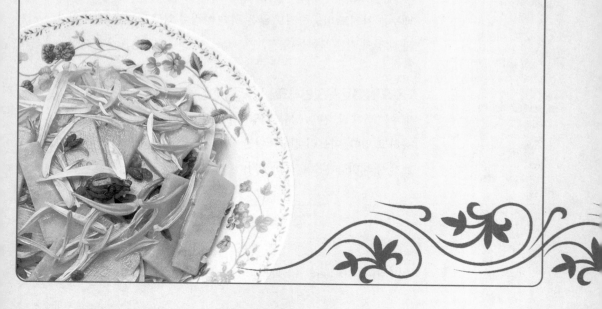

배추 [白菜]

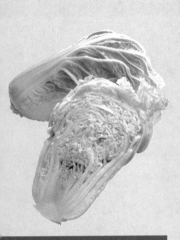

| 어떤 효과가 있나요? |

배추는 열을 내리고 답답증을 없애며 위장을 편하게 한다. 아울러 체액 분비를 촉진해 갈증을 다스리고 체한 것을 내리는 효과가 있다. 또한 목에 수분을 공급하고 열로 체액 분비가 원활하지 못해 갈증이 나거나 소화 불량으로 가스가 찰 때 먹으면 효과가 탁월하다.

| 어떤 사람에게 적합할까요? |

배추는 당뇨병·암·규폐증·비만 환자나 위의 기가 허해 생긴 위궤양, 소화 불량, 변이 딱딱해 변을 보기가 힘든 사람, 소변이 잘 안 나오는 사람에게 좋다. 또 동맥 경화증·고지혈증·고혈압과 같은 심 혈관 질환자, 침이 마르고 혀에 통증이 있거나 속에 열이 많아 입 냄새가 심한 사람들에게 모두 뛰어난 효과를 보인다. 특히 성장기 어린이가 먹으면 좋다.

| 성질과 맛은 어때요? 어디에 좋은가요? |

배추는 차지도 따뜻하지도 않은 평한 성질이 있고 단맛을 내며 위장과 대장의 기를 북돋는다.

| 주요 성분은 무엇인가요? |

배추는 단백질, 지방, 당류, 다양한 비타민, 식이 섬유, 무기 염류를 함유하고 있다. 아울러 칼슘·칼륨·철·아연·마그네슘·구리·몰리브덴 등의 미량 원소도 들어 있다.

BONUS

배추는 아연·마그네슘·구리·몰리브덴과 같은 미량 원소를 함유하고 있다. 그 가운데 아연은 어린이의 성장 발육을 촉진시키고 남성의 정자가 힘 있게 움직일 수 있도록 한다. 아울러 암, 심 혈관 질환, 당뇨병을 예방하고 노화를 지연시키는 작용도 한다. 몰리브덴은 발암 물질인 니트로 아민(nitroamine)이 형성되는 것을 막는 항암 효과가 있다. 이 밖에도, 배추를 섭취하면 규폐증을 치료하는 데 큰 도움이 된다.

| 주의할 사항이 있나요? |

몸이 지나치게 냉한 사람, 위가 찬 사람, 폐에 열이 많아 기침이 심한 사람은 배추를 멀리하는 것이 좋다.

| 어떤 음식과 궁합이 맞나요? |

배추는 두부와 함께 먹으면 금상첨화다. 배추는 풍부한 칼슘을 함유하고 있는데, 익힌 배추를 갈아 낸 것 한 잔과 우유 한 잔은 칼슘 함량이 거의 비슷할 정도다. 따라서 칼슘과 인 함유율이 상대적으로 낮은 콩류와 배추를 같이 먹으면 상호 보완 작용을 해서 궁합이 잘 맞다. "배추와 두부를 함께 먹으면 건강 걱정이 사라진다."라는 옛말에도 두 식품의 궁합이 어떠한지 잘 나타난다. 하나 더, 배추는 다이어트와 미용 효과도 있다.

| 식이 요법 |

목이버섯 배추볶음

준비할 재료 | 목이버섯 100g, 배추 250g.

만드는 방법 | 1. 목이버섯은 이물질을 제거하고 깨끗이 씻는다. 배추는 시든 잎을 떼어 버리고 작은 크기로 썬다.

2. 팬에 식용유를 두르고 산초 가루와 파를 볶다가 배추를 같이 넣어 볶는다.

3. 배추에 윤기가 날 때쯤 목이버섯을 넣고, 간장과 소금, 조미료를 첨가해 계속 볶는다.

4. 녹말가루를 풀어 약간 걸쭉하게 만들면 요리가 완성된다.

효능 | 이 볶음 요리는 몸에 쌓인 열을 내리고 몸의 독소를 제거한다. 아울러 갈증을 해소하고 위장을 튼튼하게 한다.

배추 표고버섯볶음

준비할 재료 | 표고버섯 15g, 배추 200g.

만드는 방법 | 1. 표고버섯은 꼭지를 제거하고 흐르는 물에 깨끗이 씻어 작게 썬다.

2. 배추는 깨끗이 씻은 후 3cm 크기로 썬다.

3. 팬에 기름을 둘러 달군 후 배추를 볶는다.

4. 배추가 반쯤 익었을 때, 표고버섯, 소금, 조미료, 그리고 육수나 물을 넣고 뚜껑
   을 덮어 익힌다.

효능 | 배추와 표고버섯을 함께 볶아 먹으면 장과 위의 기를 보하고 기침을 다스리
며 가래를 없애 준다. 아울러 항암 작용도 한다.

 범范 박사의 조언 ●————————

당뇨병이신가요? 그럼 채소를 가려 드세요

당뇨 환자라 하더라도 주식, 동물성 식품, 유지방 식품을 모두 적절하게 섭취하고 있다면 채소를 많이 먹어도 무방합니다. 하지만, 소금에 절인
채소는 적게 먹거나 아예 먹지 않는 것이 좋습니다. 배추, 부추, 죽순, 시금치, 유채, 오이, 줄기 상추, 셀러리 같은 푸른 채소는 당 함유량이 낮으니
마음껏 먹어도 상관없습니다. 여주나 호박 역시 혈당 강하 작용이 있어서 많이 먹으면 몸에 좋습니다. 토마토, 가지, 동아도 당 함유량이 높지 않
아 많이 먹어도 무방합니다. 하지만 당근, 양파, 감자, 토란, 잠두蚕豆, 완두 등은 당 함유량이 높은 편이라 다량 섭취하는 것은 바람직하지 않습니
다. 잘 기억해 두세요.

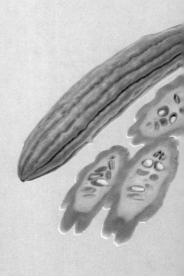

여주[苦瓜, 암팔라야ampalaya]

| 어떤 효과가 있나요? |

여주는 식욕을 증진시키고 갈증을 없애며 해열과 해독 작용을 한다. 구체적인 효과를 살펴보면, 여주를 생으로 먹었을 때는 더위를 쫓고 몸의 열을 내릴 뿐만 아니라 눈을 맑게 하고 마음을 진정시키는 효과가 있다. 반면에 여주를 익혀 먹으면 피의 흐름을 원활하게 하고 간에 수분을 제공하며 비장과 신장의 기운을 북돋는 효과를 볼 수 있다. 여주는 그중에서도 답답하고 열이 나며 갈증이 날 때, 풍열로 눈이 충혈되었을 때, 여름철에 이질 증상을 보일 때 등의 경우에 뛰어난 치료 효과를 보인다.

| 어떤 사람에게 적합할까요? |

열이 많은 사람, 여드름이 자주 올라오는 사람, 발진 등의 증상이 나타나는 사람은 여주를 생으로 먹으면 좋고, 더운 여름철 땀띠나 종기, 눈병, 인후가 부어 아픈 사람은 여주를 익혀 먹으면 더 큰 효과를 볼 수 있다 이 밖에도 급성 이질이나 암 환자가 먹어도 좋다. 특히 여름철 더위를 물리치고자 한다면 여주만 한 채소가 없다.

| 성질과 맛은 어때요? 어디에 좋은가요? |

여주는 본디 성질이 차고 쓴맛을 내는 채소인데, 익히면 성질이 평해지고 단맛을 낸다. 여주를 섭취하면 심장, 비장, 위장 건강에 특히 좋다.

| 주요 성분은 무엇인가요? |

여주는 지방, 단백질, 당류, 카란틴charantin, 풍부한 아미노산, 펙틴

pectin, 다양한 비타민, 그리고 칼슘, 인, 철 등의 성분을 함유하고 있다.

| 주의할 사항이 있나요? |

비장과 위장이 허하고 냉한 사람, 설사나 묽은 변을 보는 사람이 여주를 생으로 먹으면 몸에 해롭다. 아울러 생리 기간의 여성이 몸이 허하고 냉하거나 온몸에 힘이 없을 때, 아랫배가 차고 아플 때는 여주 섭취를 되도록 자제하는 것이 좋다.

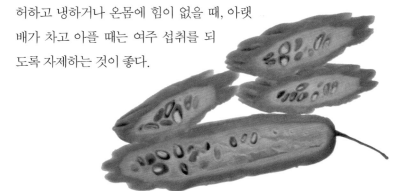

| 식이 요법 |

여주 돼지고기 찌개

준비할 재료 | 여주 80g, 돼지 살코기 200g.

만드는 방법 | 1. 여주는 가로 방향으로 자르고 돼지고기는 적당한 크기로 썬다.

2. 팬에 기름을 둘러 달군 후 생강과 파를 볶아 향을 낸다.

3. 돼지고기를 먼저 넣고 살짝 볶은 다음에 여주를 넣어 볶는다.

4. 볶은 돼지고기와 여주를 솥에 넣고 육수를 400㎖ 정도 부어 약한 불에서 30분 정도 끓이고 간을 하면 요리가 완성된다.

효능 | 이 찌개는 열을 내리고 몸의 독소를 제거하며 답답증을 다스리고 갈증을 없애는 효과가 있다.

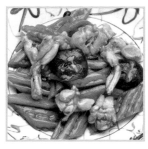

여주 닭고기볶음

준비할 재료 | 닭 가슴살 250g, 여주 300g.

만드는 방법 | 1. 여주는 씨를 제거하고 얇게 썰어서 소금에 절인다. 그런 후에 끓는 물에 살짝 데쳐서 쓴맛을 없앤다.

2. 닭고기는 얇게 어슷썰기 하고 소금, 맛술, 간장, 녹말가루를 넣어 골고루 버무린다.

3. 팬에 기름을 둘러 달군 후 여주를 빠르게 볶아 그릇에 담아낸다.

4. 닭고기를 살짝 볶은 후 조리된 여주를 함께 넣고 완전히 익을 때까지 볶아 그릇에 담아내면 요리가 완성된다.

효능 | 이 요리는 몸의 열을 내리고 독소를 배출시킨다. 아울러 비장의 기운을 북돋우고 입맛을 살려 준다.

 범範박사의 조언

박사님, 당뇨병도 유전이 되나요?

현재 학계에서는 당뇨병이 유전된다는 의견이 대다수입니다. 당뇨 환자의 가족은 비非 당뇨 환자 가족보다 발병률이 훨씬 높은 것으로 여러 조사 결과에서 나타났습니다. 예를 들어, 당뇨 환자의 아버지나 어머니가 당뇨병인 경우는 각각 8.33%와 1.96%, 가족 중에 당뇨병을 앓게 될 가능성은 1.62%~5.58%, 쌍둥이일 경우 당뇨 확률은 48%에 달합니다. 열성 유전인 경우는 보통 한 세대나 여러 세대를 거쳐 나타나게 됩니다. 사실 당뇨병은 다음 세대에 병 자체를 물려준다기보다는 당뇨병에 쉽게 걸리는 체질, 다시 말하면 '유전자'를 물려주는 것이라 할 수 있습니다. 임상에서도 이를 '당뇨병 노출 체질'이라고 합니다. 하지만 당뇨병이 다음 세대에 100% 유전된다고 보기는 어렵습니다.

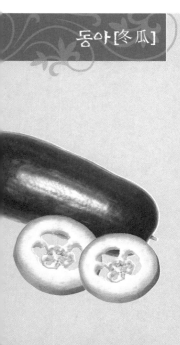

동아[冬瓜]

| 어떤 효과가 있나요? |

동아는 열을 내리고 소변을 잘 보게 할 뿐만 아니라 갈증을 없애고 답답증을 치료하는 효과가 있다. 아울러 해독 작용과 다이어트 효과가 있다.

| 어떤 사람에게 적합할까요? |

동아는 당뇨병, 비만, 동맥 경화, 고혈압, 고지혈증, 암 환자에게 좋고, 신장병으로 생기는 수종, 임신으로 붓는 부종, 간 경화로 배에 물이 차고 더부룩할 때 먹으면 좋다. 이 밖에도 가래를 동반한 기침 천식이 있을 때, 습한 열로 설사를 하는 경우, 옹종擁腫이나 단독증丹毒症일 때, 임신부, 무더운 여름철에 가슴이 답답하고 먹먹할 때, 천연두나 치질이 있을 때, 어패류에 중독됐을 때 먹어도 뛰어난 효과를 볼 수 있다.

| 성질과 맛은 어때요? 어디에 좋은가요? |

동아는 찬 성질이 있고 단맛과 담백한 맛을 내며 폐, 대장, 방광의 기능을 원활하게 한다.

| 주요 성분은 무엇인가요? |

동아는 단백질, 식이 섬유, 당분, 회분, 칼슘, 인, 철, 카로틴, 비타민 B1, 비타민 B2, 니코틴산, 비타민 C 등을 주로 함유하고 있다.

| 주의할 사항이 있나요? |

비장과 신장의 양기가 허한 사람이나 오랜 병으로 설사가 심한 사람은 동아 섭취를 삼가야 한다.

| 영양 성분이 얼마나 들어 있나요? |

동아는 무無지방 채소로 체내 신진대사에 중요한 역할을 한다. 동아는 트리고넬린Trigonelline과 타르트론산tartronic acid 성분을 함유하고 있어서 체내에 지방이 축적되고 당이 지방으로 전환되는 것을 막아 준다. 이 밖에도 동아에 함유된 풍부한 비타민 B류가 음식물의 전분과 당류가 지방으로 전환되는 것을 차단해서 동아를 섭취하면 날씬한 몸매를 만들 수 있다. 동아 껍질은 몸속의 습한 기운을 제거하고 부기를 빼는 효과가 있어서 약으로도 쓰인다. 그리고 동아 씨는 찬 성질이 있고 단맛을 내며 폐 건강에 좋다. 여기에는 사포닌saponin, 지방유, 요소, 시트룰린citrulline 등이 함유되어 폐에 열이 많거나 가래가 심한 사람이 먹으면 좋다. 특히 폐농양, 폐렴, 기관지 확장, 가래를 동반한 기침, 짙은 노란색 가래가 나오고 냄새가 독한 경우에 먹으면 좋다. 하지만 한담 증상과 기침을 하는 사람은 동아를 먹지 않는 것이 좋다.

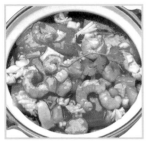

양송이버섯 동아 찜

준비할 재료 | 송이버섯 150g, 동아 350g, 새우 살 10g.

만드는 방법 | 1. 동아는 껍질을 벗기고 적당한 크기로 썬다.

2. 송이버섯은 깨끗이 씻어 어슷썰기 하고, 새우 살은 물에 담가 둔다.

3. 솥의 물이 끓으면 버섯, 동아, 파를 넣고 끓인 후 물은 버리고 건더기는 건져 낸다.

4. 솥에 기름을 둘러 달군 후 생강, 새우 살을 볶다가 맛술, 닭 육수, 소금, 조미료를 차례로 넣어 중간 불에서 끓인다.

5. 맛이 완전히 밸 때까지 끓이다가 녹말가루를 넣어 걸쭉하게 만든다.

6. 참기름, 후춧가루를 넣어 맛을 내면 요리가 완성된다.

효능 | 이 찜 요리는 열을 내리고 답답증과 갈증을 해소하는 데 효과적이며, 혈당과 혈중 지방 농도도 조절한다. 버섯에 함유된 타이로신과 트립신trypsin 성분은 혈당과 혈압을 낮추고 혈관 경화를 예방한다. 따라서 무無지방 식품인 동아와 버섯을 재료로 한 요리는 당뇨나 비만으로 고생하는 사람들에게 가장 훌륭한 요리다.

좁쌀 동아죽

준비할 재료 | 동아 300g, 좁쌀 20g, 구기자 5g.

만드는 방법 | 1. 동아는 속을 파내고 깨끗이 씻어 네모지게 썰고, 좁쌀은 물에 담가 둔다.

2. 동아, 좁쌀, 구기자를 함께 솥에 넣고 물을 적당량 부어 끓인다.

3. 센 불에서 끓고 나면 약한 불로 줄여 50분간 푹 익힌다.

효능 | 좁쌀 동아죽은 몸의 열을 없애고 갈증을 다스리며 해독과 다이어트 효과도 기대할 수 있다.

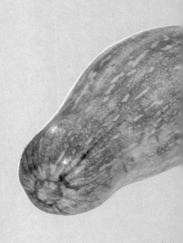

| 어떤 효과가 있나요? |

호박은 혈중 당 수치와 지방 수치를 떨어뜨리고 위장과 비장을 보하며 기를 북돋는다. 아울러 해독과 살균 작용이 있고 영양 보충으로 허한 기를 보하며 저항력을 높이고 노화 방지와 항암 역할도 한다. 염증이 생겼거나 통증을 멎게 하고 싶을 때 그 부위에 호박을 발라주면 효과적이다.

| 어떤 사람에게 적합할까요? |

호박은 중·노년층의 변비 환자나 당뇨병, 비만, 암 환자, 고혈압, 협심증, 혈중 지방 수치가 높은 사람, 특히 콜레스테롤 수치가 높은 사람에게 좋다. 이 밖에도 요로 결석 환자나 구리·납·수은 등 중금속에 노출된 사람이 먹으면 효과가 뛰어나다. 회충 환자가 호박을 생으로 먹으면 큰 효과를 볼 수 있다.

| 성질과 맛은 어때요? 어디에 좋은가요? |

호박은 따뜻한 성질이 있고 단맛을 내며 비장과 위장의 건강을 책임진다.

| 주요 성분은 무엇인가요? |

호박은 녹말, 단백질 말고도 아스파라긴asparagine, 트리고넬린, 시트룰린, 아르기닌, 아데닌adenine, 카로틴, 비타민 B, 아스코르브산Ascorbic acid, 지방, 포도당, 자당, 만니톨mannitol 등의 성분을 함유하고 있다.

| 주의할 사항이 있나요? |

괴저, 각기병, 황달 증상이 있는 사람이나 기의 흐름이 원활하지 못해 막힌 사람은 호박 섭취를 삼가는 것이 바람직하다.

| 어떤 음식과 궁합이 맞나요? |

호박은 양 고기와 함께 먹지 않는 것이 좋다. 특히 돼지 간, 팥, 메밀과는 상극이므로 절대 같이 요리하지 않도록 주의한다.

| 식이 요법 |

녹두 호박탕

준비할 재료 | 호박 250g, 녹두 30g.

만드는 방법 | 1. 호박은 작게 썰고, 녹두는 두 시간 정도 물에 담가 둔다.

2. 준비한 재료를 솥에 담고 물을 적당량 부어 끓이면 된다. 국물과 건더기 모두 먹어도 된다.

효능 | 녹두 호박탕은 열을 내리고 몸의 독소를 제거하며 허한 기를 채워 주는 효과가 있다.

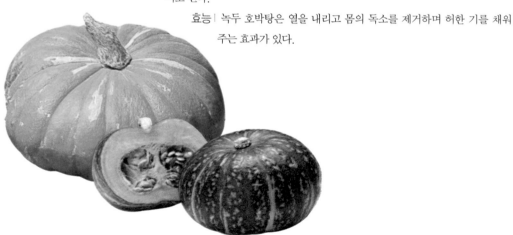

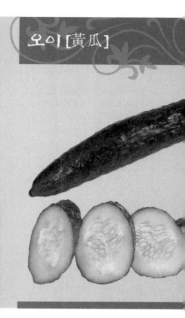

오이 [黃瓜]

| 어떤 효과가 있나요? |

오이는 체액 분비를 촉진해 갈증을 없애며 몸의 열을 내려 더위를 쫓는다. 다이어트와 이뇨 효과도 탁월하다. 이 밖에 위를 깨끗하게 하고 콜레스테롤 수치를 떨어뜨리며 근육의 탄력을 더해 준다.

| 어떤 사람에게 적합할까요? |

오이는 당뇨병, 암, 고혈압, 고지혈증, 비만 증상을 보이는 사람이나 담낭염, 담석증, 급·만성 간 질환, 고열 등이 있는 사람에게 적합하다. 소변을 잘 못 보는 사람, 부종, 변이 딱딱한 사람이나 과음을 한 경우, 갑자기 몸에 열이 나고 가슴이 답답하거나 입이 마르고 갈증이 나는 사람, 무더운 여름에 더위 먹은 사람에게 아주 효과적이다.

| 성질과 맛은 어때요? 어디에 좋은가요? |

오이는 차가운 성질이 있고 단맛을 내며 비장, 위장, 대장의 기능을 왕성하게 한다.

| 주요 성분은 무엇인가요? |

오이는 포도당, 만노오스mannose, 크실로오스xylose, 람노오스 rhamnose, 갈락토오스galactose, 과당, 루틴, 아르기닌 등의 다양한 당류와 글루코시드glucoside를 함유하고 있다. 이 밖에도 카페익산 caffeic acid, 유리 아미노산free amino acid, 비타민, 무기 염류도 들어 있다.

| 주의할 사항이 있나요? |

비장과 위장이 허하거나 약한 사람, 설사를 하는 사람, 위가 냉한 사람, 월경을 하는 사람은 오이를 생으로 먹거나 차게 먹는 것이 몸에 해롭다. 특히 몸이 차서 생리통이 심한 여성은 절대 먹으면 안 된다.

| 식이 요법 |

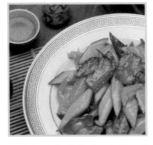

오이 소고기볶음

준비할 재료 | 오이 200g, 소고기 150g, 당근 10g.

만드는 방법 | 1. 오이와 당근은 어슷썰기 하고, 소고기는 가로 방향으로 썰어 소금으로 간한다.

2. 팬에 기름을 둘러 달군 후 오이, 소량의 맛술, 육수, 소금, 조미료를 차례로 넣어 살짝 볶아낸다.

3. 팬을 씻어 다시 기름을 두른 후 파, 생강, 당근을 볶는다.

4. 여기에 소고기, 맛술, 육수, 소금, 조미료를 차례로 넣어 소고기가 거의 다 익었을 때쯤 조리해 둔 오이를 넣어 함께 볶는다.

5. 녹말가루를 넣어 약간 걸쭉하게 만들면 요리가 완성된다.

효능 | 이 요리는 몸 안의 열을 내리고 폐에 수분을 공급한다. 이 밖에 원활한 수분 배출을 돕고 갈증을 다스린다. 또 비장의 허한 기를 채우고 위를 튼튼하게 하는 효과도 있다.

오이 돼지 간 무침

준비할 재료┃오이 200g, 돼지 간 250g, 향채 50g, 새우 살 25g.

만드는 방법┃1. 오이는 깨끗이 씻어 세로 3cm, 가로 1cm 크기로 어슷썰기 한다.

2. 돼지 간은 삶아서 어슷썰기 한 후 오이 위에 얹는다.

3. 향채는 뿌리를 제거하고 2cm 크기로 썰어 돼지 간 위에 올린다.

4. 새우는 끓는 물에 담갔다가 건져 낸 후 돼지 간 위에 올린다.

5. 작은 볼에 소금, 조미료, 간장, 식초, 산초 가루를 넣어 소스를 만든다.

6. 준비한 소스를 오이와 돼지 간 위에 부어 골고루 무치면 요리가 완성된다.

효능┃오이 돼지 간 무침은 장과 위의 허한 기를 보하고
기침을 멎게 하며 가래를 없애 준다. 아울러 항암
효과도 뛰어나다.

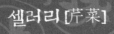
셀러리 [芹菜]

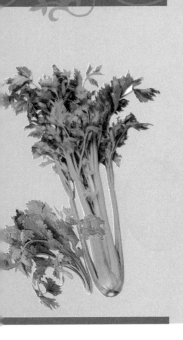

┃ 어떤 효과가 있나요? ┃
셀러리는 몸 안의 열과 독소를 제거하고 위장을 튼튼하게 하며 간을 편하게 해준다. 이 밖에 소변을 잘 보게 하고 습한 기운을 없애며 항암과 노화 방지 효과가 탁월하다. 뿐만 아니라 혈압과 혈중 지방 농도를 낮추는 효과도 있다.

┃ 어떤 사람에게 적합할까요? ┃
셀러리는 당뇨병·철분 결핍성 빈혈·고혈압·고지혈증·혈관 경화 증상이 있는 사람이나 간에 열이 많은 사람, 간의 양기가 위로 올라와 어지럽고 붓는 경우, 머리가 무겁고 다리에 힘이 풀릴 때, 걸음걸이가 불안정한 사람, 얼굴과 귀가 지나치게 벌건 사람, 입 안이 쓰고 귀가 먹먹한 사람 등이 먹으면 뛰어난 효과를 볼 수 있다. 이 밖에 갱년기 여성, 소변을 보는 데 불편함을 느끼는 사람, 소변 색이 탁한 사람에게도 효과적이다.

┃ 성질과 맛은 어때요? 어디에 좋은가요? ┃
셀러리는 찬 성질이 있고 단맛과 쓴맛을 내며 위장과 간의 건강에 효과를 보인다.

┃ 주요 성분은 무엇인가요? ┃
셀러리는 단백질, 지방, 당류, 비타민, 무기염류, 그리고 아피인apiin, 정유精油 성분, 유기산, 알칼로이드alkaloid 등이 함유되어 있다.

┃ 주의할 사항이 있나요? ┃

비장과 위가 허하고 냉한 사람, 설사를 하거나 묽은 변을 보는 사람, 임신했거나 출산한 지 얼마 지나지 않은 여성은 셀러리 섭취를 삼가야 한다. 또 남성이 셀러리를 자주 섭취하면 정자 수가 감소한다는 연구 결과가 있다. 그러니 아기를 바라는 남성은 셀러리 섭취를 자제하는 것이 좋다.

┃ 영양 성분이 얼마나 들어 있나요? ┃

미나리와 셀러리는 유사한 작용을 한다. 간 기능을 활성화하는 채소인 셀러리는 간을 보하고 열을 내리며 혈압을 낮춰 주며, 이런 점은 셀러리가 미나리보다 더 뛰어나다. 반면에 미나리는 폐 기능을 왕성하게 하는 채소로, 폐의 열을 식히고 소변을 잘 보게 하며 습한 열을 없애 준다. 이런 면에서는 미나리가 셀러리보다 더 뛰어나다. 이 밖에 미나리는 다른 박과 식물보다 단백질과 인이 배로 더 풍부하고, 칼슘과 철 함유량은 토마토보다 무려 20배 더 많다.

BONUS

약리학 연구에 따르면, 셀러리는 혈압을 낮추는 데 탁월한 효과가 있으며, 이는 주로 대동맥궁에 존재하는 화학수용기를 통해 이루어진다. 이 밖에 셀러리는 성기능을 강하게 하는 효과가 있어서 서양에서는 '부부 금슬 채소'라고도 불린다. 특히 여성이 셀러리를 자주 섭취하면 젊음의 활력을 되찾을 수 있다. 여성 호르몬 분비를 촉진해 생리 불순이나 갱년기 장애를 개선해 주기 때문이다. 또 탄력적인 피부를 유지하도록 돕는 효과도 있다. 셀러리는 줄기나 잎자루보다 잎에 카로틴이 80배 더 풍부하게 함유되어 있다. 비타민 C는 17배, 비타민 P는 13배, 칼슘염류는 2배 더 많이 들어 있다. 이처럼 영양 만점인 셀러리를 앞으로 식탁에서 자주 볼 수 있어야 할 것이다.

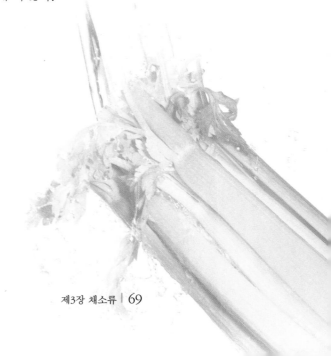

구기자 셀러리볶음

준비할 재료 | 구기자 20g, 셀러리 200g.

만드는 방법 | 1. 구기자는 깨끗이 씻고, 셀러리는 적당한 크기로 썰어 둔다.

2. 팬에 식용유를 두르고 잘게 썬 파를 볶아 향을 낸다.

3. 구기자, 셀러리, 맛소금, 조미료를 차례로 넣어 익을 때까지 볶는다.

4. 녹말가루를 이용해 약간 걸쭉하게 만들면 요리가 완성된다.

효능 | 이 볶음 요리는 신장의 음기를 보강하고 혈압과 혈중 지방 농도를 낮춘다.

셀러리 재첩 찌개

준비할 재료 | 셀러리 150g, 재첩 100g.

만드는 방법 | 1. 셀러리는 적당한 크기로 자르고, 재첩은 깨끗이 씻어 물기를 뺀다.

2. 생강과 파는 다듬어 씻은 후 채 썬다.

3. 팬에 기름을 둘러 달군 후 준비한 생강과 파를 볶아 향을 낸다.

4. 여기에 재첩을 먼저 볶고 셀러리를 넣어 같이 볶는다.

5. 다 볶은 후 육수 300ml 정도와 맛술 적당량을 첨가해 익을 때까지 푹 끓이면 된다.

효능 | 이 요리는 간에 수분을 공급하고 신장의 기운을 회복시킬 뿐만 아니라 습한 기운을 없애고 혈압도 떨어뜨리는 효과가 있다.

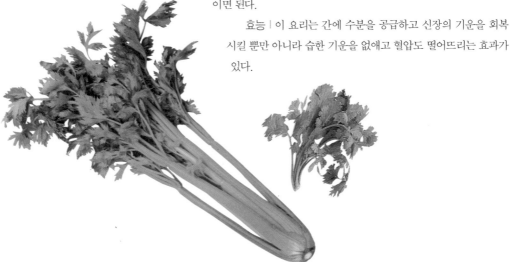

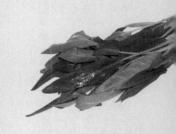

나팔꽃 나물 [蕹菜]

| 어떤 효과가 있나요? |

나팔꽃 나물은 몸 안의 열을 내리고 피를 차게 하는 효과가 있다. 아울러 열을 식혀 더위를 물리칠 뿐만 아니라 혈압을 떨어뜨리고 변비를 해결해 준다.

| 어떤 사람에게 적합할까요? |

나팔꽃 나물은 당뇨병, 고혈압, 암 환자, 폐에 열이 많아 코피를 흘리는 사람, 피가 멎지 않는 사람, 소변에 피가 섞여 나오는 사람, 습관성 변비나 치질을 앓는 사람이 먹으면 좋다. 아울러 무더운 여름철에 열나고 답답하며 목이 마를 때 먹으면 뛰어난 효과를 볼 수 있다.

| 성질과 맛은 어때요? 어디에 좋은가요? |

나팔꽃 나물은 찬 성질이 있고 단맛을 내며 위장과 대장에 작용해 그 기능을 활발하게 한다.

| 주요 성분은 무엇인가요? |

나팔꽃 나물은 단백질, 지방, 당류, 무기 염류, 니코틴산, 비타민 A, 비타민 B1, 비타민 B2, 비타민 C 등을 다양하게 함유하고 있다. 이 밖에 칼슘, 인, 철 성분도 들어 있다.

| 주의할 사항이 있나요? |

나팔꽃 나물은 요독증이 있거나 혈압이 지나치게 낮은 사람은 먹지 말아야 한다. 아울러 몸이 냉한 사람, 특히 비장과 위장이 허하고 냉한 경우, 대변이 가늘고 묽거나 만성 설사에 시달리는 사람도 먹으면

BONUS

자줏빛을 띠는 나팔꽃 나물은 인슐린과 흡사한 성분을 함유하고 있어 당뇨 치료에 효과적이라는 보도가 나왔다. 또한 나팔꽃 나물에 함유된 풍부한 칼슘 성분은 심장 박동 수와 혈관의 삼투압을 정상적으로 유지시키고 고혈압으로 나타날 수 있는 두통을 막아 준다. 아울러 나팔꽃 나물에 함유된 비타민 A는 발암 물질의 활성을 약화시키고 섬유소는 장운동을 활발하게 해서 습관성 변비로 고생하는 사람에게 도움이 된다.

범죠박사의 조언 ●

박사님, 어떤 약물과 화학 성
분이 당뇨병을 악화시키나
요?

당뇨병의 치료를 더디게 하거나
병세를 악화시키는 성분은 여러
가지가 있습니다. 예를 들면, 당질
코르티코이드glucocorticoid, 부신 피
질 자극 호르몬 ACTH, adreno-
corticotrophic hormone, 에스트론est-
rone, 프로게스테론progesterone,
내복 피임약, 성장 호르몬, 티록신
thyroxine, 프로락틴prolactin, 칼시
토닌calcitonin, 클로로톨루엔
chlorotoluene, 스트렙토조토신
streptozotocin, 글루카곤glucagon,
레보도파levodopa, 아드레날린
epinephrine, 노르에피네프린norep-
inephrine, 디페닐히단토인diphenyl-
hydantoin, 클로르프로마진chlorpro-
mazine, 탄산 리튬lithium carbonate,
진정제, 시클로포스파미드cycloph-
osphamide, 알록산alloxan, 모르핀
morphine, 아스피린aspirin, 소염제,
이소니아지드isoniazid, 시메티딘
cimetidine 등이 있습니다. 잘 기억
해 두세요.

안 된다. 냉증 생리통이 있는 여성 역시 생리 기간에는 나팔꽃 나물
섭취를 삼가야 한다.

▌ 식이 요법 ▌

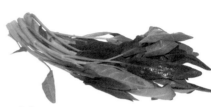

표고 나팔꽃 나물볶음

준비할 재료 ▌ 나팔꽃 나물 500g,
물에 불린 표고버섯 50g.

만드는 방법 ▌ 1. 나팔꽃 나물을 적당한 크기로 잘라
서 끓는 물에 살짝 데친 후 물기를 뺀다.

2. 팬에 기름을 두르고 생강, 파를 볶아 향을 낸다.

3. 여기에 표고버섯을 살짝 볶다가 소금, 육수를 부어 볶는다.

4. 나팔꽃 나물을 함께 넣어 볶다가 조미료로 맛을 낸다.

5. 녹말가루를 넣어 약간 걸쭉하게 만들고 참기름을 뿌리면 요리가 완성된다.

효능 ▌ 표고 나팔꽃 나물볶음은 비장을 튼튼하게 하고 위의 기를 북돋아 준다. 아울
러 몸 안의 열과 독소를 다스리는 효과가 있다.

나팔꽃 나물볶음

준비할 재료 ▌ 나팔꽃 나물 250g.

만드는 방법 ▌ 1. 나팔꽃 나물을 깨끗이 씻어 수분을 제거한다.

2. 팬에 기름을 두르고 살짝 볶는다.

3. 소금, 조미료로 맛을 내면 요리가 완성된다.

효능 ▌ 나팔꽃 나물볶음 요리는 몸 안의 열과 독소를 없애고 혈압을 떨어뜨리며 변
을 잘 보게 하는 효과가 있다. 나팔꽃 나물을 썰지 않고 통째로 요리하면, 영양소가
파괴되는 것을 막을 수 있다.

| 어떤 효과가 있나요? |

양배추는 신장의 기를 보하고 근육을 키울 뿐만 아니라 위의 기운을 북돋우고 비장과 위장을 다스린다. 뼈를 튼튼하게 하고 오장육부에 수분을 공급하며 피로 회복에도 효과적이다.

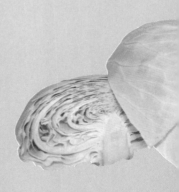

양배추 [甘藍]

| 어떤 사람에게 적합할까요? |

양배추는 당뇨병 · 동맥 경화 · 담석증으로 고생하는 사람이나 암 · 비만 · 노년기 골절 · 피부 알레르기 증상이 있는 사람이 먹으면 좋다. 위나 십이지장 궤양, 위가 허해 입맛이 없거나 소화 불량일 때 먹으면 효과적이다. 신장이 허해 발육이 느리거나 귀가 어둡거나 건망증이 있는 경우, 온몸에 힘이 없이 무력함을 느끼는 경우에 양배추를 먹으면 효과를 볼 수 있다.

| 성질과 맛은 어때요? 어디에 좋은가요? |

양배추는 따뜻하지도 차지도 않은 평한 성질이 있고 단맛을 내며 신장과 위장의 기능을 왕성하게 한다.

| 주요 성분은 무엇인가요? |

양배추는 식물성 단백질 · 당류 · 프로비타민 A · 비타민 E · 비타민 K · 비타민 U · 비타민 B1 · 비타민 B2 · 비타민 C와 같은 다양한 비타민, 카로틴, 그리고 아연 · 구리 · 마그네슘 · 코발트 · 몰리브덴 · 철 · 칼륨 · 인 · 칼슘 등 십여 가지의 무기 염류를 함유하고 있다.

갑상선 기능 저하증인 사람은 절대 양배추를 먹으면 안 된다. 이는 양배추에 함유된 성분이 갑상선 요오드가 우리 몸에 이용되는 것을 방해하기 때문이다. 그리고 양배추는 자주 먹으면 배가 더부룩해지 므로 되도록 적게 먹는 것이 바람직하다.

| 식이 요법 |

새우 양배추볶음

준비할 재료 | 양배추 500g, 새우 살 25g.

만드는 방법 | 1. 양배추를 깨끗이 씻어 적당한 크기로 썰고 끓는 물에 살짝 데쳐 물기를 빼 둔다.

2. 솥에 기름을 붓고 달군 후 파와 생강을 볶아 향을 낸다.

3. 새우 살과 양배추를 볶다가 맛술, 간장, 육수, 맛소금을 넣고 육수가 거의 없어질 때까지 볶는다.

4. 조미료로 간을 하고 녹말가루를 뿌려 약간 걸쭉하게 한 후 참기름을 살짝 뿌려 마무리한다.

효능 | 새우 양배추볶음 요리는 비장과 위장을 건강하게 하고 신장의 기를 보하며 양기를 왕성하게 한다.

양배추 볶음

준비할 재료 | 양배추 1개.

만드는 방법 | 1. 양배추 잎을 하나씩 벗겨 깨끗이 씻은 후 큼직하게 썰어 둔다.

2. 마늘은 깨끗이 씻어 다져 둔다.

3. 솥을 불 위에 올리고 식물성 기름을 부어 달군 후 다진 마늘을 넣어 향을 낸다.

4. 솥에 양배추를 넣어 센 불에서 살짝 볶고 소금으로 간을 해 마무리한다.

효능 | 이 볶음 요리는 비장을 튼튼하게 하고 위에 영양을 공급하며 체내 독소를 배출시키고 항암 작용까지 한다.

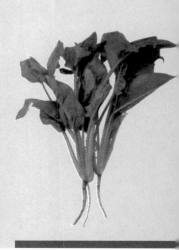

| 어떤 효과가 있나요? |

시금치는 횡격막을 열고 위장을 뚫어 주는 효과가 있다. 아울러 숙취를 해소하고 건조한 것에 수분을 제공할 뿐만 아니라 갈증을 멎게 하고 암을 예방하는 효과도 있다. 또한 피를 잘 돌게 하고 빨리 멎게 하며 많이 만들어 내는 효과도 있다.

| 어떤 사람에게 적합할까요? |

시금치는 당뇨병, 고혈압, 감기, 빈혈, 괴혈병 환자가 먹으면 좋다. 야맹증이나 피부가 거칠고 알레르기가 있을 때, 피부가 처지는 것을 막고 싶을 때 시금치를 먹으면 좋은 효과를 볼 수 있다. 이 밖에 습관성 변비나 대변이 딱딱한 경우, 출혈을 동반한 치질인 경우에 시금치를 먹으면 효과적이다.

| 성질과 맛은 어때요? 어디에 좋은가요? |

시금치는 찬 성질이 있고 단맛을 내며 위장과 소장에 작용에 기능을 왕성하게 한다.

| 주요 성분은 무엇인가요? |

시금치는 탄수화물, 단백질, 지방, 식이 섬유, 회분, 칼슘, 인, 철, 카로틴, 비타민 D, 아스 코르 빈산, 니코틴산, 리보플라빈riboflavin, 옥살산oxalic acid 등을 함유하고 있다.

| 주의할 사항이 있나요? |

비뇨기 계통 결석, 신부전증을 앓는 사람은 절대 시금치를 먹으면

BONUS

시금치 뿌리와 계내금을 함께 먹으면 당뇨병 치료에 효과적이다. 최근 한 연구에서 시금치에 인슐린 분비를 자극하는 물질이 함유되어 있어 당뇨병에 큰 도움이 된다는 점을 밝혀냈다. 또 다른 연구진은 신장염을 앓는 일부 환자가 시금치를 섭취한 후 캐스트cast와 염류 덩어리가 급격히 증가했다고 밝혔다. 소변의 색도 혼탁해졌다고 했다. 이는 시금치에 함유된 옥살산과 칼슘이 결합하면서 생성된 옥살산 칼슘이 체내에 흡수되지 못하면서 생긴 현상으로 확인되었다.

안 된다. 비장과 위가 허하고 냉한 사람, 가늘고 묽은 변을 자주 보는 사람 역시 시금치는 피하는 것이 좋다. 골절상을 입었거나 갱년기 여성은 되도록 적게 먹는 것이 바람직하다.

| 어떤 음식과 궁합이 맞나요? |

시금치를 돼지 간과 함께 볶아 먹거나 국을 끓여 먹으면 야맹증에 좋고, 시금치 뿌리와 계내금(鷄內金. 닭 모래주머니의 노란 속껍질)을 함께 먹으면 당뇨병에 좋다. 하지만 시금치는 두부와 상극이므로 함께 요리하지 않도록 주의한다. 시금치와 두부를 함께 요리하면 옥살산 칼슘 calcium oxalate이 생겨나는데, 이 성분은 체내에 흡수되지 않는다.

| 식이 요법 |

시금치 계내금탕

준비할 재료 | 시금치 250g, 계내금 10g, 참마 50g.

만드는 방법 | 1. 계내금은 말린 후 곱게 가루를 낸다.

2. 시금치는 작게 썰고, 참마는 깨끗이 씻어 어슷썰기 한다.

3. 준비한 재료를 모두 솥에 담아 물을 붓고 탕을 끓인다.

4. 재료가 다 익었을 때 간을 하면 요리가 완성된다.

효능 | 이 탕은 위를 튼튼하게 하고 장에 수분을 제공한다. 아울러 허한 기를 채워주고 피를 잘 돌게 하는 효과가 있다.

시금치 목이 계란 무침

준비할 재료 ┃시금치 뿌리와 줄기 100g, 물에 불린 목이버섯 100g, 당근 20g, 계란 2개.

만드는 방법 ┃1. 시금치 뿌리와 줄기는 적당한 크기로 썰고, 목이버섯은 채 썰어 둔다.

2. 당근은 채 썰고 계란은 지단을 부쳐서 가늘게 채 썬다.

3. 솥에 물을 끓이고 시금치와 목이버섯을 넣어 살짝 익힌 후 건져 내 물기를 빼 준다.

4. 손질해 둔 시금치, 목이버섯, 계란 지단에 소금, 조미료, 식초를 넣어 골고루 버무린다.

5. 참기름과 마늘 오일을 뿌려 마무리한다.

효능 ┃이 무침 요리는 혈압과 혈당을 떨어뜨리는 데 효과적이다. 단, 시금치를 너무 오래 삶지 않도록 주의한다.

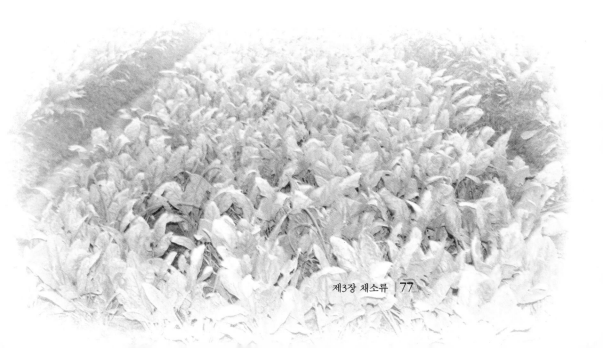

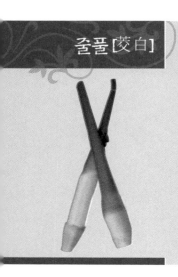

줄풀 [茭白]

| 어떤 효과가 있나요? |

줄풀은 답답증과 갈증을 없애고 몸 안의 열과 독소를 제거한다. 아울러 수종을 다스리고 젖을 잘 돌게 하며 대소변이 잘 나오게 하는 효과가 있다.

| 어떤 사람에게 적합할까요? |

줄풀은 당뇨병, 고혈압, 황달성 간염을 앓거나 음주 후 답답하고 갈증을 느낄 때, 알코올 중독, 출산 후 젖이 부족한 산모가 먹으면 뛰어난 효과를 볼 수 있다.

| 성질과 맛은 어때요? 어디에 좋은가요? |

줄풀은 찬 성질이 있고 단맛을 내며 비장의 기능을 왕성하게 한다.

| 주요 성분은 무엇인가요? |

줄풀은 식이 섬유, 당류, 단백질, 지방, 프로비타민 A, 비타민 B1, 비타민 B2, 칼슘, 인, 철 등을 함유하고 있다. 이 밖에 용해도가 낮은 옥살산 칼슘이 다량 함유되어 있다.

| 주의할 사항이 있나요? |

비뇨 계통 결석, 발기 부진이나 정액이 새는 남성, 비장과 위장이 허하고 냉해 설사나 묽은 변을 보는 사람은 줄풀 섭취를 삼가야 한다. 생리 중인 여성도 절대 먹으면 안 된다. 류머티즘을 앓는 사람은 되도록 적게 먹는 것이 좋다.

| 어떤 음식과 궁합이 맞나요? |

셀러리와 함께 볶아 먹으면 혈압 강하 효과가 배가 된다. 출산 후 젖이 부족한 산모는 줄풀과 족발, 등심초를 함께 고아 먹으면 좋다. 하지만 줄풀은 꿀, 두부와 상극이므로 피하는 것이 좋다. 그리고 파두巴豆가 들어간 한약을 복용할 때는 줄풀을 먹으면 안 된다.

| 식이 요법 |

줄풀 뚱딴지 무침

준비할 재료 | 줄풀 100g, 뚱딴지(돼지감자) 50g, 돼지 살코기 50g, 물에 불린 녹두 피 150g.

만드는 방법 | 1. 줄풀, 살코기, 뚱딴지는 모두 채 썬다.

2. 생강, 향채, 홍고추는 적당한 크기로 썰어 둔다.

3. 솥에 물을 끓여 뚱딴지, 줄풀을 삶아 건져 낸 후 물기를 제거한다.

4. 채 썬 살코기는 기름에 살짝 튀겨 낸 후, 소금, 조미료, 녹말가루를 넣고 버무려 재워 둔다.

5. 손질해 둔 줄풀, 뚱딴지, 돼지고기, 녹두 피를 볼에 담고 소금, 조미료, 케첩, 고추장, 잘게 썬 파를 넣어 골고루 버무리면 요리가 완성된다.

효능 | 이 무침 요리는 답답증을 없애고 갈증을 다스리며 몸 안의 열과 독소를 제거해 준다.

줄풀 계란볶음

준비할 재료│고백 150g, 계란 3개.

만드는 방법│1. 줄풀은 껍질을 벗기고 깨끗이 씻어 끓는 물에 살짝 데친 후 3cm 크기로 자르고, 다시 얇게 저며 썬다.

2. 계란을 볼에 풀어 소금을 약간 넣고 잘 저어 둔다.

3. 팬에 기름을 둘러 달군 후 잘게 썬 파를 볶아 향을 낸다.

4. 풀어 둔 계란을 팬에 볶아 낸다.

5. 팬에 다시 기름을 두르고 줄풀을 살짝 볶는다.

6. 볶은 줄풀에 육수를 100㎖ 붓고, 소금과 조미료로 간을 한 후 조리해 둔 계란을 함께 볶아 주면 요리가 완성된다.

효능│줄풀 계란볶음은 음기를 북돋우고 열을 내리는 효과가 있다. 아울러 답답증을 없애고 갈증을 다스리는 작용을 한다.

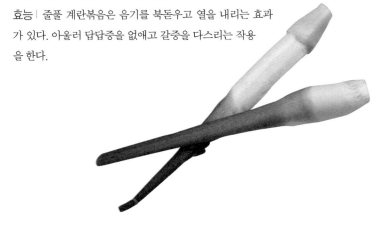

 범쯩 박사의 조언

박사님, 당뇨병에 고혈압 증상이 있을 때 혈압 강하제를 복용해도 되나요?

이뇨제를 장기간 복용하면 저칼슘 혈증, 고요산 혈증에 쉽게 노출되고 당과 지방 대사도 영향을 받게 됩니다. 그리고 알파 수용체 차단제는 발기 부진, 우울증, 저혈압을 야기하지요. 또 베타 수용체 차단제는 저혈압 증상을 억제하긴 하지만, 당 대사를 방해하고 천식과 심부전증 등 여러 가지 부작용이 나타납니다.

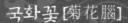
국화꽃 [菊花腦]

| 어떤 효과가 있나요? |

국화꽃은 더위를 쫓고 몸의 열을 내린다. 아울러 간 기능을 회복시키고 눈을 맑게 하며 혈압을 떨어뜨리는 효과도 있다.

| 어떤 사람에게 적합할까요? |

국화꽃은 당뇨병이나 암 환자 또는 작은 종기나 악성 부스럼, 열로 생긴 땀띠, 머리가 어지럽고 붓는 경우, 입 안이 쓰고 가슴이 답답할 때 먹으면 좋다. 이 밖에 열을 동반한 질환으로 답답하고 열이 나며 입 안이 바싹바싹 마를 때, 머리가 어지럽고 혼미할 때, 더운 여름철에 열을 내리고 싶을 때 국화꽃을 섭취하면 효과가 그만이다.

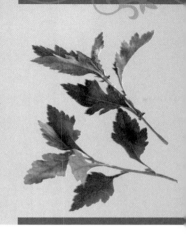

| 성질과 맛은 어때요? 어디에 좋은가요? |

국화꽃은 찬 성질이 있고 단맛을 내며 폐 건강에 특히 좋다.

| 주요 성분은 무엇인가요? |

국화꽃은 단백질, 당류, 지방, 비타민 B1, 비타민 C, 플라본류 flavone, 정유 성분, 아미노산, 콜린 등의 성분을 주로 함유하고 있다.

| 주의할 사항이 있나요? |

국화꽃은 폐와 위가 허하고 냉한 사람이나 설사나 묽은 변을 자주 보는 사람, 몸이 차서 생리통을 심하게 앓는 여성이나 생리 중인 여성은 먹지 않는 것이 좋다.

BONUS

실험 결과, 국화꽃에 세균, 바이러스, 피부 곰팡이 등을 억제하는 효과가 있는 것으로 나타났다. 국화 줄기나 잎은 현재 약재로도 사용된다. 국화꽃은 들국화의 근연 식물로, 작용하는 부위나 효능이 유사하다. 둘 다 몸속의 열과 독소를 말끔히 제거하고 풍을 예방하며 간을 편하게 하는 효능이 있다. 이 밖에 들국화는 포도상 구균, 연대상 구균, 이질균, 대장균, 인플루엔자 바이러스 등을 억제하는 효과도 있다. 달여서 마시거나 환부에 발라 주면, 습진이나 가려움, 화농성 염증이 있는 피부에 뛰어난 치료 효과를 보인다.

돼지고기 국화볶음

준비할 재료 | 돼지고기 100g,
어린 국화꽃 250g.

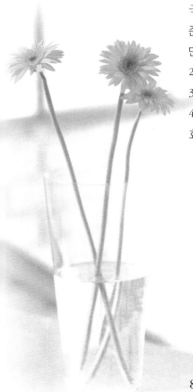

만드는 방법 | 1. 고기는 채 썰고,
국화꽃은 깨끗이 씻어 물기를 뺀다.

2. 팬에 식용유를 약간 붓고 파를 볶아
    향을 낸 다음 고기를 살짝 볶는다.

3. 여기에 국화꽃을 넣어 볶다가 소금, 조미료로 간을 한다.

효능 | 이 요리는 몸속의 열을 내려 주고 독소를 말끔히 제거한다. 단, 국화볶음 요
리는 너무 오래 볶지 않도록 주의한다. 센 불로 빠르게 볶아야 제대로 된 효과를 볼
수 있다

국화꽃탕

준비할 재료 | 어린 국화꽃 200g, 구기자 5g, 계란 1개.

만드는 방법 | 1. 국화와 구기자 모두 깨끗이 씻는다.

2. 솥에 물을 붓고 준비한 국화꽃과 구기자를 함께 넣고 끓인다.

3. 국화꽃과 구기자가 끓기 시작하면 계란을 풀어 넣는다.

4. 살짝 끓인 후 소금과 조미료를 넣고 간을 하면 된다.

효능 | 국화꽃탕은 열을 낮추고 갈증을 해소해 준다.

| 어떤 효과가 있나요? |

구기자 잎은 간의 기능을 보완하고 눈을 맑게 하며 허한 기를 채워 줄 뿐만 아니라 정력도 키워 준다. 또한 몸속의 열을 내리고 갈증을 없애며 노화를 예방하는 효과도 있다.

| 어떤 사람에게 적합할까요? |

구기자 잎은 당뇨병, 중·노년층 환자, 간과 신장이 허한 사람, 허리 나 다리가 시큰거리는 사람, 성 기능이 저하되는 경우, 눈이 벌게지 고 붓고 아플 때, 눈병·야맹증·또는 눈이 어둡고 침침하거나 시야 가 흐려지고 시력이 감퇴하는 등의 눈 질환을 보이는 사람들이 먹으 면 좋다. 아울러 열이 나고 머리가 어지럽거나 입이 마르고 답답함 과 갈증을 느끼는 사람, 고혈압으로 머리가 어질어질한 사람, 몸에 열이 많아 부스럼이 생기는 사람이 먹어도 좋은 효과를 볼 수 있다.

구기자 잎 [枸杞頭]

| 성질과 맛은 어때요? 어디에 좋은가요? |

구기자 잎은 찬 성질이 있고 단맛과 쓴맛을 내며 간과 신장 건강에 큰 도움을 준다.

| 주요 성분은 무엇인가요? |

구기자 잎은 단백질, 비타민 A, 비타민 C, 풍부한 아미노산, 리신, 타 닌tannin, 루틴과 말산malic acid·숙신산succinic acid 등의 다양한 유 기산도 함께 함유하고 있다.

BONUS

구기자 잎의 엽록소는 간의 해독 작용을 돕는다. 구기자 잎은 우리 가 '구기자'라고 부르는 구기자나 무 열매의 효능을 대부분 다 갖추 고 있다. 일반적으로 구기자나무 의 어린싹이나 어린잎을 '구기두 枸杞頭', 다시 말해 구기자 잎이라 분류한다. 이 채소는 어느 산에서 나 볼 수 있고, 국민 대부분이 즐겨 먹는 산초의 하나다. 구기자 잎은 대부분 봄여름에 싹을 틔울 때 어 린잎을 따서 깨끗이 씻은 후 볶아 먹는다. 음료 대용으로 마시면 건 강에 아주 좋다.

대변이 가늘고 묽은 사람은 구기자 잎을 먹지 않는 것이 좋다.

| 식이 요법 |

구기자 잎 무침

준비할 재료 | 살코기 100g, 구기자 잎 200g.

만드는 방법 | 1. 고기를 채 썰어 달궈진 기름 솥에 넣고 튀겨 낸 후 건져서 기름을 뺀다.

2. 구기자 잎은 깨끗이 씻은 다음, 끓는 물에 살짝 데친다.

3. 다진 마늘, 간장, 조미료, 식초, 참기름 을 적당한 비율로 섞어 소스를 만든다.

4. 튀긴 고기와 구기자 잎에 소스를 더해 버무린다.

효능 | 이 요리는 간의 기운을 보하고 기력 회복에 도움을 준다.

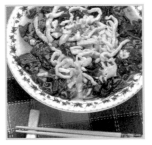

구기자 잎탕

준비할 재료 | 구기자 잎 150g.

만드는 방법 | 1. 솥에 기름을 부어 달군 다음, 파 를 볶아 향을 낸다.

2. 맑은 육수를 적당량 붓고 육수가 끓으면 구기 자 잎을 넣어 살짝 익힌다.

3. 소금과 조미료를 넣어 간을 한다.

효능 | 구기자 잎탕은 간에 영양을 보충하고 허한 기를 북돋울 뿐만 아니라 열을 내 리고 갈증을 해소해 준다.

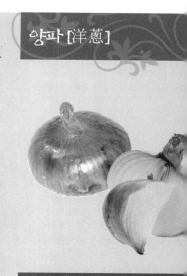

양파 [洋蔥]

┃ 어떤 효과가 있나요? ┃

양파는 해독과 살충 효과가 있고 풍을 제거하며 땀을 나게 한다. 아울러 열을 내리고 가래를 제거하는 데도 효과적이다. 혈압과 혈중 지방 농도를 낮추고 면역력을 높이며 암을 치료하는 데도 효과적이다.

┃ 어떤 사람에게 적합할까요? ┃

양파는 당뇨병 환자, 암 환자, 고혈압·고지혈증·동맥 경화 등의 심 혈관 질환을 않는 사람에게 좋다. 감기 환자, 소화 불량, 식사량이 부쩍 줄어든 사람, 위산이 부족한 경우, 장염이나 이질 증상을 보일 때 양파를 먹으면 모두 뛰어난 효과를 볼 수 있다.

┃ 성질과 맛은 어때요? 어디에 좋은가요? ┃

양파는 따뜻한 성질이 있고 매운맛을 내며 폐, 대장, 위장 건강에 좋다.

┃ 주요 성분은 무엇인가요? ┃

양파는 단백질, 탄수화물, 식이 섬유, 칼슘, 인, 철, 비타민, 정유 성분, 프로스타글란딘 Aprostaglandin A, 아미노산을 다양하게 함유하고 있다. 하지만 지방은 거의 함유하지 않는다.

┃ 주의할 사항이 있나요? ┃

양파는 소양성 피부 질환, 다시 말해서 피부가 가려운 사람이나 급성 눈병 환자, 눈이 충혈되었거나 부은 사람은 먹지 않아야 한다.

한 연구 결과에 따르면, 양파가 혈전을 녹이고 고지방 식품을 섭취해 생기는 고혈콜레스테롤증을 예방해 준다고 한다. 따라서 양파는 동맥 경화 치료에도 큰 도움을 준다. 또 양파는 톨부타미드tolbutamide 성분을 함유하고 있어서 혈당을 떨어뜨리는 효과도 있다. 양파는 유일하게 프로스타글란딘 A를 함유한 채소로 알려져 있다. 이 성분은 체내에 흡수되면 주변 혈관이 막히는 것을 막고 혈액의 점성을 떨어뜨리며 혈압도 함께 낮춰 준다. 그리고 양파에 다량 함유된 셀렌은 뛰어난 항암 작용을 한다. 셀렌은 면역력을 자극해 고리 모양 아데노신 1인산Cyclic Adenosine Monophosphate 분비량을 증가시킴으로써 암세포의 분열과 증식을 차단시킨다. 이 밖에 양파는 천연 항암 물질인 케르세틴Quercetin을 함유하고 있어서 양파를 자주 먹는 사람은 적게 먹거나 아예 먹지 않는 사람보다 위암 발병률이 무려 25%나 낮다. 그래서 양파는 저렴하면서도 효과 만점인 항암 식품으로 손꼽힌다. 뿐만 아니라 양파는 칼슘 함유량도 높아서 양파를 자주 먹으면 중·노년층의 칼슘 섭취에 큰 도움을 주며 이렇게 해서 골다공증을 예방할 수 있다. 그리고 양파 속 풍부한 시스테인 cysteine은 세포 노화를 지연시키는 작용을 담당한다.

| 식이 요법 |

양파 갓 무침

준비할 재료 | 양파 15g, 소금에 절인 갓 5g.

만드는 방법 | 1. 갓을 깨끗이 씻어 작게 토막 내 썰고, 양파는 껍질을 벗기고 채 썰어 둔다.

2. 채 썬 양파에 식초, 소금, 설탕, 참기름을 적당량 넣고 골고루 버무린다.

3. 버무린 양파에 갓을 넣어 같이 무치면 된다.

효능 | 양파 갓 무침은 열을 떨어뜨리고 가래를 없애며 혈압과 혈중 지방 농도를 낮춰 준다.

양파 돼지고기 무침

준비할 재료 | 줄기 상추 100g, 양파 50g, 돼지 복부 150g.

만드는 방법 | 1. 줄기 상추와 양파는 껍질을 까고 깨끗이 씻어 채 썬다.

2. 돼지 복부 부위는 소금물에 충분히 담가 두었다가 채 썬다.

2. 솥에 물이 끓으면 줄기 상추를 삶아 건져 내고 물기를 빼 준다.

3. 양파는 살짝만 볶아 준비해 둔다.

4. 줄기 상추와 양파, 돼지 복부를 함께 넣고, 소금, 조미료, 참기름을 넣어 골고루 버무려서 맛을 낸다.

효능 | 이 요리는 몸의 열을 내리고 체내 독소를 배출해 준다. 아울러 피를 식히고 소변을 잘 보게 하는 효과가 있다.

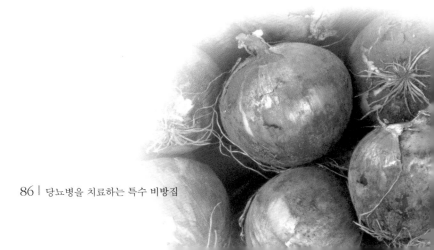

| 어떤 효과가 있나요? |

소귀나물은 혈액의 흐름을 원활하게 하고 변을 잘 보게 한다. 아울러
해산을 순조롭게 해준다.

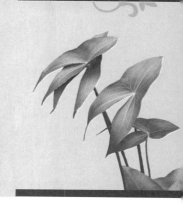

소귀나물 [慈姑]

| 어떤 사람에게 적합할까요? |

소귀나물은 당뇨병, 출산 전의 산모, 출산 후 혈액 순환이 안 될 때,
난산이나 아기가 안 나올 때 먹으면 좋다. 이 밖에도 습관성 변비,
비뇨기 계통 결석, 빈혈, 출혈을 동반한 기침, 각기병, 신경염 등의
증상이 있을 때 먹으면 뛰어난 효과를 볼 수 있다.

| 성질과 맛은 어때요? 어디에 좋은가요? |

소귀나물은 찬 성질이 있고 단맛과 쓴맛을 낸다. 아울러 간과 폐의
기능을 왕성하게 한다.

| 주요 성분은 무엇인가요? |

소귀나물은 단백질, 비타민, 전분, 무기 염류, 콜린, 리신 성분을 함
유하고 있다.

| 주의할 사항이 있나요? |

소귀나물은 임산부나 위가 차고 아픈 사람은 절대 먹으면 안 된다.

| 어떤 음식과 궁합이 맞나요? |

소귀나물은 생강과 환상의 궁합을 보인다. 생강과 함께 볶아 먹으면
소귀나물의 찬 성질을 줄일 수 있어서 더 큰 효과를 기대할 수 있다.

BONUS

소귀나물은 쓴맛이 아주 강한 채
소다. 껍질을 벗겨 끓는 물에 삶은
후 요리하면 쓰고 떫은맛을 줄일
수 있다.

박사님, 당뇨 환자가 애용하
는 혈압 강하제는 어떤 것들
이 있나요?

당뇨 환자에게는 혈당 상승과 저
혈당을 일으키지 않는 혈압 약이
적합합니다. 현재 병원에서는 하
이퍼텐신hypertensin 분해 효소와
칼슘 길항제를 주로 사용하는데,
필요에 따라서는 두 가지를 함께
쓰기도 합니다. 이뇨제는 저칼슘
혈증과 고뇨산 혈증 일으키고 당
과 지방 대사에 영향을 줍니다. 베
타 수용체 차단제는 저혈당 반응
을 억제하는 반면, 당과 지방 대사
를 방해하고 천식이나 심부전증
을 유발합니다. 따라서 말씀드린
두 가지는 모두 사용을 자제하는
것이 좋습니다.

| 영양 성분이 얼마나 들어 있나요? |

소귀나물은 인을 풍부하게 함유하고 있으며, 감자나
토란보다 다섯배 더 많은 인 함유량을 자랑한다.

| 식이 요법 |

소귀나물 닭고기탕

준비할 재료 | 닭 1마리(500g), 소귀나물 100g, 황기 30g.

만드는 방법 | 1. 닭은 잡아서 털과 내장을 제거한 후 깨끗이 씻어 네모지게 썰고, 소
귀나물은 씻어 어슷썰기 한다.

2. 황기를 깨끗이 씻어 닭고기, 생강과 함께 솥에 넣고, 물을 적당량 부어 센 불에서
끓인다.

3. 한 번 끓고 나면 약한 불로 줄여 두 시간 정도 서서히 끓인다.

4. 황기는 건져 내고, 소귀나물을 탕에 넣어 익을 때까지 끓인 후 소금으로 간을 하
면 요리가 완성된다.

효능 | 소귀나물 닭고기탕은 혈액 순환을 촉진하고 허한 기를 채워 줄 뿐만 아니라
기를 북돋우고 갈증을 멎게 하는 효과가 있다.

소귀나물 해삼탕

준비할 재료 | 소귀나물과 목이버섯 각 15g, 해삼 100g.

만드는 방법 | 1. 소귀나물과 목이버섯은 따뜻한 물에 불린 후 잘게 찢어 둔다.

2. 해삼은 물에 충분히 담가 두었다가 깨끗이 씻은 후 어슷썰기 한다.

3. 팬에 기름을 두르고 해삼을 살짝 볶은 다음에 간장, 다진 마늘, 생강, 소금을 첨
가해 몇 분 더 볶는다.

4. 다 볶아졌을 때 소귀나물과 목이버섯을 넣고 찬물을 부은 후 뚜껑을 덮어 끓인다.

5. 해삼, 소귀나물, 목이버섯이 흐물흐물해질 때까지 푹 고은 다음, 조미료로 맛을
내면 요리가 완성된다.

효능 | 소귀나물 해삼탕은 음기를 북돋우고 신장의 기를 보해 준다. 아울러 몸을 튼
튼하게 하고 암을 극복하는 데도 효과적이다.

| 어떤 효과가 있나요? |

연근은 열을 내리고 답답증을 없애며 폐에 수분을 공급하고 정신을 맑게 해준다. 아울러 소화를 촉진하고 피를 식히며 피를 멎게 하는 효과가 있다. 연근을 생으로 먹으면 지혈 작용과 함께 어혈을 풀어 주는 데 좋을 뿐만 아니라 열을 내리고 피를 식히는 데도 효과적이다. 반면에 연근을 익혀서 먹으면 마음을 편하게 하고 부족한 혈을 생성하며 비장의 기를 북돋아 준다. 게다가 입맛을 돌게 하는 데도 효과가 있다. 이 밖에 설사를 멎게 하고 허기를 채우는 데도 그만이다.

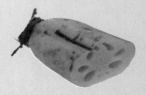

| 어떤 사람에게 적합할까요? |

연근은 당뇨병, 고혈압, 고高콜레스테롤, 습관성 변비, 간 질환, 체력이 약한 사람이나 피를 토하는 경우, 구강과 비강 출혈, 객혈, 혈우병이 있는 사람이 먹으면 좋다. 빈혈이나 체질이 약한 사람, 영양 부족인 경우는 익혀 먹으면 좋고, 고열 환자, 속이 답답하고 열이 많은 번열증 환자나 갈증이 나는 사람은 생으로 먹거나 연근을 갈아 즙으로 마시면 더 큰 효과를 볼 수 있다.

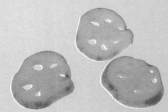

| 성질과 맛은 어때요? 어디에 좋은가요? |

생 연근은 찬 성질, 익힌 연근은 따뜻한 성질이라 서로 다른 성질을 보이지만, 맛은 모두 단맛을 낸다. 연근은 특히 신장과 비장, 위장 건강에 좋다.

| 주요 성분은 무엇인가요? |

연근은 단백질, 당류, 칼슘, 인, 철, 다양한 비타민, 식이 섬유, 타닌,

BONUS

연뿌리는 타닌산을 풍부하게 함유하고 있어 수렴과 혈관 수축에 뛰어난 효과를 보이고, 지혈에도 좋은 식품이다. 아울러 연뿌리에 함유된 식이 섬유는 장을 자극해 변비를 해결하고, 유해 물질이 몸 밖으로 배출되도록 돕는다. 뿐만 아니라 콜레스테롤과 당 수치를 떨어뜨려 당뇨병과 고혈압을 예방할 수 있다.

아스파라긴, 과산화물, 폴리페놀polyphenol 등의 성분을 함유하고 있다. 그중에서 비타민 함유량이 매우 높다.

| 주의할 사항이 있나요? |

위가 냉한 사람이나 몸이 차서 생리통이 심한 사람은 연근을 생으로 먹으면 안 된다. 그리고 익힌 연근이나 연근 가루는 전분과 당분 함유량이 높아서 당뇨병 환자에게는 독이다. 아울러 익힌 연근은 철제 용기에 담지 않도록 주의한다.

| 식이 요법 |

마 연근볶음

준비할 재료 마 10g, 사인(砂仁. 축사밀의 씨) 6g, 연근 250g, 돼지 살코기 50g, 계란 1개.

만드는 방법 1. 연근은 깨끗이 씻어 채 썰고, 마는 깨끗이 씻어 물에 충분히 담가 두었다가 채 썬다.

2. 사인은 껍질을 벗기고 수분을 완전히 제거한 후 곱게 갈아 둔다.

3. 고기는 채를 썰어 녹말가루, 사인 가루, 소금, 간장, 파, 생강, 계란을 넣고 골고루 버무린 후 양념이 배도록 재워 둔다.

4. 팬에 식용유를 두르고 달군 후 양념된 고기를 넣어 볶는다.

5. 고기가 익기 시작하면 연근, 마를 함께 넣고 익을 때까지 볶다가 조미료, 소금을 넣고 마지막에 참기름으로 마무리한다.

효능 마 연근볶음은 비장과 위장을 건강하게 하고 폐의 열을 내려 준다.

감초 연근 즙

준비할 재료 | 연근 350g, 감초 6g.

만드는 방법 | 1. 연근은 깨끗이 씻어 가늘게 채 썰고, 가제를 이용해 즙을 짠다.

2. 감초는 깨끗이 씻어 솥에 넣고 물을 적당량 부어 25분간 끓인다.

3. 감초 건더기는 건져 내고 우린 물은 남겨 둔다.

4. 감초 우린 물에 연근 즙을 함께 넣고 골고루 섞으면 된다.

효능 | 감초 연근 즙은 폐의 열을 내리고 몸에 수분을 공급
해 준다. 아울러 체액 분비를 촉진하고 피를 차게 하는 효과
가 있다. 단, 고혈압 환자, 심장이나 신장이 붓는 사람,
흉 · 복부가 붓는 사람은 감초 연근 즙을 장기
간, 그리고 다량 섭취하는 것은 좋지 않다.

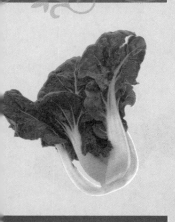

| 어떤 효과가 있나요? |

청경채는 몸 안의 열을 내리고 답답증을 해소해 준다. 아울러 장과 위를 잘 통하게 하고 기를 아래로 내려 보내 음식물의 소화를 돕는다. 가래를 없애고 기침을 멎게 하는 데도 효과적이다.

| 어떤 사람에게 적합할까요? |

청경채는 당뇨병, 감기, 폐에 열이 많아 기침을 심하게 하는 사람, 만성 습관성 변비, 열이 나는 사람에게 좋다. 이 밖에도 인후에 염증이 생긴 경우, 배가 더부룩한 경우, 술이 취했을 때 먹으면 뛰어난 효과를 볼 수 있다.

| 성질과 맛은 어때요? 어디에 좋은가요? |

청경채는 따뜻하지도 차지도 않은 평한 성질이 있고 단맛을 내며 위장, 대장, 폐의 기능을 왕성하게 한다.

| 식이 요법 |

청경채 새우볶음

준비할 재료 | 청경채 300g, 새우 살 20g.

만드는 방법 | 1. 청경채는 깨끗이 씻어 물기를 제거한다.

2. 팬에 식용유를 둘러 달군 후, 파와 생강을 볶아 향을 낸다.

3. 새우 살과 청경채를 넣어 같이 볶다가 맛술, 간장, 육수, 소금을 넣고 육수가 거의 없어질 때까지 볶는다.

4. 조미료와 녹말가루를 넣어 약간 걸쭉하게 한 후 참기름을 뿌리면 요리가 완성된다.

효능 | 청경채 새우볶음은 위를 튼튼하게 하고 열을 식히는 효과가 있다.

청경채 두부찌개

준비할 재료 | 청경채 200g, 두부 50g.

만드는 방법 | 1. 청경채는 깨끗이 씻어 3cm 크기로 자르고 두부는 네모지게 썬다.

2. 팬에 기름을 두르고 다진 생강을 볶아 향을 낸다.

3. 여기에 청경채를 살짝 볶다가 간장을 첨가한 후 두부를 넣는다.

4. 청경채가 잠길 정도로 물을 부어 청경채를 익힌 후 소금으로 간을 하면 요리가
   완성된다.

효능 | 청경채 두부찌개는 체액 분비를 촉진해 건조한 곳에 수분을 공급
하며 몸 안의 열과 답답증을 다스린다. 아울러 장과 위를 잘 통하게
하고 원기를 회복시키며 비장과 위장의 기를 보하는 효
과가 있다.

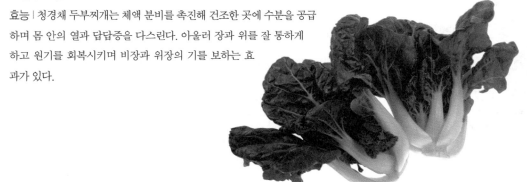

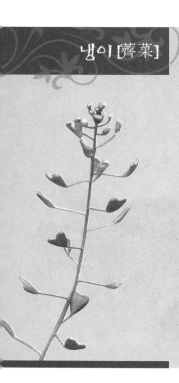

냉이 [薺菜]

| 어떤 효과가 있나요? |

냉이는 소변을 잘 보게 하고 피를 멎게 하는 효과가 있다. 아울러 비장을 튼튼하게 하고 눈을 맑게 한다.

| 어떤 사람에게 적합할까요? |

냉이는 당뇨병, 위궤양, 위경련, 설사, 구토, 이질, 장염 증상을 보이는 사람에게 좋다. 이 밖에도 내상을 입어 피를 토하거나 대소변에 피가 섞여 나오는 경우, 소화기 궤양으로 출혈이 있거나 망막 출혈, 객혈, 생리 양이 지나치게 많은 경우와 같이 출혈을 동반한 질환에 뛰어난 효과를 보인다. 기능성 자궁 출혈, 유미뇨乳糜尿, 비뇨기 계통 결석, 신장염으로 몸이 붓는 경우나 결막염, 눈이 충혈되고 부어서 통증이 있을 때, 야맹증 · 녹내장 · 안저 출혈 등과 같은 안과 질환에도 좋다. 소아 홍역이나 유행성 감기가 전염되는 시기에 먹으면 예방 효과를 보인다.

| 성질과 맛은 어때요? 어디에 좋은가요? |

냉이는 따뜻하지도 차지도 않은 평한 성질이 있고 단맛을 내며 간과 폐의 기능을 왕성하게 한다.

| 주요 성분은 무엇인가요? |

냉이는 다양한 유기산, 아미노산, 당분, 무기 염류, 비타민 등을 함유하고 있다.

| 주의할 사항이 있나요? |

냉이는 맛과 성질이 평해서 모든 사람에게 좋다. 특별히 주의할 사항은 없다.

| 영양 성분이 얼마나 들어 있나요? |

냉이는 일반 가정에서 재배하는 채소보다 영양가가 훨씬 풍부하다. 이 밖에 카로틴 함유량은 당근에 필적할 만하고, 비타민 C 함유량은 고추에는 못 미치나 토마토보다는 월등히 높다.

| 식이 요법 |

냉이 두부 무침

준비할 재료 | 냉이 250g, 두부 100g.

만드는 방법 | 1. 두부는 깍둑썰기 한 후 끓는 물에 따뜻하게 데운다.

2. 냉이는 이물질을 제거하고 깨끗이 씻은 후 끓는 물에 데친다.

3. 데친 냉이는 식힌 후 잘게 썰어 두부 위에 뿌린다.

4. 소금, 조미료, 생강 간 것을 넣고 골고루 버무린 후 참기름을 뿌리면 요리가 완성된다.

효능 | 냉이 두부 무침은 간의 열을 식히고 피를 맑게 하는 효과가 있다. 아울러 습한 기운을 제거하고 소변을 잘 보게 한다.

참마 냉이볶음

준비할 재료 | 냉이 3.6kg, 참마 300g.

만드는 방법 | 1. 마는 껍질을 깐 후 채 썰고, 냉이는 깨끗이 씻는다.

2. 생강은 가늘게 채 썰고, 파는 적당한 크기로 썬다.

3. 팬에 기름을 둘러 달군 후 먼저 생강과 파를 향을 낸다.

4. 여기에 참마, 냉이, 맛술을 넣고 익을 때까지 볶는다.

5. 소금, 조미료를 넣어 간을 하면 요리가 완성된다.

효능 | 참마 냉이볶음은 비장을 편하게 하고 소변을 잘 보게 하며 혈당을 떨어뜨리는 효과가 있다. 이 요리는 눈이 침침하고 시력이 급격히 떨어지는 증상이 있는 당뇨 환자에게 특히 좋다.

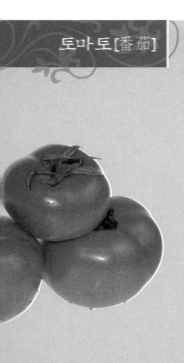

토마토[番茄]

| 어떤 효과가 있나요? |

토마토는 위를 건강하게 하고 음식물의 소화를 도우며 몸 안의 열과 독소를 없애 준다. 아울러 체액 분비를 촉진해 갈증을 다스리는 효과가 있다. 피를 차게 하고 간을 편안하게 하며 혈압을 낮추는 작용도 한다.

| 어떤 사람에게 적합할까요? |

토마토는 당뇨병, 암, 괴혈병, 펠라그라, 알레르기성 자반, 감기, 비만, 야맹증, 홍반성 낭창, 안저출혈, 잇몸 출혈 등의 증상을 보이거나 고혈압, 신장병, 심장병, 간 질환을 앓는 사람에게 효과적이다. 이 밖에 열이 나고 입이 마르거나 여름철에 갈증이나 답답증을 자주 느끼는 사람, 식욕이 저하된 사람이 토마토를 먹으면 개선 효과를 볼 수 있다. 토마토를 자주 섭취하면 건강 유지 효과는 물론, 미용 효과도 누릴 수 있다.

BONUS

한의학에서는 토마토가 열을 내리고 몸 안의 독소를 제거하며 간을 편안하게 하는 데 아주 효과적이라고 본다. 심 혈관 질환을 앓거나 간염으로 고생하는 사람이 하루에 신선한 토마토를 두 개씩만 섭취해도 건강을 회복하는 데 탁월한 효과를 보인다.

| 성질과 맛은 어때요? 어디에 좋은가요? |

토마토는 찬 성질이 있고 단맛과 신맛을 내며 특히 위장 건강에 좋다.

| 주요 성분은 무엇인가요? |

토마토는 단백질, 지방, 당류, 비타민, 비타민 P, 비타민 PP와 함께 나트륨 · 마그네슘 · 칼슘 · 철 · 구리 · 아연 · 코발트 · 니켈 · 크롬 · 셀렌 · 주석 · 루비듐 · 붕소 · 카드뮴 · 알루미늄 · 망간 · 칼륨 등의 미량 원소도 다양하게 함유하고 있다. 아울러 유기산, 펙틴, 색소, 토마틴Thaumatin, 토마티딘tomatidine 등도 들어 있다.

토마토는 위가 찬 사람에게는 독이다. 냉증, 생리통이 있는 여성은
생리 기간에는 토마토를 먹지 않는 것이 좋다. 특히 설익은 토마토
는 삼가야 한다.

| 영양 성분이 얼마나 들어 있나요? |

토마토는 채소로 분류하기도 하고 과일로 분류하기도 한다. 토마토
는 '비타민 창고'라 불리는데 이는 토마토에 함유된 영양 성분이 다
른 과일보다 훨씬 다양하고 풍부하기 때문이다. 토마토에 함유된 레
몬산, 사과산, 그리고 비타민 C는 완전한 산성 덩어리라 조리해도
쉽게 파괴되지 않아 손실이 거의 없다. 따라서 인체에 흡수되고 이
용되는 양이 다른 채소보다 월등히 높다. 이는 다른 채소에서는 찾
아볼 수 없는 토마토만의 장점이다. 이 밖에도 토마토는 혈관을 보
호하고 혈관이 딱딱해지는 것을 막는 역할을 하며 고혈압도 예방해
준다. 아울러 건강한 피부를 유지시키고 펠라그라라는 피부병을 치
료하는 효과도 있다.

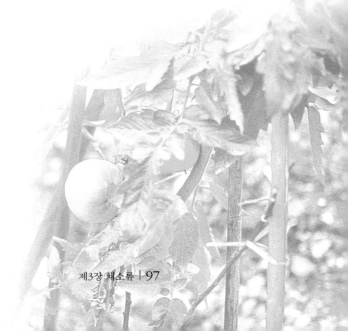

토마토 생선 완자탕

준비할 재료 | 토마토 · 두부 · 생선 살 각 250g, 발채(發菜. 말려 놓은 모양이 사람의 검은 머리카락과 비슷해서 이 이름을 얻은 채소) 25g.

만드는 방법 | 1. 토마토와 두부는 씻어서 네모지게 썬다.

2. 발채는 깨끗이 씻어 물기를 뺀 후 짧게 썰고, 파는 잘게 썬다.

3. 생선살은 깨끗이 씻어 물기를 제거한 후 으깨서 간을 한다.

4. 으깬 생선 살에 물 적당량과 썰어 둔 파를 넣고 골고루 반죽해서 생선 완자를 만든다.

5. 두부를 솥에 넣고 물을 부어 센 불에서 끓인다.

6. 두부가 끓고 나면 토마토를 넣고, 토마토가 끓으면 생선 완자를 넣는다.

7. 생선 완자가 다 익었을 때 조미료와 소금으로 간을 하고, 참기름으로 마무리한다.

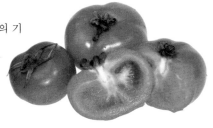

효능 | 토마토 생선 완자탕은 비장의 기운을 되살리고 위를 깨끗하게 하며 음의 기운을 보하고 수분을 공급해 준다. 아울러 체액 분비를 촉진시켜 갈증을 해소해 준다.

토마토 두부껍질 무침

준비할 재료 | 물에 불린 두부껍질 200g, 가지 150g.

만드는 방법 | 1. 두부껍질은 깨끗한 물에 담가 두었다가 짧게 썰고, 토마토는 깨끗이 씻어 여덟 조각을 낸다.

2. 두부껍질을 끓는 물에 넣어 살짝 익힌 후 건져 낸다.

3. 준비된 두부껍질과 토마토에 다진 마늘, 소금, 참기름, 후추를 넣고 골고루 버무린다.

효능 | 토마토 두부껍질 무침은 혈당을 조절하고 부족한 영양분을 보충하는 효과가 있다.

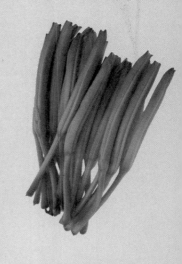

| 어떤 효과가 있나요? |

원추리는 몸 안의 열을 식히고 막힌 목을 풀어 줄 뿐만 아니라 허한 기를 채워 주고 마음을 편안하게 하는 효과가 있다. 아울러 피를 식히고 간의 열을 내리며 소변을 잘 보게 하고 젖을 잘 돌게 한다. 이 밖에도 원추리는 뇌 건강에 뛰어난 효과를 보이고 답답증을 다스리며 혈압을 낮추는 진정 효과가 있다.

| 어떤 사람에게 적합할까요? |

원추리는 당뇨병, 암 환자에게 좋고, 마음이 우울하거나 답답할 때, 신경 쇠약이나 건망증, 또는 불면증인 경우에 먹으면 좋다. 아울러 심장이 빠르게 뛰고 숨이 가쁠 때, 마음이 불안할 때 먹어도 뛰어난 효과를 보인다. 대소변에 피가 섞여 나오거나 출혈을 동반한 치질, 코피나 객혈 등 각종 출혈 환자에게 특히 효과적이다.

| 성질과 맛은 어때요? 어디에 좋은가요? |

원추리는 찬 성질이 있고 단맛을 내며 간의 기능을 왕성하게 한다.

| 주요 성분은 무엇인가요? |

원추리는 단백질, 당분, 지방, 카로틴과 비타민 A, 비타민 B, 비타민 C 등과 함께 칼륨 · 마그네슘 · 칼슘 · 인 · 철 등의 무기질을 함유하고 있다.

| 주의할 사항이 있나요? |

원추리는 콜히친colchicine이라는 알칼로이드 성분도 함유되어 있다. 이 성분이 위장에 흡수되면 독성 물질로 변해서 위장 계통과 신

원추리 [金針菜]

BONUS

원추리는 항암 물질인 아스파라긴과 콜히친 성분을 함유하고 있다. 따라서 건강한 사람이 평소 자주 먹으면 암을 예방하는 효과가 있고, 당뇨 환자가 먹으면 병세를 완화시키고 암 덩어리가 생기는 것을 차단하는 효과가 있어 더 건강하게 오래 살 수 있다.

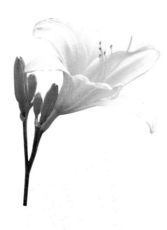

경 계통에 손상을 입힌다. 속이 메슥거리거나 구토, 복통, 어지러움 등의 중독 반응을 일으킬 수 있다. 때문에 원추리를 먹을 때는 반드시 센 불에서 볶아 완전히 익혀 먹어야 한다.

▌식이 요법 ▌

원추리 당면 찌개

준비할 재료 ▌마른 원추리와 당면 각100g.

만드는 방법 ▌1. 원추리는 먼저 찬 물에 두 시간 정도 불린 후 줄기를 제거한다.

2. 물을 새로 갈아 원추리를 충분히 담가 두었다가 물기를 제거한 후 2cm 크기로 썬다.

3. 당면은 따뜻한 물에 불린 후 3cm 크기로 잘라 둔다.

4. 솥에 식용유를 붓고 먼저 파와 생강을 볶아 향을 낸다.

5. 육수, 간장, 소금, 원추리를 넣고 살짝 끓인 후 당면을 넣어 완전히 익힌다.

6. 여기에 산초 기름을 뿌려 주면 요리가 완성된다.

효능 ▌원추리 당면 찌개는 부기를 제거하고 소변을 잘 보게 하는 효과가 있다. 원추리는 인지질 성분을 다량 함유하고 있어서 뇌 기능을 향상시키고 동맥 혈관에 쌓인 이물질을 제거하는 데 효과적이다. 아울러 혈청 콜레스테롤 수치를 낮추고 노화를 지연시키는 작용도 한다.

원추리 미꾸라지탕

준비할 재료 ▌원추리 60g, 미꾸라지 200g, 표고버섯 20g, 당근 100g.

만드는 방법 ▌1. 미꾸라지는 잡아서 깨끗이 손질하고, 원추리는 머리와 꼭지를 제거해 깨끗이 씻어 둔다.

2. 당근은 잘게 다지고, 표고버섯과 생강은 얇게 어슷썰기 한다.

3. 팬에 기름을 두르고 생강, 미꾸라지를 넣어 황금색으로 변할 때까지 볶는다.

4. 맛술과 끓는 물을 넣어 10분 정도 끓이다가 원추리, 표고버섯, 당근을 넣어 익힌다.

5. 소금과 조미료를 넣어 간을 하면 요리가 완성된다.

효능 ▌원추리 미꾸라지탕은 몸 안의 열과 독소를 없애고 소변을 잘 보게 하며 습한 기운을 제거하는 데 효과적이다. 특히 습한 열이 지나치게 많은 습열형 당뇨 환자에게 좋다.

I 어떤 효과가 있나요? I

줄기 상추는 젖을 잘 돌게 하고 발육을 촉진시키며 신장이나 신장 등이 부었을 때 효과적이다. 아울러 열을 높을 때, 소변을 잘 보지 못할 때, 발육이 느릴 때, 몸이 허약할 때 먹으면 좋다. 변비나 암을 예방하는 데도 탁월하다.

I 어떤 사람에게 적합할까요? I

줄기 상추는 당뇨병, 암, 비만증, 고혈압 · 협심증 · 부정맥과 같은 심 혈관 질환을 앓는 사람에게 적합하다. 또한 성장기 어린이, 이갈이를 하거나 이가 자라는 시기의 아동, 소변이 잘 나오지 않는 경우, 소변에 피가 섞여 나오는 경우, 신장이나 심장이 붓는 경우, 출산 후 젖이 부족하거나 젖이 잘 돌지 않을 때, 술 마신 다음 날에 상추를 섭취하면 효과를 볼 수 있다.

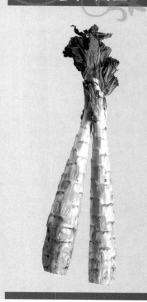

줄기 상추[아스파라거스 상추. 萵苣]

I 성질과 맛은 어때요? 어디에 좋은가요? I

줄기 상추는 성질이 차고 달면서도 쓴맛을 낸다. 위장과 대장을 건강하게 해주는 식품이다.

I 주요 성분은 무엇인가요? I

줄기 상추는 단백질, 지방, 당류, 회분, 프로비타민 A, 비타민 B1 · B2 · C, 그리고 칼슘 · 인 · 철 · 칼륨 · 규소 · 마그네슘 등의 풍부한 무기 염류와 식이 섬유를 함유하고 있다.

| 주의할 사항이 있나요? |

비장과 위장이 허하고 냉한 사람이나 눈 질환을 앓는 사람은 먹으면 안 된다. 줄기 상추는 수산oxalic acid과 푸틴 성분이 함유되어 있어서 류머티즘 환자에게 독이 되는 식품이다. 생리 기간이거나 냉증, 생리통이 있는 여성도 줄기 상추 섭취를 삼가야 한다.

| 영양 성분이 얼마나 들어 있나요? |

줄기 상추와 시금치의 영양 성분을 비교해 보면, 철 함유량은 거의 비슷하다. 줄기 상추 잎의 비타민 함량은 줄기 부분보다 5~6배 더 높으며 그중에 비타민 C는 15배 넘게 차이가 난다. 따라서 줄기 상추의 잎을 많이 먹으면 몸에 좋다.

| 식이 요법 |

줄기 상추 두부껍질볶음

준비할 재료 | 줄기 상추 250g, 두부껍질 200g.

만드는 방법 | 1. 줄기 상추는 껍질을 까서 깨끗이 씻은 다음에 길쭉하게 썰고, 두부껍질은 씻어서 길게 썬다.

2. 솥에 식용유를 부어 달군 후 파를 볶아 향을 내고, 두부껍질을 넣어 살짝 볶는다.

3. 볶은 두부껍질에 소금을 넣어 몇 번 뒤적인 후 줄기 상추를 넣어 간이 밸 때까지 볶는다.

4. 조미료로 맛을 내고 그릇에 담아내면 된다.

효능 | 이 볶음 요리는 몸에 열을 내리고 독소를 제거하며 음기를 보하고 수분을 공급해 준다.

줄기 상추 돼지 위장 무침

준비할 재료 | 줄기 상추 100g, 양파 50g, 돼지 위장 150g.

만드는 방법 | 1. 줄기 상추는 껍질을 까서 채 썰고, 양파도 채 썬다.

2. 돼지 위장을 소금물에 충분히 담가 두었다가 채 썬다.

3. 솥에 물을 끓여서 상추를 살짝 데쳐 건져 내고, 양파는 80% 정도만 익힌다.

4. 손질한 상추, 양파, 돼지 위장을 소금, 조미료로 간을 해서 그릇에 담아 낸다.

5. 다진 마늘 볶은 것을 요리 위에 뿌려 마무리한다.

효능 | 이 요리는 허한 기를 보하고 열을 내리며 혈당을 조절해 준다.

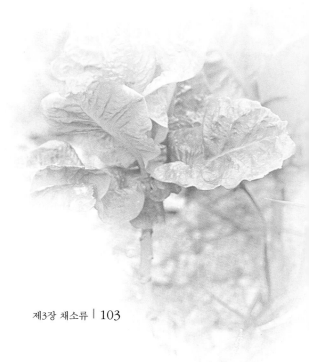

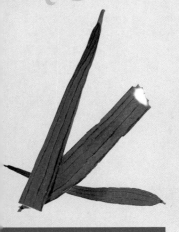

수세미외 [絲瓜]

▎어떤 효과가 있나요? ▎

수세미외는 피를 식히고 몸속의 독소를 배출시키며 열을 내리고 가래를 없애 준다. 아울러 유산을 방지하고 젖을 잘 돌게 한다. 또 소변을 편하게 보게 하고 부기도 빠르게 빼 주는 효과도 있다.

▎어떤 사람에게 적합할까요? ▎

수세미외는 당뇨병, 암, 급성 기관지염과 가래를 동반한 기침, 끈적끈적하고 누런색 가래가 나올 경우, 열병으로 몸에 열이 심하게 나고 답답함을 느끼며 갈증이 나는 경우 수세미외를 섭취하면 치료 효과를 볼 수 있다. 이 밖에 무더운 여름철에 몸의 열로 입이 바짝바짝 마르는 사람이나 대하증이 있는 여성, 젖이 부족한 산모에게도 좋다.

▎성질과 맛은 어때요? 어디에 좋은가요? ▎

수세미외는 찬 성질이 있고 단맛을 내는 채소다. 특히 간장과 위장 건강에 효과가 있다.

▎주요 성분은 무엇인가요? ▎

수세미외는 단백질, 지방, 탄수화물, 식이 섬유, 칼슘, 인, 철, 프로비타민 A, 비타민 B1, 비타민 B2, 비타민 C와 함께 사포닌, 다량의 점액, 시트룰린, 알칼로이드 등을 함유하고 있다.

▎주의할 사항이 있나요? ▎

위가 차고 통증이 있는 사람이나 비장이 허해 묽은 변을 보는 사람은 수세미외 섭취를 삼가야 한다.

수세미외 참마볶음

준비할 재료 | 수세미외와 참마 각 300g.

만드는 방법 | 1. 수세미외는 껍질을 벗겨 얇게 어슷썰기 하고, 생강은 얇게 저미고, 파는 적당한 크기로 썬다.

2. 팬에 식용유를 두르고 달군 후 생강과 파를 볶아 향을 낸다.

3. 팬에 마, 수세미외, 그리고 맛술 적당량을 넣어 익을 때까지 볶는다.

4. 소금, 조미료로 간을 하면 음식이 완성된다.

효능 | 수세미외 참마볶음은 비장을 튼튼하게 하고 입맛을 돌아오게 하는 효과가 있다. 아울러 몸에 열을 내리고 가래를 없애 준다.

황금 수세미외

준비할 재료 | 수세미외 4뿌리, 계란 2개, 당근과 감자 각 100g.

만드는 방법 | 1. 어린 수세미외를 두 조각으로 자른 다음, 껍질과 씨를 제거하고 끓는 물에 살짝 데쳐 물기를 뺀다.

2. 감자는 껍질을 벗기고 쪄서 곱게 으깬다.

3. 당근은 채 썰고, 계란 하나를 풀어 소금으로 간을 해 반죽한다.

4. 남은 계란 하나를 마저 풀어 녹말가루를 넣고, 골고루 저어 반죽한 후 수세미외 속 층에 발라 준다.

5. 계란 반죽을 바른 위에 으깬 감자를 채워 넣고, 그 속에 당근 채 썬 것을 채워 넣은 다음에 남은 반쪽 수세미외로 덮어 준다.

6. 찜통에 수세미외를 넣어 센 불에서 5분간 찌고 꺼내 놓는다.

7. 차게 식힌 후에 1cm 크기로 동그랗게 잘라 접시에 담아낸다.

효능 | 이 요리는 몸 안의 열과 독소를 없애고 위의 기를 보하며 몸에 기력을 북돋아 준다.

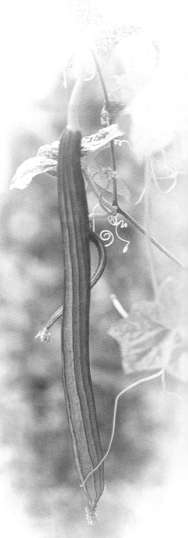

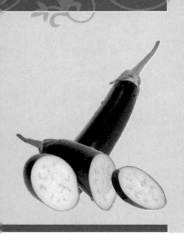

가지 [茄子]

| 어떤 효과가 있나요? |

가지는 장을 편안하게 하고 열을 내리며 혈액 순환을 원활하게 한다. 아울러 부기 제거와 진통 효과를 겸비했다. 또 변비를 해결하고 암을 예방하는 효과도 있다.

| 어떤 사람에게 적합할까요? |

가지는 당뇨병과 동맥 경화 · 고지혈증 · 고혈압 · 협심증 등의 심 혈관 질환자에게 좋다. 이 밖에도 객혈, 괴혈병, 피부 자반, 장의 피로로 배변 시 출혈이 보이는 경우, 치질로 출혈이 있는 경우, 안저 출혈, 열이 심하거나 변비인 사람이 가지를 섭취하면 효과를 볼 수 있다.

BONUS

최근의 한 연구 결과, 가지에 함유된 알칼로이드 성분이 암을 이겨내고 노화를 방지하며 콜레스테롤 수치를 낮추는 효과가 있는 것으로 확인되었다.

| 성질과 맛은 어때요? 어디에 좋은가요? |

가지는 찬 성질이 있고 단맛을 내며 비장, 위장, 대장에 좋다.

| 주요 성분은 무엇인가요? |

가지는 비타민, 단백질, 지방, 당류와 칼륨 · 구리 · 마그네슘 · 칼슘 · 인 · 철 등과 같은 무기 염류, 알칼로이드 등을 함유하고 있다.

| 주의할 사항이 있나요? |

임산부, 눈 질환자, 비장이나 위장이 허하고 냉해 설사하는 사람은 가지를 먹으면 안 된다. 피부병, 천식, 암, 홍반성 낭창, 임파선 결핵 등 고질병을 앓는 사람 역시 가지를 멀리하는 것이 좋다. 가지는 솔라닌Solanine 성분을 함유하므로, 가을 이후의 시든 가지는 먹지 않도록 한다.

가지와 토마토는 다른 채소나 과일과는 비교도 안 될 정도로 비타민 P가 풍부하다. 게다가 가지는 비타민 P 함유량이 토마토보다 더 높다. 가지에 풍부한 비타민 P가 체내로 흡수되면, 혈관에 탄성을 더하고 모세혈관의 삼투압을 줄이며 모세혈관 파열을 막아 준다. 이 밖에도 가지는 토마토보다 1배 더 많은 당과 2~3배 더 풍부한 무기염류를 함유하고 있다.

| 식이 요법 |

가지 무즙 무침

준비할 재료 | 가지 200g, 무 15g.

만드는 방법 | 1. 가지는 깨끗이 씻어 반으로 잘라 둔다.

2. 깨끗이 씻은 무를 용기에 넣고 물을 적당량 부어 30분간 끓인 후, 건더기는 건져 내고 즙만 남겨 둔다.

3. 마늘은 껍질을 깐 후 잘게 다지고, 파는 잘게 썬다.

4. 가지를 솥에 넣어 뚜껑을 덮고 30분간 찐다.

5. 찐 가지에 무 달인 물을 붓고 파, 다진 마늘, 간장, 소금, 조미료, 식초, 참기름을 가미해 골고루 버무린다.

효능 | 이 요리는 체내 열을 내리고 혈액 순환을 원활하게 한다. 체한 것을 내리고 변을 잘 보게 하는 효과도 있다.

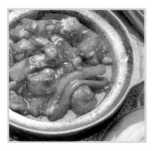

가지 소고기볶음

준비할 재료 | 가지 250g, 소고기 150g, 청·홍고추 각 50g.

만드는 방법 | 1. 가지는 두툼하게 썬다.

2. 소고기는 얇게 저며 씻은 후 물기를 제거하고 녹말가루, 간장, 조미료, 냉수를 넣어 양념한 후 재워 둔다.

3. 청·홍고추는 어슷썰기 하고, 마늘은 다진다.

4. 생강은 얇게 저며 썰고, 파는 적당한 크기로 썬다.

5. 팬에 식용유를 붓고 달군 후 가지가 연한 노란색이 될 때까지 볶고 기름을 뺀다.

6. 팬에 다시 기름을 두르고 다진 마늘, 청·홍고추, 맛술을 먼저 넣고 소고기, 육수, 간장, 고추장을 첨가해 익을 때까지 볶는다.

7. 다 익었을 때쯤 가지를 넣어 볶는다.

8. 녹말가루를 풀어 걸쭉하게 만들고 파를 넣어 마무리한다.

효능 | 가지 소고기볶음은 장을 편하게 하고 위를 보해 준다. 아울러 비장의 허한 기를 채우고 변을 잘 보게 하는 효과가 있다.

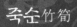

| 어떤 효과가 있나요? |

죽순은 가래를 없애고 몸속의 열을 내리며 대소변을 편하게 보게 한다. 아울러 항암, 콜레스테롤 수치 강하, 다이어트에도 효과적이다.

| 어떤 사람에게 적합할까요? |

당뇨병, 동맥 경화, 협심증, 비만증, 습관성 변비, 암 환자에게 적합하다. 또한 풍열로 감기에 걸렸거나 폐에 열이 많아 기침을 하는 경우, 가래가 누렇고 많이 나오는 경우, 붓거나 급성 신장염·심장병·간장병·주혈 흡충증 등으로 복수가 차는 경우에도 좋다. 이 밖에도 소아 홍역, 풍진, 수두, 열이 나면서 입안이 마를 때, 소변을 편히 보지 못하는 사람이 죽순을 섭취하면 뛰어난 효과를 볼 수 있다.

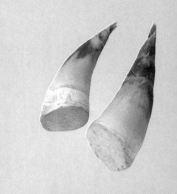

| 성질과 맛은 어때요? 어디에 좋은가요? |

죽순은 찬 성질이 있고 단맛을 내며 폐, 심장, 대장 건강에 이로운 채소다.

| 주요 성분은 무엇인가요? |

죽순은 식물성 단백질, 아미노산, 지방, 당류, 칼슘, 인, 철, 카로틴, 비타민 B1, 비타민 B2, 비타민 C 등의 성분을 주로 함유하고 있다.

| 주의할 사항이 있나요? |

위궤양, 식도 정맥류, 소화기 출혈, 만성 신장염, 신부전증, 비뇨기계 결석 등으로 고생하는 사람은 죽순을 멀리하는 것이 좋다. 죽순을 다량 섭취하면 칼슘과 아연이 체내에 흡수되는 것을 방해하기 때문이다. 특히 성장기 어린이는 적게 먹는 것이 좋다. 죽순은 만성적으로 몸이 허하고 차서 설사나 묽은 변을 보는 사람에게 독이 되는 채소이므로 각별히 주의해야 한다.

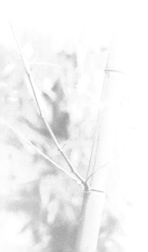

I 영양 성분이 얼마나 들어 있나요? I

몸이 붓고 복수가 차는 사람은 죽순과 조롱박, 동아 껍질을 함께 먹으면 그 효과가 배가 된다. 그리고 소아 홍역이나 수두에는 죽순과 붕어를 함께 고아 마시면 회복세가 눈에 띄게 빨라진다. 하지만 죽순은 자고새와 상극이므로 같이 조리하지 않도록 주의한다.

I 식이 요법 I

죽순 드렁허리볶음

준비할 재료 I 드렁허리 500g, 죽순 150g, 호두 살30g, 당근 10g.

만드는 방법 I 1. 드렁허리는 잡아 손질한 후 깨끗이 씻어 어슷썰기 한다.

2. 죽순은 일자형으로 두껍게 썰고, 생강과 당근은 얇게 썰고, 파는 적당한 크기로 썬다.

3. 호두 살은 중간 불에서 바삭바삭해질 때까지 충분히 볶는다.

4. 죽순과 드렁허리는 끓는 물에 삶고 물기를 빼 준다.

5. 팬에 식용유를 부어 달군 다음, 생강과 당근을 볶아 향을 내고 죽순, 드렁허리, 맛술이나 청주, 조미료, 소금, 참기름, 후춧가루를 넣고 골고루 저어 준다.

6. 녹말가루를 넣어 걸쭉하게 한 후 파를 넣어 접시에 담아낸다.

7. 볶은 호두 살을 그 위에 뿌려 주면 요리가 완성된다.

효능 I 이 요리는 혈당과 혈중 지방 농도를 크게 떨어뜨리고 몸속의 열을 내리며 변을 잘 보게 한다.

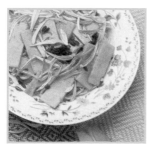

구기자 죽순 조림

준비할 재료 | 죽순 250g, 구기자와 맥문동 각 10g.

만드는 방법 | 1. 죽순을 깨끗이 씻어 깍둑썰기 한 다음, 황색으로 변할 때까지 볶아 기름을 뺀다.

2. 기름을 뺀 죽순을 솥에 넣고 물, 맥문동, 구기자, 맛술, 간장, 흰 설탕, 조미료를 첨가해 센 불에서 끓인다.

3. 한 번 끓고 나면 약한 불로 줄여서 국물이 다 스며들 때까지 천천히 졸이면 된다.

효능 | 구기자 죽순 조림은 음기를 북돋우고 가래를 없애는 데 좋으며 열을 내리고 간의 기운을 왕성하게 한다.

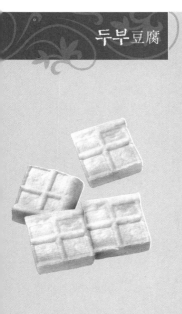

두부 豆腐

▍어떤 효과가 있나요? ▍

두부는 체액 분비를 촉진하고 체내에 수분을 공급하며 몸 안의 열과 독소를 제거해 준다. 아울러 원기를 북돋우고 비장과 위장을 편하게 다스리며, 암을 예방하고 치료하는 데도 좋다.

▍어떤 사람에게 적합할까요? ▍

두부는 당뇨 환자, 암 환자, 몸이 허약한 사람, 기가 허하고 피가 부족한 사람, 영양 부족, 연로해 몸이 쇠약한 노인 환자, 고지혈증, 콜레스테롤 수치가 높은 사람, 혈관 경화, 비만증 환자에게 좋다. 이밖에 가래가 있고 기침이 심한 천식 환자, 급성 기관지염, 기관지 확장으로 기침할 때 노란 고름이 나오는 사람, 젖이 부족한 산모, 성장기의 청소년과 어린이, 술을 자주 마시는 사람, 기후가 맞지 않아 고생하는 사람에게도 도움이 된다.

BONUS

두부에 함유된 단백질과 여덟 가지 필수 아미노산의 92~96%는 모두 체내에 소화 흡수된다. 특히 두부는 콜레스테롤을 함유하지 않아 고지혈증, 동맥 경화 환자에게 안성맞춤이며, 두부의 레시틴은 노인성 치매를 예방하는 데도 탁월한 효과를 보인다.

▍성질과 맛은 어때요? 어디에 좋은가요? ▍

두부는 찬 성질이 있고 단맛을 내며 폐, 위장, 대장 건강에 특히 도움이 된다.

▍주요 성분은 무엇인가요? ▍

두부에는 단백질과 지방이 풍부하게 들어 있다. 특히 노란 콩의 단백질은 우리 몸에 필요한 여덟 가지 필수 아미노산을 함유하고 있고 리신 함유량도 매우 높다. 게다가 불포화 지방산과 리놀렌산, 올레인산, 리놀산이 풍부하게 함유되어 있을 뿐만 아니라 탄수화물, 회분, 칼슘, 인, 철, 몰리브덴, 셀렌, 카로틴과 여러 가지 비타민도 함께 들어 있다.

만성적으로 위가 냉한 사람, 폐와 위가 허하고 차서 묽은 변을 보는 사람은 먹지 말아야 한다. 류머티즘 환자나 혈중 요산 수치가 지나치게 높은 사람도 절대 먹으면 안 된다.

| 어떤 음식과 궁합이 맞나요? |

두부와 시금치는 상극이므로 피하는 것이 좋다. 또한 두부는 항생물질인 테트라사이클린tetracycline의 효과를 파괴하는 성분을 함유하고 있다. 그래서 테트라사이클린 성분이 든 항생제를 두부와 함께 먹으면 체내에 항생제 성분이 충분히 흡수되지 못해 항균 효과를 제대로 발휘하지 못한다.

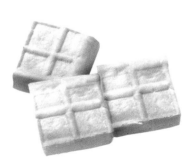

| 식이 요법 |

천마 두부죽
준비할 재료 | 두부 60g, 천마 10g.
만드는 방법 | 1. 천마를 깨끗이 씻어 다진 후 물을 부어 끓인다.
2. 천마가 익으면 두부를 넣고 약한 불에서 30분간 서서히 곤다.
3. 소금과 조미료를 약간 넣어 간을 한다.
효능 | 천마 두부죽은 열을 내리고 독소를 제거한다. 아울러 체액 분비를 활발하게 해 몸에 수분을 공급한다.

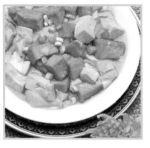

백합 두부볶음

준비할 재료 | 백합 20g, 돼지 살코기 50g, 두부 100g, 계란 1개.

만드는 방법 | 1. 백합을 깨끗이 씻어 익힌 후 잘게 다진다.

2. 돼지고기와 생강은 깨끗이 씻어 다져 두고, 파는 잘게 썰어 준비한다.

3. 두부는 끓는 물에 살짝 담갔다가 작게 썬다.

4. 볼에 계란을 풀고 돼지고기, 파, 생강, 소금, 간장, 녹말가루를 넣어 골고루 버무린다.

5. 튀김용 팬에 기름을 두르고 양념한 돼지고기를 볶는다.

6. 두부, 다진 백합 가루를 함께 넣어 3분 정도 더 볶아 주면 요리가 완성된다.

효능 | 백합 두부볶음은 열을 내리고 폐에 수분을 공급하며 체액 분비를 원활하게 해 갈증을 해소해 준다.

| 어떤 효과가 있나요? |

두부껍질은 원기를 북돋우고 비장과 위장을 편안하게 해준다. 아울러 몸속의 열을 내리고 독소를 말끔히 제거할 뿐만 아니라 체액 분비를 촉진해 건조한 곳에 수분을 공급해 주는 효과가 있다.

| 어떤 사람에게 적합할까요? |

두부껍질에는 노란 콩의 영양가가 고스란히 들어 있다. 노란 콩과 마찬가지로 단백질, 식이 섬유, 탄수화물 등의 성분을 함유하고 있어 몸에 좋은 건강식품이다. 두부껍질 속에 함유된 풍부한 글루탐산은 뇌를 건강하게 해 노인성 치매를 예방해 준다.

두부껍질 [腐竹]

| 성질과 맛은 어때요? 어디에 좋은가요? |

두부껍질은 찬 성질이 있고 단맛을 내며 폐, 위, 대장의 건강을 책임지는 식품이다.

| 주요 성분은 무엇인가요? |

두부껍질은 단백질과 지방을 풍부하게 함유하고 있다. 단백질은 인체에 필요한 여덟 가지 필수 아미노산이 들어 있고, 리신 함유량도 매우 높다. 지방은 불포화 지방산, 리놀렌산, 올레인산, 리놀산이 풍부하게 함유되어 있고, 탄수화물, 회분, 칼슘, 인, 철, 몰리브덴, 셀렌, 카로틴과 다양한 비타민이 함께 들어 있다.

| 주의할 사항이 있나요? |

비장과 위가 허하고 냉해 가늘고 묽은 변을 보는 사람이나 만성적으

BONUS

두부껍질은 두유를 가공해 만든 것으로, 콩 제품 가운데 영양가가 단연 으뜸이다. 두부껍질은 찬물에 충분히 담가 두었다가 조리해 먹는 것이 좋다.

로 위 냉증을 앓는 사람은 두부껍질 섭취를 삼가야 한다. 그리고 류머티즘 질환을 앓거나 혈중 요산 수치가 지나치게 높은 사람은 두부껍질 섭취는 절대 금물이다.

| 식이 요법 |

토마토 두부껍질 무침

준비할 재료 | 물에 불린 두부껍질 200g, 토마토 150g.

만드는 방법 | 1. 두부껍질을 깨끗한 물에 충분히 담가 두었다가 적당한 크기로 썬다.

2. 토마토는 깨끗이 씻은 후 여덟 조각으로 자른다.

3. 두부껍질은 끓는 물에 살짝 삶아 건져 낸다.

4. 준비된 두부껍질과 토마토에 다진 마늘, 소금, 조미료, 설탕, 후춧가루를 넣어 골고루 무치면 된다.

효능 | 토마토 두부껍질 무침은 혈당을 조절하고 몸에 영양분을 보충해 준다.

두부껍질 토끼탕

준비할 재료 | 토끼 고기 200g, 두부껍질 100g.

만드는 방법 | 1. 토끼 고기는 깨끗이 씻어 적당한 크기로 자르고, 끓는 물에 살짝 데쳐 물기를 제거한다.

2. 두부껍질은 찬 물에 충분히 담가 두었다가 물기를 없앤 후 적당한 크기로 썬다.

3. 팬에 기름을 두르고 달군 후 파와 생강을 볶아 향을 낸다.

4. 토끼 고기를 반쯤 익을 때까지 볶다가 육수를 적당한 만큼 부어 센 불에서 끓인다.

5. 수면에 뜨는 이물질을 걷어 내고 두부껍질, 맛술을 넣는다.

6. 한 번 끓고 나면 약한 불로 줄여 천천히 익힌다.

7. 고기와 두부껍질이 충분히 익었을 때 소금과 조미료로 간을 하면 음식이 완성된다.

효능 | 두부껍질 토끼탕은 몸의 열과 독소를 없애고 체액 분비를 촉진해 건조한 곳에 수분을 공급한다. 이 밖에도 허해진 기를 북돋아 주고 신장의 기능을 왕성하게 하는 효과가 있다.

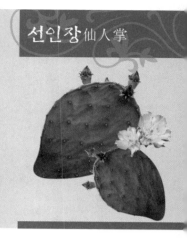

선인장 仙人掌

| 어떤 효과가 있나요? |

선인장은 몸속의 열을 내리고 독소를 말끔히 없애 준다. 아울러 기를 다스리고 위를 보하는 효과가 있다.

| 어떤 사람에게 적합할까요? |

선인장은 당뇨병, 암, 심·뇌 혈관 질환을 앓는 사람, 불면증이나 심계 항진증이 있는 사람, 만성 위염이나 십이지장 궤양·출혈, 기관지 천식인 사람이 선인장을 먹으면 치료 효과를 톡톡히 볼 수 있다.

| 성질과 맛은 어때요? 어디에 좋은가요? |

선인장은 찬 성질이 있고 쓴맛을 내며 심장, 폐, 위장의 기능을 왕성하게 한다.

| 주요 성분은 무엇인가요? |

선인장은 비타민 B1, 비타민 B2, 프로비타민 A, 철, 아연, 다양한 아미노산, 단백질, 칼슘, 인, 말산, 숙신산 등을 풍부하게 함유하고 있다.

| 주의할 사항이 있나요? |

위가 차고 통증이 있는 사람이나 몸이 냉한 사람이 천식을 앓을 때는 선인장을 먹으면 안 된다.

| 어떤 음식과 궁합이 맞나요? |

위·십이지장 궤양이나 출혈기가 있는 사람은 선인장과 돼지 위장을 함께 먹으면 좋고, 불면증이나 심계 항진증이 있는 사람은 백설

탕을 곁들여 먹으면 더 큰 효과를 누릴 수 있다. 천식 환자는 선인장을 꿀과 함께 섭취하면 큰 효과를 볼 수 있다.

범凡박사의 조언

박사님, 당뇨병 신증 환자는 음식을 섭취할 때 어떤 점에 특히 신경을 써야 하나요?

단백질 섭취가 과하면 우리 몸속의 신장 사구체의 혈류량과 압력이 증가합니다. 그러면 혈당 수치가 상승하면서 신장의 혈액 흐름에 이상 기류가 나타나지요. 그런데 이에 반해 당뇨병 신증 환자가 저단백질을 적당량 섭취하면 요단백 수치와 사구체 여과율(GFR, Glomerular Filtration Rate)을 떨어뜨릴 수 있게 됩니다. 그리고 저단백질 섭취로 생겨나는 알부민 수치 저하는 사실 혈당과 아무런 연관이 없습니다. 이 사실은 이미 동물 실험과 인체 실험을 통해 확인된 바 있습니다. 현재 미국영양협회(ADA)는 성인 당뇨병 신증 환자에게 체중 1kg당 단백질 0.6~0.8g을 매일 섭취할 것을 권장하고 있습니다. 하지만 이미 요단백 수치가 높고 부종이나 신부전증이 나타난 환자는 단백질의 '질質과 양量' 두 가지를 모두 고려해야 하지요. 그래서 동물성 단백질 위주로 섭취하고 조단백질은 피해야 합니다. 예를 들어, 콩에 함유된 식물성 단백질은 체내에서 이용되는 양도 적을 뿐더러 신장에 무리를 주므로, 환자의 건강이 더 악화될 수 있습니다.

| 식이 요법 |

선인장 냉채

준비할 재료 | 선인장 1개.

만드는 방법 | 1. 선인장은 껍질과 가시를 제거한 후 소금물에 20분 정도 담가 둔다.

2. 선인장을 꺼내 깨끗이 씻고 몇 조각으로 자른 후 끓는 물에 데친다.

3. 데친 선인장은 채 썰고, 조미료, 소금, 식초, 참기름 등의 양념을 넣고 무친다.

효능 | 선인장 냉채는 기를 북돋우고 혈액의 흐름을 원활하게 한다. 아울러 혈당과 혈중 지방 농도를 낮추는 효과가 있다.

선인장볶음

준비할 재료 | 선인장 1개.

만드는 방법 | 1. 선인장은 껍질과 가시를 제거해 소금물에 20분 정도 담가 둔다.

2. 선인장을 꺼내 씻은 후 끓는 물에 살짝 데쳐 채 썬다.

3. 팬에 기름을 둘러 달군 후 파, 생강, 선인장을 차례로 넣어 빠르게 볶는다.

4. 조미료, 소금으로 간을 하면 요리가 완성된다.

효능 | 선인장볶음은 몸속의 열을 내리고 독소를 제거한다. 그리고 기의 흐름을 다스려 위를 보한다.

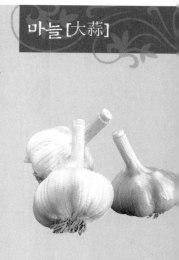

| 어떤 효과가 있나요? |

마늘은 혈당과 혈압을 떨어뜨리고 비장과 위를 따뜻하게 하며 막힌 기를 뚫어 주는 효과가 있다. 또 피가 뭉치지 않게 돕고 소변을 잘 보게 하며 부기를 제거하는 데도 효과적이다. 아울러 기침을 멎게 하고 가래를 없애 줄 뿐만 아니라 살균과 항암 작용도 한다.

| 어떤 사람에게 적합할까요? |

마늘은 당뇨병, 폐결핵 환자나 백일해, 암, 고혈압, 고지혈증, 과콜레스테롤 혈증, 동맥 경화, 협심증, 비만증이 있는 사람에게 효과적이다. 이 밖에도 장염, 이질, 감기 환자, 납 중독에 노출된 사람, 십이지장충이나 요충 환자가 먹으면 모두 뛰어난 효과를 볼 수 있다.

| 성질과 맛은 어때요? 어디에 좋은가요? |

마늘은 따뜻한 성질이 있고 매운맛을 내며 비장, 위장, 폐에 작용해 그 기능을 왕성하게 한다.

| 주요 성분은 무엇인가요? |

마늘은 정유 성분을 함유하고 있는데, 이것은 알리신allicin, 여러 가지 알릴기allyl group, 프로필기propyl group와 메틸기methyl group가 결합해 만들어진 티오에테르thioether가 주를 이룬다. 이 밖에도 알린allin, 단백질, 지방, 탄수화물, 비타민과 셀렌·아연·게르마늄 등의 미량 원소가 함유되어 있다.

현대 의학에서는 마늘의 효능을 크게 9가지로 규정한다. 첫째, 항균과 소염 작용을 한다. 마늘의 주요 성분인 알리신은 세균의 생성과 증식을 억제하는 바이오 활성 물질이다. 그래서 과학자들은 마늘을 '항균 채소', '땅에서 나는 페니실린'이라고 부른다. 둘째, 동맥 경화를 예방한다. 마늘에 함유된 알리신 성분은 혈소판 응고를 효과적으로 억제해 협심증을 않는 사람에게 탁월한 효과를 발휘한다. 셋째, 혈중 지방 농도를 낮춘다. 마늘은 혈청 콜레스테롤과 트리글리세리드triglyceride, 베타 리포 단백질beta lipoprotein의 수치를 떨어뜨린다. 비만에서 벗어나고 싶은 사람은 마늘 섭취가 큰 도움이 될 것이다. 넷째, 혈압을 떨어뜨린다. 다섯째, 항암 작용을 한다. 마늘은 다양한 항암 성분이 함유하고 있다. 그중에 셀렌 화합물은 발암 물질인 니트로 아민의 생성을 차단할 뿐만 아니라 일단 생겼다 하더라도 우리 몸에 흡수되지 못하도록 방어해 준다. 여섯째, 혈당 강하제 역할을 한다. 일곱째, 납중독을 차단한다. 여덟째, 뇌를 건강하게 한다. 마늘의 '알리티아민allithiamine' 성분은 포도당 분해를 촉진하고 대뇌에서 빨리 흡수할 수 있도록 도와서 뇌를 튼튼하게 한다. 아홉째, 면역력을 높인다. 마늘은 셀렌, 게르마늄, 인, 규소, 마그네슘, 아연 등 미량 원소와 희유稀有 원소를 함유하고 있다. 이 성분들의 활약에 힘입어 마늘을 섭취하면 물질 대사가 활발해지고 혈액의 흐름이 원활해지며 체격이 좋아진다. 아울러 마늘은 세포의 면역력 향상에도 크게 기여한다.

| 주의할 사항이 있나요? |

모든 눈 질환 환자, 백내장이나 구강 인후 질환, 치질이 있는 사람은 되도록 적게 먹거나 아예 먹지 않는 것이 좋다. 또 자주 얼굴이 붉어지고 눈이 충혈되는 사람, 답답하고 열이 나거나 변비가 심한 사람, 미열과 갈증이 나는 사람 등 음기가 허하고 열이 많아 생긴 질환이 있는 사람은 절대 마늘을 먹지 말아야 한다. 위·십이지장 궤양 환자나 신장염 환자 역시 마늘 섭취를 삼가는 것이 바람직하다.

| 어떤 음식과 궁합이 맞나요? |

심 혈관 질환이 있는 사람은 마늘과 식초를 함께 먹으면 좋고, 폐결핵인 사람은 마늘과 찹쌀로 죽을 쑤어 먹으면 좋다. 마늘과 설탕에 절인 귤이나 얼음 설탕을 함께 끓여 먹으면, 소아 백일해를 치료하는 데 뛰어난 효과를 보인다. 그리고 쇠비름과 마늘을 달여서 차로 마시면 장염과 이질 치료에 효과적이다. 하지만 마늘은 꿀과 상극이므로 함께 요리하지 않는 것이 좋다.

| 식이 요법 |

마늘 땅콩죽

준비할 재료 | 마늘과 땅콩 알맹이 각 100g.

만드는 방법 | 1. 마늘은 껍질을 깐 후 깨끗이 씻는다.

2. 마늘과 땅콩을 함께 넣고 물을 부어 끓인다.

3. 다 익었을 때 소금을 넣어 간을 하면 된다.

효능 | 마늘 땅콩죽은 입맛을 살리고 비장을 튼튼하게 한다. 아울러 독소를 제거하고 부기를 빼는 데도 효과적이다.

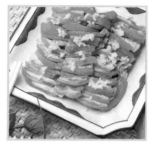

양고기 마늘 수육

준비할 재료 | 양고기 500g, 마늘 100g.

만드는 방법 | 1. 양고기는 깨끗이 씻어 네모지게 썰고, 마늘은 작게 깍둑썰기 한다.

2. 양고기, 마늘, 맛술을 함께 솥에 넣고 불을 부어 끓인다.

3. 양고기가 흐물흐물해질 정도로 푹 고아 내면 요리가 완성된다.

효능 | 양고기 마늘 수육은 허한 기를 보하고 기력을 회복하는 데 좋다. 아울러 신장을 따뜻하게 하고 냉한 기를 없애는 효과가 있다.

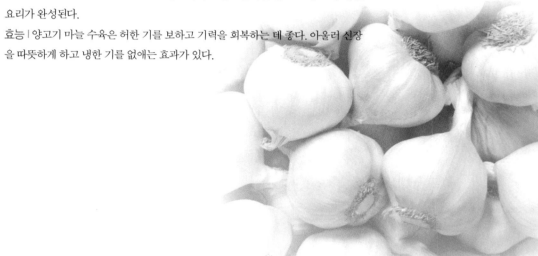

 범초박사의 조언

박사님, 당뇨병 신증은 어떻게 예방해야 하죠?

당뇨병 신증은 진행성 질환의 일종으로, 임상 증상이 뚜렷하다면 이미 당뇨병 신증이 치료하기 힘든 상태까지 악화되었다는 뜻입니다. 당뇨병 신증 치료에서 가장 중요한 것은 바로, 당뇨병을 잘 '관리' 하는 것입니다. 신장에 이상 증후가 생기는 것을 막으려면 우선 혈당을 잘 잡아야 하지요. 혈당만 제대로 관리해도 당뇨병 신증의 발병률을 반으로 줄일 수 있습니다. 만약 환자가 초기에 당뇨병 신증을 발견했다면 아주 다행스러운 일입니다. 신장 기능에 무리를 주지 않는 범위에서 공격적으로 인슐린 치료를 할 수 있으니까요. 혈당을 잡았다면, 그 다음 단계는 혈압입니다. 고혈압은 당뇨병 신증을 악화시키는 또 다른 주범이에요. 그러니 환자는 가급적 짠 음식은 피하고 싱거운 음식 위주로 식사를 해야 합니다. 이미 고혈압이 있다면 단 1초도 망설이지 말고 지금 바로 혈압 강하제를 복용하세요.

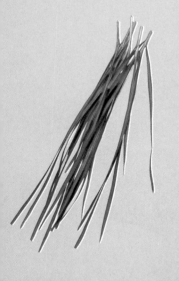

부추 [韭菜]

| 어떤 효과가 있나요? |

부추는 신장을 따뜻하게 하고 양기를 북돋운다. 아울러 비와 위장을 보하고 기의 흐름을 원활하게 하며 어혈을 풀어 준다. 또 위의 기운을 왕성하게 하고 장을 진정시키는 효과도 있다.

| 어떤 사람에게 적합할까요? |

부추는 암 환자 중에서도 식도암, 분문암, 위암 환자에 좋은 채소다. 이 밖에 냉한 체질, 양기가 허하고 추위를 많이 타는 사람, 허리와 무릎이 시린 사람, 성 기능이 저하되는 남성, 성교 불능, 정액이 새는 경우, 조루, 야뇨증, 빈뇨증, 양기가 허해 생리 기간에 아랫배가 차고 아픈 여성, 출산 후 젖이 부족한 산모가 먹어도 좋다. 그리고 넘어져 다친 경우, 피를 토하거나 혈뇨를 보는 경우, 식도암으로 구역질이 심할 경우, 딱딱한 변을 보는 경우, 습관성 변비일 때 부추를 먹으면 모두 뛰어난 효과를 볼 수 있다.

BONUS

부추는 질산염을 다량 함유하고 있다. 따라서 볶은 부추를 오래 두면, 질산염이 아질산염으로 전환되면서 맛이 크게 떨어진다. 한편, 부추는 변을 잘 보게 하는 효과가 있는 채소로, 지방 성분이 체내에 흡수되는 것을 줄여 주므로 다이어트 효과도 얻을 수 있다. 그 외에도 휘발성 효소를 함유하고 있어서 면역 세포의 일종인 '대식세포Macrophage'의 움직임을 활발하게 해 암세포의 전이를 차단하고 암 재발도 방지해 준다.

| 성질과 맛은 어때요? 어디에 좋은가요? |

부추는 따뜻한 성질이 있고 단맛과 매운맛을 내며 간, 위, 신장 기능을 왕성하게 한다.

| 주요 성분은 무엇인가요? |

부추는 단백질, 탄수화물, 지방, 당류, 비타민과 칼슘 · 인 · 철 · 칼륨 등의 무기 염류와 정유 성분, 황화물, 아마로이드amaroid 등의 성분도 함유하고 있다.

눈병으로 눈이 벌겋게 충혈된 사람, 부스럼이 생겨 붓고 아플 때, 입 냄새가 심한 사람은 마늘을 먹지 않는 것이 좋다. 또 음기가 허하고 몸속에 열이 많은 경우, 위·십이지장궤양이나 위 정맥류 환자 역시 부추 섭취를 삼가야 한다. 그리고 안과 수술을 받은 직후에는 부추를 먹지 말아야 한다.

| 어떤 음식과 궁합이 맞나요? |

부추는 새우, 가막조개, 동죽조개, 돼지고기와 함께 볶아 먹으면 찰떡궁합이고, 소고기나 꿀과는 상극이다. 양기가 허하고 신장이 차거나 발기가 안 되는 남성, 허리와 무릎이 시큰거리거나 정액이 새고 몽정 증상이 있는 남성은 부추와 호두 살을 참기름에 볶아 먹으면 좋다. 그리고 소화기 계통 암 환자는 부추 즙에 우유나 생강즙을 섞어 마시면 효과가 배가 된다.

부추 계란볶음

준비할 재료 | 부추 250g, 계란 4개.

만드는 방법 | 1. 부추는 깨끗이 씻어 듬성듬성 썰고, 계란은 용기에 풀어 소금으로 간한다.

2. 팬에 기름을 둘러 달군 후 센 불에서 다진 생강을 볶아 향을 낸 후 계란을 볶아 담아 낸다.

3. 팬에 다시 식용유를 두르고 부추를 볶다가 소금을 약간 넣고 익을 때까지 계속 볶는다.

4. 부추가 다 익었을 때 요리해 둔 계란볶음을 넣고 함께 볶는다.

5. 조미료로 맛을 내면 요리가 완성된다.

효능 | 부추 계란볶음은 신장을 따뜻하게 하고 양기를 북돋는다. 그리고 어혈을 풀어 피의 흐름을 원활하게 한다.

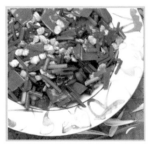

부추 조갯살볶음

준비할 재료 | 부추와 조갯살 각 250g.

만드는 방법 | 1. 부추는 이물질을 제거해서 듬성듬성 썰어 두고, 조갯살은 깨끗이 씻어 잘라 둔다.

2. 팬에 식용유를 둘러 달군 후 생강, 맛술, 소금, 조갯살을 차례로 넣고 익을 때까지 볶는다.

3. 조갯살이 다 익었을 때 부추를 같이 넣어 재빨리 볶는다.

4. 조미료로 맛을 내면 요리가 완성된다.

효능 | 부추 조갯살볶음은 음기를 보하고 뼈를 튼튼하게 하며 체액 분비를 도와 갈증을 해소해 준다.

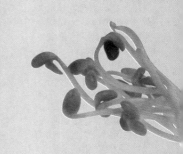

콩나물 [黃豆芽]

| 어떤 효과가 있나요? |

콩나물은 몸의 습한 기운을 없애고 열을 내리며 변을 잘 보게 한다. 아울러 건조한 몸에 수분을 공급하고 혈액 순환을 원활하게 하며 몸 속의 독소를 말끔히 제거한다. 이 밖에 비장과 신장을 건강하게 하는 효과가 있다.

| 어떤 사람에게 적합할까요? |

콩나물은 당뇨병, 비만증, 규폐증, 암 환자, 고혈압이 있는 임산부, 위에 열이 많은 사람에게 적합하다. 그리고 간질, 변비, 치질, 심상성 사마귀 등의 증상이 있는 사람에게도 효과가 탁월하다.

| 성질과 맛은 어때요? 어디에 좋은가요? |

콩나물은 찬 성질이 있고 단맛을 내며 위장과 대장 건강에 큰 도움을 준다.

| 주요 성분은 무엇인가요? |

콩나물은 단백질, 당, 식이 섬유, 지방, 카로틴, 비타민 B1, 비타민 B2, 비타민 C와 칼슘, 인, 철 등의 성분을 주로 함유하고 있다.

| 주의할 사항이 있나요? |

비장과 위의 기가 허하고 냉한 사람, 설사나 묽은 변을 자주 보는 사람은 콩나물 섭취를 삼가야 한다. 그리고 콩나물은 류머티즘 환자에게는 독이 되므로 먹지 않도록 주의한다.

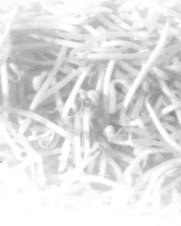

대두는 본디 영양소가 풍부한 채소로, 발아하면 영양 성분에 변화가 생긴다. 발아 시 생긴 효소의 작용으로 피틴산Phytic Acid 분해가 활발해지면서 인이나 아연 같은 무기질이 더 많이 생성된다. 카로틴은 2~3배, 비타민 B2는 2~4배, 니코틴은 2배 더 많아진다. 특히 비타민 B12 함유량은 무려 10배 정도나 증가한다. 이 밖에도, 콩나물 떡잎 부분의 비타민 C 함유량 역시 큰 폭으로 증가한다. 이렇게 발아를 거치면서 생성된 엽록소는 직장암의 발병을 예방할 뿐만 아니라 암이 전이되는 것도 차단한다. 게다가 콩나물은 암 예방 효과가 탁월한 비타민 E도 풍부하게 함유하고 있다. 이 밖에 간 질환을 완화시키는 성분도 풍부하게 함유하고 있다. 따라서 콩나물을 섭취하면 대뇌에 부족한 성분을 채워 주므로 환자에게 큰 도움이 된다.

| 식이 요법 |

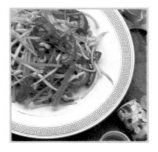

콩나물 참마볶음

준비할 재료 | 참마와 구기자 각 12g, 콩나물 200g, 실파 5g.

만드는 방법 | 1. 콩나물은 뿌리를 제거해 깨끗이 씻고, 마는 씻은 후 채 썰어 둔다.

2. 구기자는 깨끗이 씻어 두고, 파는 잘게 썬다.

3. 팬에 땅콩기름을 두르고 파를 볶아 향을 낸 후 콩나물, 소금, 식초, 구기자, 마를 넣어 볶는다.

4. 다 익었을 때 조미료로 맛을 내면 요리가 완성된다.

효능 | 콩나물 참마볶음은 신장의 기를 북돋우고 눈을 맑게 한다. 아울러 비장을 튼튼하게 하고 습기를 제거하는 데 효과적인 요리이다.

콩나물국

준비할 재료 | 콩나물 500g, 산초 10톨, 대회향大茴香 2개.

만드는 방법 | 1. 콩나물은 깨끗이 씻는다. 파는 적당한 크기로 썰고, 생강은 살짝 두드려 채 썰어 둔다.

2. 솥에 기름을 두르고 달군 후 산초와 대회향을 볶아 향을 낸 다음 버린다.

3. 파, 생강을 볶고, 육수, 콩나물을 차례로 넣어 센 불에서 끓인 후 약한 불로 줄여서 푹 익힌다.

4. 소금, 조미료를 이용해 간을 하면 요리가 완성된다.

효능 | 콩나물국은 몸속의 열을 내리고 습한 기운을 없애는 데 효과적이다. 아울러 지방을 분해해 체중을 감소시키는 효과가 있다.

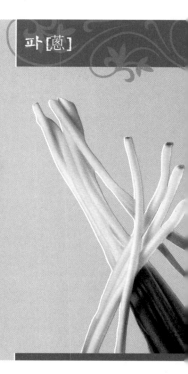

파 [蔥]

| 어떤 효과가 있나요? |

파는 위를 튼튼하게 하고 세균을 없애며 땀을 나게 하는 효과가 있다. 아울러 혈액 순환을 원활하게 하고 열을 내리며 암을 예방하는 효과도 있다.

| 어떤 사람에게 적합할까요? |

파는 당뇨병, 고지혈증, 과콜레스테롤 혈증, 감기로 복통이 있거나 설사를 하는 사람, 위가 냉해 식욕이 없는 사람, 입맛을 잃은 사람에게 좋다. 또한 산모, 두피 각질이 많고 가려운 사람, 감기 환자, 열은 있으나 땀이 나지 않을 때, 머리가 아프고 코가 막혔을 때, 가래를 동반한 기침을 할 때 파를 섭취하면 치료 효과를 볼 수 있다. 겨울철 호흡기 전염병이나 여름·가을철 장 전염병 증상을 보이는 사람에게도 적합하다.

| 성질과 맛은 어때요? 어디에 좋은가요? |

파는 따뜻한 성질이 있고 매운맛을 내며 폐와 위장의 기능을 왕성하게 한다.

| 주요 성분은 무엇인가요? |

파는 단백질, 당, 비타민, 다양한 미량 원소 말고도 알리신과 알렉신 alexin 같은 휘발성 성분과 지방유, 점액질도 함유하고 있다.

| 주의할 사항이 있나요? |

체질이 허약해 땀이 많이 나는 사람, 특히 낮에 땀을 많이 흘리는 사

람은 파 섭취를 피하는 것이 좋다. 또 암내가 나는 액취증이나 난치성 피부 질환, 홍반성 낭창, 림프선 결핵, 천식 등과 같은 고질병으로 고생하는 사람도 파 섭취를 되도록 삼가야 한다. 그리고 입 안이 마르고 혀가 깔깔한 갱년기 환자도 파를 많이 섭취하면 해롭다.

| 어떤 음식과 궁합이 맞나요? |

감기 환자는 파의 밑동과 청국장을 함께 달여 먹으면 좋다. 파와 목이버섯을 곁들여 먹으면 혈액이 응고되는 것을 지연시켜 동맥 경화를 줄이고 뇌 혈전 형성을 예방한다. 생선이나 게 요리에 대파를 첨가하면 비린내를 없앨 뿐만 아니라 찬 성질도 함께 제거된다. 파는 꿀이나 소귀나무 열매와 함께 조리하면 안 된다. 또 상산常山, 지황地黃과 상극이므로 조리 시 주의한다.

| 식이 요법 |

파 콩나물볶음

준비할 재료 | 콩나물 200g, 실파 5g, 마와 구기자 각 12g.

만드는 방법 | 1. 콩나물은 뿌리를 제거해서 깨끗이 씻고, 참마는 씻은 후 채 썰어 둔다.

2. 구기자는 깨끗이 씻어 두고, 파는 잘게 썬다.

3. 팬에 땅콩기름을 두르고 어느 정도 달궈졌을 때 파를 볶아 향을 낸 후 콩나물, 소금, 식초, 구기자, 참마를 볶는다.

4. 다 익었을 때 조미료로 맛을 내면 요리가 완성된다.

효능 | 파 콩나물 볶음은 신장의 기를 북돋우고 눈을 맑게 한다. 아울러 비장을 건강하게 하고 습기를 제거하는 데 효과적이다.

파 밑동 냉채

준비할 재료 | 파 밑동 300g, 땅콩 알맹이 100g.

만드는 방법 | 1. 파의 흰 부분인 밑동을 깨끗이 씻은 후 채 썰어 둔다.

2. 땅콩은 볶아서 식힌 후 가루를 낸다.

3. 채 썬 파와 땅콩 가루를 함께 넣고 참깨, 소금, 조미료, 식
   초, 참기름을 첨가해 골고루 버무린다.

효능 | 파 밑동 냉채는 입맛을 살리고 체한 것을 내려
준다. 또 비장을 튼튼하게 하고 건조한 폐에 수
분을 공급해 준다.

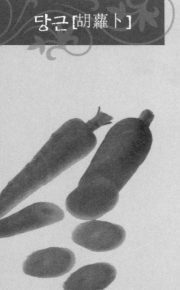

당근[胡蘿卜]

ǀ 어떤 효과가 있나요? ǀ

당근은 위를 튼튼하게 해서 소화를 촉진한다. 아울러 간을 보양하고 눈을 맑게 하며 홍역이나 천연두의 독을 빼 준다. 그리고 혈을 보하고 발육을 촉진하는 효과도 있다.

ǀ 어떤 사람에게 적합할까요? ǀ

당근은 고혈압, 과콜레스테롤 혈증, 담 결석 환자나 비장과 위의 기가 허해 빈혈 또는 영양 부족을 앓고 있을 때, 식욕 부진 등의 증상이 보이는 사람에게 좋다. 이 밖에도 성장기의 어린이와 청소년, 홍역이나 천연두를 앓는 어린이, 암 환자, 장기간 수은에 노출된 사람, 직업병으로 납 중독인 사람이 먹어도 뛰어난 효과를 볼 수 있다. 아울러 피부가 까칠하거나 두피가 가려울 때, 두피 비듬이 심할 때, 야맹증이나 결막 건조증일 때 먹으면 효과가 그만이다.

ǀ 성질과 맛은 어때요? 어디에 좋은가요? ǀ

당근은 따뜻하지도 차지도 않은 평한 성질이 있고 단맛을 내며 폐장과 비장의 기능을 왕성하게 한다.

ǀ 주요 성분은 무엇인가요? ǀ

당근은 단백질, 지방, 탄수화물, 다양한 비타민을 함유하고 있다. 이밖에 구리, 불소, 마그네슘, 코발트, 정유 성분, 효소 열 가지, 아미노산 아홉 가지, 만니톨, 리그닌 성분도 함께 들어 있다.

| 주의할 사항이 있나요? |

당근은 특별히 주의할 사항은 없다. 단 한 번에 지나치게 많은 양을 섭취해서는 안 된다. 당근은 지용성 비타민인 카로틴을 함유하고 있는데, 카로틴을 과다 섭취하면 잉여 부분이 체내에 저장되면서 피부의 루테오린luteolin 성분을 증가시킨다. 그러나 그런 현상은 당근 섭취를 멈추면 2개월쯤 지난 후에 자연스레 없어진다.

| 어떤 음식과 궁합이 맞나요? |

당근과 양고기를 함께 먹으면 영영 성분이 더 빠르게 체내에 흡수 이용된다. 홍역이나 천연두를 앓는 어린이는 당근과 고수, 올방개를 함께 달여 차로 마시면 효과가 뛰어나다. 하지만 당근과 식초는 상극이다. 이 둘을 함께 먹으면 당근에 함유된 카로틴 성분이 쉽게 파괴된다.

| 영양 성분이 얼마나 들어 있나요? |

향과 맛이 뛰어난 당근은 다른 채소보다 당과 카로틴이 풍부하다. 당근의 카로틴 함유량은 살구, 복숭아, 모과, 호박 등의 과일보다 월등히 풍부하다.

당근은 혈압과 콜레스테롤을 낮추고, 심장을 튼튼하게 하는 효과가 있으며, 항암, 항염, 항알레르기 효과도 뛰어나다. 당근에 함유된 펙틴 성분은 수은 성분과 결합해 체내의 수은을 재빨리 몸 밖으로 배출해서 체내의 수은 농도를 떨어뜨린다. 현재 세계적으로 많은 의료 단체에서도 장기간 수은 중독에 노출된 환자에게는 당근이 최고의 건강식품이라고 꼽는다. 카로틴은 비타민 A의 활성이 높아 비타민 A의 모체라고도 하며, 체내에서 비타민 A로 전환된다. 그리고 카로틴은 시력을 보호하고 안질환을 예방하며 피부 건강을 유지해 준다. 뿐만 아니라 어린이의 치아와 골격 형성에도 도움을 주고, 질병에 대한 면역력을 길러 준다.

일명 '카로틴 혈증' 이라 불리는 이 증상은 한 번에 당근을 지나치게 많이 먹었을 때 생긴다. 과잉 섭취된 카로틴이 체내에 대량 저장되면 피부 황색소가 갑자기 증가하게 된다. 그러면 손과 발부터 시작해 점차 온몸과 얼굴에까지 퍼진다. 이때 속이 메슥거리거나 식욕이 없고 온몸에 힘이 빠지는 증상을 보이는데, 그 증상이 황달형 간염과 유사해 간혹 의사가 오진하기도 한다. 사실 카로틴 과잉 섭취는 건강에 별 영향을 미치지 않는다.

둥굴레 당근탕

준비할 재료 | 둥굴레 20g, 당근 300g, 구기자와 죽대 뿌리 각 25g.

만드는 방법 | 1. 둥굴레는 물에 충분히 담가 두었다가 어슷썰기 하고, 당근은 껍질을 벗겨 깍둑썰기 한다.

2. 구기자는 깨끗이 씻고, 죽대 뿌리는 씻어서 얇게 저며 썬다.

3. 둥굴레, 구기자, 죽대 뿌리, 당근, 생강을 솥에 넣고 물을 2ℓ 부어 센 불에서 끓인다.

4. 센 불에서 한 번 끓고 나면, 약한 불로 줄여 40분 정도 더 끓이다가 소금, 닭 진액, 닭 기름을 넣고 맛을 내면 요리가 완성된다.

효능 | 둥굴레 당근탕은 위장을 튼튼하게 해 소화를 촉진하고 간을 보해 눈을 맑게 하는 효과가 있다.

참마 당근 찌개

준비할 재료 | 참마 30g, 당근 250g.

만드는 방법 | 1. 참마는 물에 충분히 담가 두었다가 어슷썰기 한다.

2. 당근은 껍질을 벗겨 깍둑썰기 한다.

3. 팬에 땅콩기름을 둘러 달군 후 파, 생강을 볶아 향을 낸다.

4. 여기에 육수를 300㎖ 붓고 당근, 참마를 넣어 끓인다.

5. 소금, 조미료, 후춧가루로 간을 하면 요리가 완성된다.

효능 | 참마 당근 찌개는 비장을 튼튼하게 하고 위를 보하며 몸 안의 열을 내린다. 또 소변을 잘 보게 하는 효과도 있다. 그러나 실사가 심한 사람은 절대 먹으면 안 된다.

| 어떤 효과가 있나요? |

비름은 몸 안의 열을 내리고 머리를 맑게 한다. 아울러 대소변을 잘 보게 하는 효과가 있다.

| 어떤 사람에게 적합할까요? |

비름은 급 · 만성 장염, 이질, 대변이 딱딱한 경우, 소변에 피가 섞여 나오거나 시원하지 못한 경우에 먹으면 좋다. 철분 결핍성 빈혈, 골절 환자, 출산을 앞둔 임산부에게도 좋다. 특히 출산한 후에 어혈이 그대로 남아 있어 복통을 호소하는 산모에게 효과적이다.

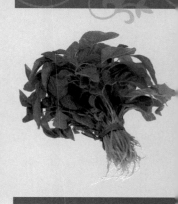

| 성질과 맛은 어때요? 어디에 좋은가요? |

비름은 찬 성질이 있고 단맛을 내며 간과 대장의 기능을 왕성하게 해준다.

| 주요 성분은 무엇인가요? |

비름은 단백질, 지방, 칼슘, 인, 철, 칼륨, 마그네슘, 나트륨, 불소와 비타민 C · A · B2 등의 성분을 함유하고 있다.

| 주의할 사항이 있나요? |

비장과 위가 허하고 차서 묽은 변을 보는 사람은 비름 섭취를 삼가야 한다.

| 어떤 음식과 궁합이 맞나요? |

출산을 앞둔 임신부나 산모가 비름과 쇠비름을 함께 먹으면 최상의

BONUS

비름은 리신 성분을 많이 함유하고 있다. 아미노산의 일종인 리신은 신체 성장 발육에 직접적인 영향을 준다. 그래서 비름은 유아와 청소년에게 적합한 식품으로, 많이 먹으면 성장 발육에 큰 도움이 된다.

효과를 볼 수 있다. 보통 가정에서는 비름과 마늘을 함께 볶아 먹는데, 그 독특한 맛이 일품이다. 단 비름은 자라와 상극이므로 서로 피하는 것이 좋다.

| 영양 성분이 얼마나 들어 있나요? |

비름은 칼슘과 철분 함유량이 가장 풍부한 채소로, 부족한 피를 보충하는 데는 비름만 한 것이 없다. 비름은 시금치보다 영양가가 더 풍부하다. 푸른 빛을 띠는 비름의 철 함유량은 시금치에 조금 못 미치지만, 붉은 빛을 띠는 비름은 시금치보다 배 이상 많은 철분을 함유한다. 그리고 비타민 C 함유량도 시금치보다 월등히 많다. 또한 비름은 시금치에는 없는 비타민 B12까지 함유하고 있다.

| 식이 요법 |

비름 두부탕

준비할 재료 | 비름 350g, 두부 200g, 생선 머리 1개.
만드는 방법 | 1. 생선 머리는 깨끗이 씻어 잘라 둔다.
2. 비름과 두부는 썰어 준비한다.
3. 솥에 물을 적당량 부어 센 불에서 끓인다.
4. 물이 끓으면 비름, 생선 머리, 두부, 생강을 넣고 약한 불로 줄여 30분 정도 천천히 곤다.
5. 소금, 참기름으로 맛을 내면 탕이 완성된다.
효능 | 비름 두부탕은 열을 내리고 습한 기를 없애준다. 아울러 눈을 맑게 하고 허한 기를 보하는 작용을 한다.

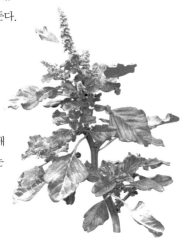

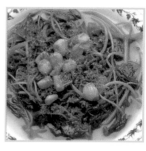

비름 생강즙 무침

준비할 재료 │ 비름 500g, 생강즙 적당량.

만드는 방법 │ 1. 비름의 이물질을 제거하고 끓는 물에 살짝 데쳐서 접시에 담는다.

2. 생강즙, 간장, 식초, 조미료, 참기름을 골고루 섞어 소스를 만든다.

3. 비름에 소스를 부어 골고루 무치면 요리가 완성된다.

효능 │ 비름 생강즙 무침은 몸 안의 열과 독소를 제거하고 항균과 소염 작용을 한다. 비름은 초록빛을 잃지 않도록 살짝 데치는 것이 가장 좋다. 이때 너무 오래 삶지 않도록 주의한다.

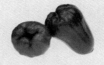 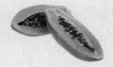

제4장

• • • 과일류

· 과일은 비타민, 식이 섬유, 무기질이 풍부하다. 그래서 인체에 필요한 각종 영양소를 공급하고 성장 발육을 촉진하며 신체 각 기관이 제 기능을 다할 수 있도록 한다. 아울러 신진대사를 원활하게 하고 몸속의 유해 물질이 재빨리 몸 밖으로 빠져나가도록 한다.

· 과일을 섭취하면 저항력과 면역력은 높아지고 감염 가능성은 낮아진다. 또한 발병률도 자연히 크게 낮아진다.

· 과일은 감기와 괴혈병 등을 예방하는 효과가 있다. 주로 상처를 빨리 아물게 하고, 골격과 근육, 혈관이 정상적으로 기능을 수행하도록 돕는다. 아울러 혈관 벽의 탄력성과 저항력을 높여 준다.

· 과일에 다량 함유된 포도당, 과당, 자당은 우리 몸에 바로 흡수되어 에너지를 생성한다. 그리고 과일 속의 유기산은 소화액 분비를 촉진해 소화 기관이 제대로 작동하게 한다.

· 과일의 가장 큰 매력은 바로 지방 함유량이 제로에 가깝다는 점이다.

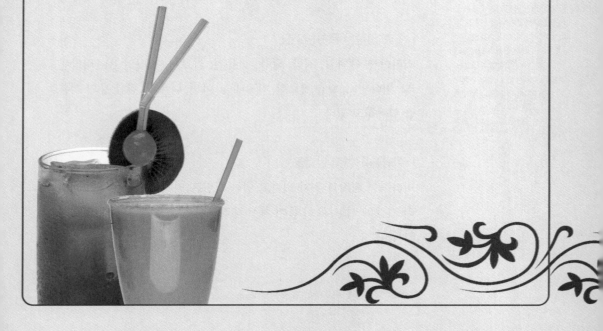

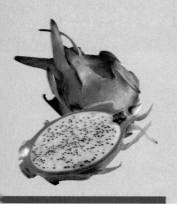

피타야
(pitaya. 龍果)

| 어떤 효과가 있나요? |

피타야는 장에 수분을 공급하고 변을 잘 보게 한다. 아울러 열을 내리고 피를 식히며 체액 분비를 촉진해 갈증을 다스린다. 불안감을 덜어 주는 역할도 한다.

| 어떤 사람에게 적합할까요? |

피타야는 당뇨병·암·고지혈증·비만·지방간으로 고생하는 사람에게 적합한 과일이다. 이 밖에도 속에 열이 많은 사람과 음기가 허해 열이 오르면서 가슴이 답답하고 입이 마르는 사람, 여드름·치조 농루·치질·변비 등의 증상을 보이는 사람이 먹으면 큰 효과를 볼 수 있다.

BONUS

피타야는 식물성 알부민albumin 성분을 함유하고 있다. 이 식물성 알부민은 오히려 식물에는 거의 들어 있지 않는 성분으로, 중금속 중독을 치료하고 위벽을 보호해 준다. 아울러 피타야에 함유된 안토시안anthocyan은 항산화 작용을 해서 유리기 생성을 막아 주므로 노화를 예방하는 데도 효과 만점이다. 뿐만 아니라 뇌세포 성질이 변하는 것을 효과적으로 방지해 노인성 치매 예방에도 탁월한 효과가 있다.

| 성질과 맛은 어때요? 어디에 좋은가요? |

피타야는 찬 성질이 있고 단맛을 내는 과일로, 위와 대장의 기능을 왕성하게 한다.

| 주요 성분은 무엇인가요? |

피타야는 단백질, 지방, 당류, 섬유질, 카로틴, 비타민 B1, 비타민 B2, 비타민 C, 칼슘, 인, 철, 마그네슘, 아연, 나트륨, 칼륨 등의 성분을 함유하고 있다.

| 주의할 사항이 있나요? |

피타야는 비장과 위가 허하고 냉한 사람은 먹지 않는 것이 좋다. 생리 기간의 여성, 특히 몸이 차서 생리통이 심한 여성은 절대 먹으면 안 된다.

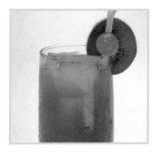

피타야 셀러리 즙

준비할 재료 | 피타야 2개, 셀러리 300g.

만드는 방법 | 1. 셀러리를 깨끗이 씻은 후 즙을 낸다.

2. 피타야는 껍질을 벗기고 과육만 도려내 과즙 기로 즙을 낸다.

3. 두 가지 즙을 골고루 섞어 수시로 마신다.

효능 | 이 즙은 열을 내리고 갈증을 해소하는 데 좋다.

피타야 닭고기 무침

준비할 재료 | 피타야 2개, 닭고기 살 적당량, 새우 살과 다시마 각 80g.

만드는 방법 | 1. 피타야를 잘라 과육을 따로 담아 둔다.

2. 닭고기 살을 끓는 물에 익힌 후 건져 내 물기를 뺀다.

3. 새우 살과 다시마는 삶아서 물기를 제거한 후 조미료와 소금 등 갖가지 양념을 넣어 골고루 버무린다.

4. 무친 새우 살과 다시마를 닭고기 살에 붓고, 그 위에 피타야를 올리면 요리가 완성된다.

효능 | 이 요리는 위의 기운을 북돋아 주고 장에 수분을 공급하며 몸 안의 열과 갈증을 다스린다.

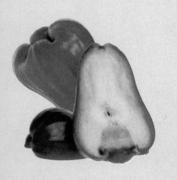

왁스 애플
(wax apple. 蓮霧)

| 어떤 효과가 있나요? |

왁스 애플은 이뇨와 부기 제거에 효과적이고, 몸 안의 열을 내리며 피를 식히는 작용도 한다.

| 어떤 사람에게 적합할까요? |

왁스 애플은 당뇨병 · 고혈압 · 열을 동반한 질환 · 비만증 등으로 고생하는 사람, 소변보는 것이 불편한 사람, 여러 가지 원인으로 몸이 붓는 사람에게 적합하다. 아울러 폐가 건조해 기침이 심할 때, 딸꾹질이 멈추지 않을 때, 출혈을 동반한 치질, 위가 부르고 배가 더부룩할 때, 장염이나 이질 증상을 보일 때 왁스 애플을 섭취하면 뛰어난 효과를 볼 수 있다.

BONUS

왁스 애플은 당 함유량과 열량이 모두 낮은 저(低)당도 과일이라 당뇨 환자에게 안성맞춤이다. 종류도 다양한 왁스 애플은 한결같이 빛깔이 아름답고, 달콤하면서도 싱그러운 맛을 내며, 사과 향을 풍기는 과일이다.

| 성질과 맛은 어때요? 어디에 좋은가요? |

왁스 애플은 찬 성질이 있고 단맛과 떫은맛을 내며 비장과 위장, 대장에 작용해 기를 보해 준다.

| 주요 성분은 무엇인가요? |

왁스 애플은 단백질, 당류, 섬유소, 지방, 비타민 B1 · B2 · B6, 그리고 비타민 C 등을 함유하고 있다. 그리고 칼슘 · 인 · 철 · 마그네슘 · 아연 · 몰리브덴 등의 무기질도 함께 들어 있다.

| 주의할 사항이 있나요? |

비장과 위가 허하고 냉해 설사를 하거나 변이 묽은 사람, 요실금 증상이 있거나 소변을 너무 자주 보는 사람은 왁스 애플 섭취를 삼가야 한다.

왁스 애플 셀러리 주스

준비할 재료 | 왁스 애플과 셀러리 적당량.

만드는 방법 | 1. 왁스 애플을 깨끗이 씻어 한 잔 정도 즙을 낸다.

2. 셀러리는 잎은 버리고 줄기만 남겨서 역시 한 잔 정도 즙을 낸다.

3. 두 가지 즙을 골고루 섞으면 주스가 완성된다.

효능 | 이 주스는 혈압을 낮추고 변을 잘 보게 하는 효과가 있다. 왁스 애플은 당분 함량이 낮은 과일이지만, 그래도 어쨌든 당분이 들어 있다. 그러므로 주스를 만들 때는 왁스 애플 비율을 조금 낮추고, 셀러리 비율을 늘리는 것이 좋다.

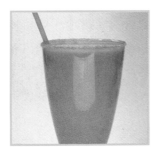

왁스 애플 밀크 주스

준비할 재료 | 왁스 애플 2개, 우유 200㎖.

만드는 방법 | 1. 왁스 애플을 깨끗이 씻어 즙을 낸다.

2. 왁스 애플 즙에 우유를 부어 골고루 저으면 주스가 완성된다.

효능 | 이 주스는 몸 안의 열을 다스리고 소변을 잘 보게 한다. 아울러 기를 북돋우고 부기 제거에도 탁월한 효과가 있다.

범范박사의 조언

박사님, 당뇨병 때문에 생기는 소화기 계통의 이상 증후군은 어떻게 예방하고 치료해야 하나요?

소화기 계통뿐만 아니라 당뇨 때문에 생기는 모든 이상 증후군, 다시 말해서 병변을 예방하고 치료하는 첫 단계는 바로 당뇨를 잡는 것입니다. 당뇨를 잡고 당뇨병 혈관 신경 병변을 치료하고, 필요하다면 증상에 따라 수술도 병행해야 합니다. 여기서 반드시 짚고 넘어가야 할 것이 하나 있습니다. 소화기 계통의 병변은 당뇨 환자의 소화 흡수에 직접 관여하기 때문에 소화기 계통에 문제가 생기면 혈당이 불안정해지거나 영양 부족 현상을 초래할 수도 있습니다. 따라서 비타민이나 다른 영양소가 부족하지는 않은지 항상 체크하고 적절히 보충해야 합니다. 그리고 식사를 적은 양으로 여러 번에 나눠 먹거나 '메토클로프라마이드metoclopramide' 라는 약을 하루에 세 번 5~10㎎ 씩 꾸준히 복용해야 합니다. 그래야만 위가 깨끗해지고 결장과 소장이 활발하게 움직여 건강에 도움이 됩니다.

모과[木瓜]

| 어떤 효과가 있나요? |

모과는 습한 기운을 없애고 근육을 풀어 준다. 아울러 간이 정상 기능을 되찾게 하고 위를 편안하게 한다.

| 어떤 사람에게 적합할까요? |

모과는 위장의 평활근이 경련을 일으켜 통증이 있을 때, 팔다리 근육이 경련을 일으킬 때, 만성 또는 위축성 위염이나 위산이 부족한 경우, 위강이 아플 때, 소화 불량, 입 안이 마르고 체액 분비가 원활하지 못할 때 먹으면 아주 좋다. 아울러 류머티즘 관절염, 넘어져서 다쳤거나 삐었을 때, 덥고 습한 기운으로 몸이 상했을 때, 구토와 설사를 번갈아 가며 할 때, 근육 경련, 콜레라로 유발된 경련, 각기병으로 고생할 때 모과를 먹으면 큰 효과를 볼 수 있다.

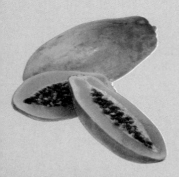

BONUS

모과는 식품이자 약품이 되는 과일이다. 현대 의학에서는 모과에 함유된 효소 성분이 체내로 흡수되면 단백질을 소화시키고 위장의 소화와 흡수 능력을 촉진한다고 본다. 뿐만 아니라 모과는 위장 평활근 경련이나 사지 경련을 완화하는 역할도 한다. 특히 비복근이라 불리는 장딴지 근육에 경련이 일어났을 때 모과를 섭취하면 증상이 눈에 띄게 좋아진다. 모과는 경련 완화 외에 젖을 잘 돌게 하는 효과도 있다.

| 성질과 맛은 어때요? 어디에 좋은가요? |

모과는 따뜻한 성질이고 신맛과 단맛을 내며 간과 비장의 기운을 회복시키는 작용을 한다.

| 주요 성분은 무엇인가요? |

모과는 사포닌, 플라본류, 비타민 C, 다량의 유기산, 타닌, 펙틴, 카탈라아제catalase, 페놀옥시다제phenoloxidase 등의 성분을 함유하고 있다.

| 주의할 사항이 있나요? |

모과는 요로 감염이나 요로 결석으로 소변을 시원하지 보지 못하고

줄기도 약한 사람은 먹지 말아야 한다. 위산이 지나치게 많이 분비
되는 사람 역시 모과를 많이 먹으면 몸에 해롭다.

| 어떤음식과 궁합이 맞나요? |

콜레라, 구토, 설사, 경련 등의 증상을 보이는 사람은 모과를 멥쌀과
함께 넣어 죽을 쑤어 먹으면 좋다. 류머티즘 관절염으로 고생하는
사람은 모과와 오가피, 위령선威靈仙을 술에 담가 먹으면 좋은 효과
를 볼 수 있다. 하지만 뱀장어와 상극이니 함께 넣어 요리하지 않도
록 주의한다.

| 식이 요법 |

모과 한약 찜

준비할 재료 | 진피 3g, 정향과 모과 각 3개.

만드는 방법 | 1. 진피는 채 썰고, 모과는 껍질을 벗겨 꼭지에서 3분의 1 지점을 통째
로 잘라 뚜껑으로 활용한다. 이때 씨는 모두 제거한다.

2. 정향과 진피를 섞어 3등분으로 나누고 각각의 모과 안에 채워 넣은 후 모과 뚜껑을
덮는다.

3. 모과를 찜 솥에 넣고 물을 600㎖ 가량 넣어 센 불에서 한 시간 정도 찌면 요리가
완성된다.

효능 | 이 요리는 몸 안의 열을 내리고 갈증을 멎게 하며 체액 분비를 촉진하고 건조
한 곳에 수분을 공급한다. 단, 습한 기운으로 열이 나는 사람에게는 맞지 않다.

모과 약밥

준비할 재료│ 패모貝母와 진피 각 5g, 모과 1개, 찹쌀 50g.

만드는 방법│ 1. 진피는 채 썰고, 찹쌀은 물에 담가 불린다.

2. 모과는 껍질을 벗기고 꼭지에서 3분의 1 지점을 통째
   로 잘라 뚜껑으로 쓴다. 이때 속은 다 제거한다.

3. 패모, 진피, 찹쌀을 모과 안에 채워 넣고 모과
   뚜껑을 덮는다.

4. 모과를 찜 솥에 넣고 물을 400㎖ 가량 넣
   어 센 불에서 한 시간 정도 찌면 요리가
   완성된다.

효능│ 모과 약밥은 몸 안의 열을 내리고 건조한
폐에 수분을 공급한다. 아울러 체액 분비를 도와 갈증을 다스리는 데 좋다. 단, 비장
과 위장의 기가 허하고 찬 사람이나 습한 기운이 원인이 되어 가래가 심한 사람은
이 요리를 먹지 말아야 한다.

범촘 박사의 조언

박사님, 당뇨 환자가 과일을 먹어도 되나요?

당뇨 환자라도 과일은 먹어도 됩니다. 다만, 당뇨 환자에게 적합한 과일을 적당량 섭취하는 것이 중요하지요. 과일에 함유된 포도당과 지방의 양
은 제각기 다르므로 각기 만들어 내는 열량도 다릅니다. 그래서 당뇨 환자는 언제나 먹은 음식의 열량을 체크하는 습관을 들여야 합니다. 보통 과
일에는 포도당이 6%~20% 정도 함유되어 있어서 당뇨 환자가 섭취했을 때 바로 혈당 수치에 영향을 줍니다. 그러니 과일을 먹기 전에 환자 자신
의 몸 상태와 과일 속에 함유된 포도당 양을 파악하는 것이 우선이지요. 만약 혈당이 높게 나왔다면 과일을 아예 먹지 않거나 포도당 함유량이 낮
은 과일을 조금 섭취하는 것이 바람직합니다. 혈당이 제대로만 조절되고 있다면, 과일을 매일 적당량 섭취해도 좋습니다. 단, 열량을 계산해서 식
사량을 조금 줄이는 것이 현명하겠죠? 이때 용안龍眼이나 말린 대추는 포도당 함량이 높고, 말린 호두는 지방 함유량이 유독 높은 식품이므로 아
예 섭취하지 않는 것이 좋습니다.

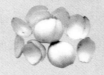 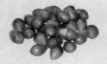

제5장

●●● 건과류 乾果類

· 건과류는 단백질과 불포화 지방산의 주요 공급처다. 꾸준히 섭취하면 치아가 튼튼해지고 원기를 회복하며 몸에 영양을 공급할 수 있다.

· 건과류에 단백질, 지방, 탄수화물이 풍부하다. 체내에서 콜레스테롤 수치를 낮추고 협심증을 예방하는 데 효과가 있다.

· 건과류는 무기질 성분인 붕소를 함유하고 있다. 붕소는 뇌가 활동할 때 생기는 뇌전류 흐름에 직접적인 영향을 주는 성분이므로, 건과류를 꾸준히 섭취하면 반사 신경이 발달한다.

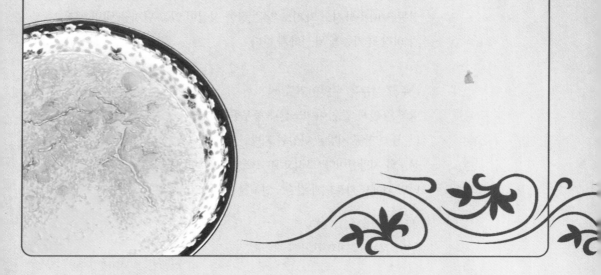

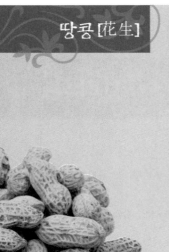

땅콩 [花生]

| 어떤 효과가 있나요? |

땅콩은 비장을 건강하게 하고 입맛을 돌게 하며 허한 기를 채워 원기를 회복시키고 폐에 수분을 공급한다. 아울러 혈액 순환이 원활해지도록 도울 뿐만 아니라 피를 멎게 하는 데도 효과적이다.

| 어떤 사람에게 적합할까요? |

땅콩은 당뇨병을 앓고 있거나 영양 상태가 좋지 못한 사람, 식욕이 없는 사람, 각종 출혈성 질환을 앓고 있거나 폐 기운이 허한 사람, 폐결핵·기관지염·폐기종·소모성 폐 질환 등으로 기침·천식을 앓는 사람, 가래 없이 마른기침을 할 때나 오랫동안 기침이 멈추지 않는 경우, 백일해 증상을 보일 때 먹으면 좋다. 이 밖에도 고혈압·고지혈증·협심증·동맥 경화와 같은 심 혈관 질병을 앓는 사람, 그리고 출산 후 젖이 부족한 산모나 어린이, 청소년, 노인, 무좀 환자가 먹으면 모두 뛰어난 효과를 볼 수 있다.

| 성질과 맛은 어때요? 어디에 좋은가요? |

땅콩은 따뜻하지도 차지도 않은 평한 성질이 있고 단맛을 내며 폐장과 비장의 기능을 왕성하게 한다.

| 주요 성분은 무엇인가요? |

땅콩은 인체 필수 아미노산과 풍부한 단백질, 지방, 당을 함유하고 있다. 특히 땅콩 지방은 다양한 지방산으로 구성되는데, 그중 80% 이상이 불포화 지방산이다. 그리고 B1, B2, B6, E, K, H, 판토텐산 등과 같은 비타민 외에도 카로틴과 칼슘·인·철 등의 무기질이 골고루 들어 있다.

| 주의할 사항이 있나요? |

만성 장염을 앓거나 담낭 절제 수술을 받은 사람, 음의 기운이 허해 체내에 열이 많이 생기면서 구강염, 설염, 구염 궤양, 입술 발진, 코피 등과 같은 증상을 보이는 사람이나 원래 속에 열이 많은 사람은 되도록 적게 먹는 것이 좋다. 특히 곰팡이가 핀 땅콩은 주의해야 한다. 곰팡이가 피면 아플라톡신aflatoxin이라는 아주 강력한 발암성 물질이 생기므로 절대 먹으면 안 된다.

| 어떤음식과 궁합이 맞나요? |

땅콩과 참외는 상극 음식이므로 서로 피하는 것이 좋다. 젖이 부족한 산모는 땅콩과 족발을 함께 고아 마시면 좋고, 무좀 환자는 땅콩과 팥, 붉은 대추를 넣고 고은 탕을 먹으면 효과를 볼 수 있다.

| 영양 성분이 얼마나 들어있나요? |

땅콩은 고高 영양가 식품이다. 대두에 이어 단백질을 두 번째로 많이 함유하고 있고, 게다가 이것이 우수 단백질이라 소화 흡수가 잘된다. 또한 지방 함유량은 대두의 두 배로, 상당히 높은 편이다. 땅콩은 혈액 응고 영양소인 비타민 K를 함유하고 있어 뛰어난 지혈 효과를 보인다. 이 지혈 효과 측면에서 보면, 땅콩 껍질은 땅콩 알맹이보다 50배는 더 뛰어나다. 땅콩 껍질은 혈우병을 비롯한 혈우병 유사성 질병으로 유발되는 출혈, 혈소판 감소성 자반병, 혈소판 무력증, 소화 기관 출혈, 폐결핵, 기관지 확장증 객혈, 비뇨기 계통 출혈 등 각종 출혈성 질병뿐만 아니라 잇몸 출혈, 코피, 피하 출혈 등과 같은 증상에 뛰어난 효과를 나타낸다.

| 식이 요법 |

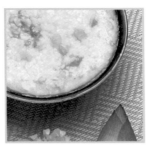

땅콩 연잎죽

준비할 재료 | 연잎 60g, 껍질을 까지 않은 땅콩 30g, 쌀 100g.

만드는 방법 | 1. 먼저 연잎을 깨끗이 씻어 길게 썬다.

2. 땅콩과 쌀은 이물질을 제거한 후 깨끗이 씻어 둔다.

3. 냄비에 적당량의 물을 붓고 연잎을 넣어 20분간 끓인 후, 건더기를 건져 낸다.

4. 연잎 물에 손질한 땅콩과 쌀을 넣어 끓이면 죽이 완성된다.

효능 | 땅콩 연잎죽은 비장과 위장의 기를 보해 줄 뿐만 아니라 해열과 이뇨 작용이 뛰어나다.

땅콩 마늘죽

준비할 재료 | 껍질 간 땅콩과 마늘 각 100g.

만드는 방법 | 1. 껍질을 간 마늘과 땅콩을 함께 넣고 푹 삶는다.

2. 땅콩과 마늘이 다 익었을 때 소금으로 간을 하면 된다.

효능 | 땅콩 마늘죽은 입맛을 살려 주고 비장의 기운을 북돋아 주며, 해독 작용과 부종 제거에도 뛰어난 효과를 보인다.

 범찌 박사의 조언

박사님, 당뇨병 환자가 땅콩과 각종 씨를 먹어도 되나요?

땅콩과 각종 씨는 불포화 지방산이 많이 들어 있는 고열량 식품이죠. 따라서 지나치게 많이 먹으면 열량 섭취량이 늘어나 혈중 지방 농도가 상승합니다. 그러면 혈당과 혈압을 조절하는 데 어려움을 겪는답니다. 현재 혈당 강하 작용이 있다며 시중에 당뇨병 환자를 위한 호박씨 건강식품이 판매되고 있지만, 사실 호박씨가 혈당을 낮추는 데 도움을 준다는 설은 잘못된 것입니다. 호박씨는 당과 식이 섬유는 적은 반면에 지방과 단백질은 다량 함유하고 있습니다. 호박씨 100g당 지방은 무려 46g이나 됩니다. 그러니 지나치게 섭취하면 당뇨병을 치료하는 데 오히려 방해되지요. 이 점 유의하세요.

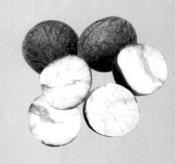

| 어떤 효과가 있나요? |

가시연밥은 몸에 필요한 영양 물질을 보충해 튼튼한 몸을 만들어 주고 비장의 기능을 회복시켜 설사를 멎게 한다. 이 밖에 비장과 위장의 원기를 북돋우고 신장의 기를 다스려 정액이 새는 것을 막아 준다. 미용에도 좋고 노화 방지 효과도 있다.

| 어떤 사람에게 적합할까요? |

가시연밥은 중·노년층 환자 가운데 신장의 기가 허해 자주 소변을 보는 사람이나 허리가 시큰거리고 아픈 사람, 밤에 설사를 하거나 묽은 변을 보는 사람, 정액이 새거나 조루 증상이 나타나는 남성, 냉대하증이 심한 여성에게 적합하다. 이 밖에도 신장의 기가 허해 변이 지나치게 가늘고 묽은 사람, 여러 가지 이유로 만성적인 설사를 하는 사람이 먹으면 효과를 볼 수 있다.

| 성질과 맛은 어때요? 어디에 좋은가요? |

가시연밥은 따뜻하지도 차지도 않은 평한 성질이 있고 단맛과 떫은 맛을 내며 비장과 신장의 기능을 왕성하게 한다.

| 주요 성분은 무엇인가요? |

가시연밥은 단백질, 탄수화물, 녹말, 지방, 식이 섬유, 회분은 물론 칼슘, 인, 철, 비타민 B1, 비타민 B2, 비타민 C, 카로틴 등을 함께 함유하고 있다.

BONUS

가을철 보신 식품으로 각광받는 것이 바로 가시연밥이다. 가을에 가시연밥을 섭취하면 영양 보충뿐만 아니라 비장을 튼튼하게 하고 위의 기를 왕성하게 하는 효과도 맛볼 수 있다. 평소 위 기능이 약하거나 땀을 많이 흘리는 사람, 걸핏하면 설사를 하는 사람이 가시연밥을 꾸준히 섭취하면 기력이 회복되는 것을 확연하게 느낄 수 있다.

| 주의할 사항이 있나요? |

복부에 가스가 차거나 소화가 잘 안 되는 사람은 가시연밥 섭취를 삼가야 한다. 그리고 감기, 말라리아, 이질, 구루병, 치질, 소변이 붉거나 변비가 있는 사람, 출산 후의 산모는 절대 먹으면 안 되며, 어린이도 먹지 않는 것이 좋다.

| 어떤음식과 궁합이 맞나요? |

가시연밥은 마, 연밥, 강낭콩과 찰떡궁합으로, 이 네 가지를 함께 갈아 간식으로 먹으면 좋다. 특히 비장과 신장의 기가 부족하거나 만성 이질로 고생하는 사람에게 뛰어난 효과를 보인다. 또 정액이 새는 남성이나 대하증이 있는 여성이 가시연밥과 금앵자金櫻子로 국을 끓여 먹으면 좋다.

| 영양 성분이 얼마나 들어있나요? |

가시연밥과 마는 모두 비장을 보하고 신장의 기운을 북돋는 공통점이 있다. 그러나 한편으로 가시연밥은 떫은 성질, 마는 평한 성질이 있는 열매여서 서로 상반되는 면도 있다. 이 두 가지는 상호 보완 작용을 하므로 함께 사용하면 더 좋다. 이 밖에 가시연밥과 연밥은 모두 몸을 튼튼하게 하고 혈기를 왕성하게 해주는 작용을 한다. 뿐만 아니라 가시연밥은 연밥보다 수렴 진정 효과가 더욱 뛰어나다. 따라서 만성적으로 설사를 하는 사람이나 소변을 지나치게 자주 보는 사람, 몽유나 활유 증상이 있는 남성, 대하증이 심하고 허리가 많이 쑤시는 여성이 가시연밥을 섭취하면 큰 효과를 볼 수 있다.

돼지 신장 가시연밥탕

준비할 재료┃돼지 신장 1개, 가시연밥과 당삼 각 30g.

만드는 방법┃1. 돼지 신장을 갈라 소금과 소주를 이용해 노린내를 없앤 후 깨끗이 씻어 적당한 크기로 썬다.

2. 여기에 가시연밥, 당삼을 넣고 탕을 끓인다.

3. 탕이 끓으면 소금으로 간을 한다. 단, 소금은 되도록 적게 넣거나 안 넣는 것이 좋다.

효능┃이 요리는 비장의 기운을 북돋는다. 특히 당뇨병과 신장병에 좋다. 비장과 신장이 모두 허해 허리가 쑤시고 온몸에 힘이 없거나 식욕이 없을 때, 잠을 편히 못잘 때, 머리가 어지럽고 귀가 멍멍하거나 부종 증상이 뚜렷하지 않을 때 먹으면 좋다.

가시연밥 오리탕

준비할 재료┃가시연밥 15g, 동충하초 2g, 오리 고기 350g.

만드는 방법┃1. 가시연밥은 이물질을 제거하고 깨끗하게 씻어 둔다.

2. 동충하초는 맛술에 30분 정도 담가 둔다.

3. 오리 고기는 적당한 크기로 잘라 끓는 물에 담가 핏물을 빼고 물기를 제거한다.

3. 오리 고기를 솥에 넣고 동충하초, 가시연밥, 생강, 파, 맛술과 찬물 적당량을 부어 센 불에서 한번 끓인다. 이때 수면에 생기는 거품은 말끔히 걷어 낸다.

4. 불을 약하게 해서 90분 정도 더 익힌 후 소금, 조미료로 맛을 내면 요리가 완성된다.

효능┃이 탕은 신장의 기를 보해 갈증을 멎게 하는 데 효과적이다. 단, 대소변 보는 것이 불편한 사람, 습한 열로 이질 증상을 보이는 사람은 먹는 것을 삼가야 한다.

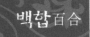
백합百合

| 어떤 효과가 있나요? |

백합은 비장과 위를 보하고 원기를 북돋운다. 아울러 폐를 촉촉하게 하고 기침을 다스리는 효과가 있다.

| 어떤 사람에게 적합할까요? |

백합은 체질이 허약한 사람이나 폐의 기가 부족해 생긴 만성 기관지염·폐기종·폐결핵·기관지 확장으로 기침과 객혈 증상이 있는 사람이 먹으면 좋다. 아울러 신경 쇠약, 히스테리, 신경증, 정신이 혼미할 할 때, 불안감에 안절부절못할 때, 불안감에 잠을 이루지 못할 때 백합을 섭취하면 효과를 볼 수 있다. 한의학에서 말하는 백합증이나 히스테리, 암 환자에게도 좋고, 무더운 여름날 열을 내리고 더위를 식히는 데도 뛰어난 효과를 보인다.

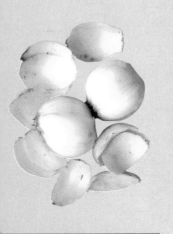

BONUS

한 연구 결과, 조미료를 첨가하지 않고 그냥 찐 백합은 위 질환, 간 질환, 빈혈 등을 치료하는 효과가 있는 것으로 밝혀졌다. 아울러 백합은 순환 백혈구 수를 증가시키고 림프구의 전화율과 체액의 면역력을 향상시키는 작용을 한다. 또 백합 속의 콜히친은 강력한 항암 작용을 하는 성분으로, 여러 가지 암을 효과적으로 억제한다.

| 성질과 맛은 어때요? 어디에 좋은가요? |

백합은 차지도 따뜻하지도 않은 평한 성질이 있고 달면서도 약간은 쓴맛을 낸다. 주로 폐과 심장의 기능을 왕성하게 한다.

| 주요 성분은 무엇인가요? |

백합은 콜히친과 같은 다양한 알칼로이드 성분과 녹말, 단백질, 지방, 여러 가지 비타민, 아미노산 열일곱 가지, 칼슘, 인, 철 등의 성분이 풍부하다.

| 주의할 사항이 있나요? |

기침을 많이 하는 감기 환자는 백합 섭취를 삼가야 한다. 그리고 비

장과 위가 허하고 냉한 사람, 설사가 잦거나 묽은 변을 보는 사람도 백합을 멀리하는 것이 좋다.

| 어떤음식과 궁합이 맞나요? |

폐결핵으로 기침이 그치지 않는 사람은 백합과 파부초를, 기관지 확장증 객혈인 사람은 자란紫蘭과 함께 달여 먹으면 좋다. 백합증으로 고생하는 사람은 계란 노른자위를 함께 넣어 삶아 먹으면 효과가 있고, 짜증이나 히스테리가 많은 여성은 백합에 밀, 붉은 대추, 감초를 넣어 달여 먹으면 좋은 효과를 볼 수 있다.

| 식이 요법 |

백합탕

준비할 재료 | 백합 30g, 참마와 여주 각 300g.

만드는 방법 | 1. 백합을 깨끗이 씻어 물에 하룻밤 정도 담가 둔다.

2. 마는 껍질을 까서 적당한 크기로 썰고, 여주는 속을 제거한 후 먹기 좋은 크기로 썰어 둔다.

3. 백합, 마, 여주, 맛술, 양파, 생강을 함께 솥에 넣고 물을 2.5ℓ 가량 부어 센 불에 올린다.

4. 센 불에서 한 번 끓고 나면 약한 불로 줄여 40분 정도 더 끓인 다음, 소금과 조미료를 넣어 마무리한다.

효능 | 백합탕은 비장을 튼튼하게 하고 허한 기를 채워 주며 혈당을 낮추는 역할을 한다.

갈근 백합죽

준비할 재료┃ 백합 12g, 갈근 10g, 쌀 150g.

만드는 방법┃ 1. 백합을 깨끗이 씻어 한 쪽씩 떼어놓는다.

2. 갈근은 깨끗이 씻어 여러 조각으로 썰어 두고, 쌀을 깨끗이 씻는다.

3. 갈근을 솥에 넣고 물을 500ml 부어 30분 정도 끓인 후, 갈근은 건져 낸다.

4. 갈근 달인 물에 백합과 쌀을 넣고 센 불에서 끓인다.

5. 한 번 끓고 나서 약한 불로 줄여 30분 정도 더 끓이면 죽이 완성된다.

효능┃ 갈근 백합죽은 몸 안의 열을 없애고 폐의 기운을 북돋우며 갈증과 기침을 다스리는 데 효과가 그만이다.

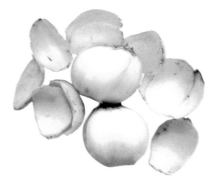

| 어떤 효과가 있나요? |

연밥은 마음을 편안하게 하고 정신을 맑게 해주며 비장을 건강하게
한다. 아울러 신장의 기운을 보해 정액이 새는 것을 막아 준다.

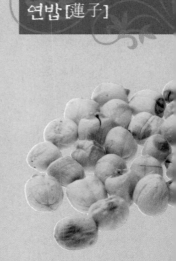

연밥 [蓮子]

| 어떤 사람에게 적합할까요? |

연밥은 몸이 허하고 약한 사람이나 심장의 기가 부족한 사람, 마음
이 불안한 사람, 불면증이나 꿈을 지나치게 많이 꾸는 사람이 섭취
하면 좋다. 이 밖에도 비장과 신장의 기운이 부족한 사람, 설사나 묽
은 변을 보는 사람, 정액이 새는 유정 증상을 보이는 사람, 대하증이
있는 여성이 먹어도 효과를 본다. 그리고 암 환자에게도 안성맞춤인
식품이다.

| 성질과 맛은 어때요? 어디에 좋은가요? |

연밥은 평한 성질이 있고 단맛과 떫은맛을 낸다. 특히 심장과 비장,
신장 건강을 회복시키는 데 좋다.

| 주요 성분은 무엇인가요? |

연밥은 풍부한 녹말과 라피노오스raffinose 성분을 함유하고 있다.
이 밖에 단백질, 지방, 탄수화물, 무기 염류도 함께 들어 있다.

| 주의할 사항이 있나요? |

연밥은 떫은 성질이 있으므로, 딱딱하고 건조한 변을 보거나 몸 안
에 기가 막혀 통하지 않아 배에 가스가 차는 사람은 되도록 적게 먹
는 것이 좋다.

BONUS

고대 영양학자들은 연밥에 노화를
방지해 주는 효과가 있어 '장수'
식품으로 꼽았다. 연의(蓮蕊 연밥 속
에 있는 푸른 심)는 성질이 차고 쓴맛
을 낸다. 연의가 체내로 흡수되면
몸 안의 화를 식히고 혈압을 떨어
뜨릴 뿐만 아니라 땀을 멎게 하고
마음을 편안하게 하는 작용을 한
다. 그래서 고혈압으로 머리가 어
지러운 사람이나 마음이 답답한
사람, 불면증에 시달리는 사람, 몽
유나 활유 증상이 있는 남성, 땀을
심하게 흘리는 사람은 연밥을 달
여 차로 마시면 뛰어난 효과를 볼
수 있다. 청나라 때 명의였던 왕맹
영(王孟英)도 자신의 의서에 연밥의
효능을 언급하면서 극찬을 아끼지
않았다. 한 연구 결과에 따르면, 연
의에 함유된 '리엔시닌(liensinine)'
이라는 성분이 성욕을 다스리는 효
과가 있어 성욕 항진증인 남성에게
효과적이라고 한다. 따라서 심장의
양기와 신장의 음기가 충돌해 성기
능이 지나치게 강해지고 쉽게 발기
되는 남성이 연의를 꾸준히 먹으면
치료 효과가 뛰어나다.

| 어떤 음식과 궁합이 맞나요? |

정신을 안정시키고 마음을 편하게 진정시키고 싶을 때는, 연밥과 용
안을 함께 섭취하면 최상의 효과를 얻을 수 있다.
참마, 강낭콩과 같이 먹으면 비장의 기운이
튼튼해지고 설사가 멎는다. 아울러 신장
의 기능이 허해서 정액이 새는 증상
이 있는 남성은 연밥과 가시
연꽃을 함께 먹으면 치료 효과를 볼
수 있다.

| 식이 요법 |

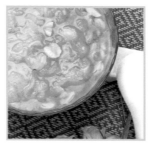

연밥 율무죽
준비할 재료 | 율무 15g, 연밥 15g, 무 100g, 멥쌀
100g.
만드는 방법 | 1. 무를 깨끗이 씻어 네모지게 자
른 후 율무, 연밥, 멥쌀과 함께 솥에 넣는다.
2. 물을 적당량 부어 묽게 죽을 끓이면 요리가 완
성된다.

효능 | 연밥 율무죽은 비장의 기를 보하고 습한 기운을 없애 준다. 아울러 체내 당
수치를 조절하고 갈증을 다스리는 효과가 있다. 단, 비장이 허해 변을 보는 데 어려
움이 있는 사람이나 임신부에게는 적합하지 않다.

더덕 연밥죽

준비할 재료 | 더덕 10g, 연밥 20g, 멥쌀 100g.

만드는 방법 | 1. 더덕을 깨끗이 씻어 물에 담가 두었다가 적당한 크기로 썬다.

2. 연밥은 하룻밤 정도 물에 담가 두었다가 속을 제거하고, 멥쌀은 물에 깨끗이 씻
   는다.

3. 더덕, 연밥, 멥쌀을 솥에 넣고 센 불에서 끓인다.

4. 센 불에서 한 번 끓었을 때 약한 불로 줄여서 한 시간 정도 더 끓이면 죽이 완성
   된다.

효능 | 더덕 연밥죽은 음기를 보하고 비장을 건강하게 한다. 또한 몸 안에 차 있는
열을 내리고 갈증을 해소해 준다.

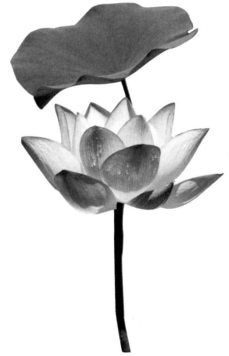

무화과無花果

| 어떤 효과가 있나요? |

무화과는 위를 튼튼하게 하고 장에 수분을 공급하며 해독과 부기 제거에 효과가 있다. 아울러 가래를 없애고 막힌 기를 열어 준다. 또한 음기를 채워 주고 젖을 돌게 할 뿐만 아니라 암세포의 증식을 억제해 준다.

| 어떤 사람에게 적합할까요? |

무화과는 고혈압, 고지혈증, 협심증, 동맥 경화로 고생하는 사람에게 좋고, 암 환자에게도 탁월한 효과를 보인다. 소화가 원활하지 못하거나 입맛이 없을 때, 만성 변비나 치질로 붓고 아플 때 무화과를 꾸준히 먹으면 좋다. 아울러 급·만성 후두염, 폐에 열이 차서 목소리가 쉬거나 안 나오는 사람, 출산 후 젖이 부족한 산모, 장염이나 이질로 고생하는 사람이 무화과를 먹어도 효과가 아주 그만이다.

| 성질과 맛은 어때요? 어디에 좋은가요? |

무화과는 평한 성질이 있고 단맛을 내며 폐, 대장, 위의 기능을 왕성하게 한다.

| 주요 성분은 무엇인가요? |

무화과는 과당과 포도당이 풍부하다. 또한 무화과에 많이 함유된 주석산은 레몬산, 옥살산, 숙신산, 푸마르산fumaric acid, 말론산malonic acid, 퀸산quinic acid 시키믹산Shikimic acid 등 다양한 성분으로 구성되어 있다. 이 밖에 단백질, 지방, 아미노산, 다양한 비타민, 카로틴, 그리고 철·칼슘·인·칼륨·나트륨과 같은 무기 염류도 함유하고 있다. 뿐만 아니라 디아스타제, 프로테아제, 지방산도 풍부하다.

| 주의할 사항이 있나요? |

뇌졸중, 지방간, 정상 칼륨 혈증성 주기성 마비 등의 증상을 보이는
사람, 비장과 위가 허하고 냉한 사람, 복부 통증이 있거나 묽은 변을
보는 사람은 무화과를 먹으면 안 된다. 당뇨 환자는 반드시 의사의
처방에 따라 섭취해야 하며, 말린 무화과나 한꺼번에 무화과를 많이
먹는 것은 금물이다.

| 어떤음식과 궁합이 맞나요? |

목 안이 붓고 아프거나 목이 쉬었을 때 무화과와 얼음사탕을 함께
달여 마시면 열이 내리고 가래가 없어진다. 치질 때문에 치핵痔核이
항문 밖으로 나왔거나 변비로 고생하는 사람은 무화과와 족발을 함
께 고아 마시고, 설사가 오랫동안 멈추지 않는다면 무화과에 가시연
밥과 갈색 설탕을 넣어 달여 마시면 치료 효과를 볼 수 있다.

BONUS

무화과는 혈압과 혈중 지방 농도
를 낮추는 데 탁월한 효과가 있는
열매다. 한 연구 결과, 무화과 즙을
꾸준히 마시면 세포 활성도가 크
게 상승하고 면역력도 강해진다고
밝혀졌다. 그래서 암을 예방하고
암세포의 증식을 억제하는 것은
물론, 암으로 말미암은 통증이나
약물 치료 부작용도 줄일 수 있다.
말린 무화과나 설익은 무화과, 무
화과 즙에는 솔라렌psoralene, 벤즈
알데히드benzaldehyde 성분이 들
어 있다. 이 성분들이 체내로 흡수
되면, 암을 예방하고 암세포 증식
을 억제시켜 우리 몸이 암을 이겨
낼 수 있도록 도와준다. 다시 말하
면, 암을 사전에 차단하는 동시에
전이성 선암이나 림프 육종으로
진전되는 것을 막아 주는 것이다.
그래서 암세포가 다른 정상 세포
에 아무런 피해도 주지 않고 사라
지게 한다.

| 식이 요법 |

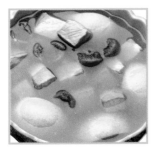

무화과 돼지고기 찌개
준비할 재료 | 무화과 60g, 마 20g, 돼지 살코기
100g.
만드는 방법 | 1. 무화과는 깨끗이 씻어 두고, 마
는 씻어서 네모지게 썬다.
2. 무화과, 마, 돼지고기를 함께 솥에 넣고 찬물
을 적당량 부어 끓인다.

3. 고기가 완전히 익었을 때 소금, 조미료, 식초로 맛을 내면 요리가 완성된다.
효능 | 이 찌개는 위를 튼튼하게 하고 장을 촉촉하게 할 뿐만 아니라 혈당도 조절
한다.

무화과 물

준비할 재료┃무화과 9g.

만드는 방법┃1. 무화과를 냄비에 넣고 물 200㎖를 붓는다.

2. 약한 불에서 15분간 천천히 달여 차로 마시면 좋다.

효능┃무화과 달인 물은 음기를 보하고 비장의 기운을 북돋아 준다. 아울러 몸 안의
독소를 없애고 막힌 기를 열어 주는 효과가 있다.

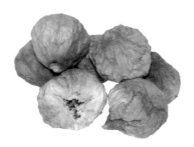

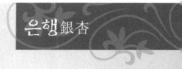

은행銀杏

ㅣ 어떤 효과가 있나요? ㅣ
은행은 폐의 기를 다스려 기침과 천식을 멎게 하고 대하증과 소변이 혼
탁한 것을 없애며 소변 양도 줄여 준다.

ㅣ 어떤 사람에게 적합할까요? ㅣ
은행은 폐의 기운이 허약하거나 만성 기관지염, 폐결핵, 폐기종으로
말미암아 기침, 천식을 앓는 사람이 먹으면 좋다. 『본초강목本草綱
目』에서도 "은행은 익혀 먹으면 폐를 따뜻하게 하고 기를 보하며 기
침과 천식을 삭이는 데 효과가 있다."는 기록을 찾아볼 수 있다. 이
처럼 은행은 대하증으로 고민하는 여성, 정액이 새거나 소변이 혼탁
하고 뿌연 남성, 소변을 지나치게 자주 보는 사람, 소변을 가리지 못
하는 어린이에게 뛰어난 효과를 보인다.

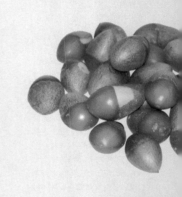

ㅣ 성질과 맛은 어때요? 어디에 좋은가요? ㅣ
은행은 따뜻하지도 차지도 않는 평한 성질이 있고 단맛과 쓴맛을 내
며 폐와 신장의 기능을 튼튼하게 한다.

ㅣ 주요 성분은 무엇인가요? ㅣ
은행은 단백질, 지방, 탄수화물, 칼슘, 인, 철, 칼륨, 다양한 아미노
산, 진코닉산Ginkgolic acid, 진놀ginnol 등의 성분을 주로 함유하고
있다.

ㅣ 주의할 사항이 있나요? ㅣ
은행은 소량이긴 하나 독소가 함유되어 있으므로, 한꺼번에 많이 먹

거나 자주 먹는 것은 바람직하지 않다. 특히 5세 미만의 아동은 절대 먹지 않도록 한다.

| 영양 성분이 얼마나 들어 있나요? |

몸이 허하고 대하증이 있는 여성은 은행에 연밥과 찹쌀을 넣고 죽을 쑤어 먹으면 치료 효과를 볼 수 있다. 그리고 은행은 뱀장어와 상극이므로 함께 요리하지 않는다.

| 식이 요법 |

은행 새알탕

준비할 재료 | 껍질 깐 은행 · 복령 · 물푸레나무 꽃 각 20g, 찹쌀가루 30g, 배 1개,

만드는 방법 | 1. 은행은 속을 제거하고, 복령은 곱게 갈아 두며, 물푸레나무 꽃은 깨끗이 씻어 둔다.

2. 배는 껍질을 깎아 씨를 제거한 후 깍둑썰기 한다.

3. 찹쌀가루와 복령 가루에 물을 부어 반죽하고, 작고 동그랗게 새알을 빚는다.

4. 솥에 물이 끓으면 새알, 은행, 배를 같이 넣고 익을 때까지 푹 삶는다.

6. 다 익었을 때 물푸레나무 꽃과 소금을 넣으면 요리가 완성된다.

효능 | 은행 새알탕은 폐에 수분을 공급하고 기침을 사그라지게 한다. 또 체액 분비를 활발하게 해 갈증을 다스리는 효과도 있다. 특히 당뇨 환자에게 적합하고, 양기가 허해 마른기침이 나는 증상에 효과가 있다.

은행 순대

준비할 재료┃ 껍질 깐 은행과 더덕 각 30g, 돼지 창자 1개, 연밥 40g.

만드는 방법┃ 1. 돼지 창자를 깨끗이 씻은 후 무화과, 더덕, 심을 뺀 연밥을 창자 속에 담아 단단히 봉한다.

2. 물 적당량과 창자를 넣고 익을 때까지 끓인다.

3. 돼지 창자 건져 내 식힌 후 어슷썰기 한다.

4. 은행, 연밥과 함께 순대를 접시에 담고 참기름, 소금, 마늘, 생강, 마늘 등을 넣고 골고루 버무리면 요리가 완성된다.

효능┃ 은행 순대는 위를 튼튼하게 하고 비장의 기를 북돋아 준다. 아울러 허한 기를 보해 기력을 회복시키고 혈당을 조절한다.

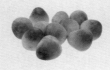

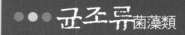

제6장

·균조류는 단백질, 식이 섬유, 무기질이 풍부한 반면, 지방 함유량은 낮다. 섭취하면 성장 발육을 돕고 심신을 강하게 하며 뇌 건강과 IQ 향상에 좋다.

·균조류는 혈액 순환을 원활하게 하고 혈압, 콜레스테롤, 혈당을 잡아 준다. 따라서 협심증, 고혈압 예방에는 효과가 그만이다.

·균조류에는 고분자 다당체, 베타글루칸ß-glucan성분이 들어 있다. 이 성분은 면역력을 높이고 몸에 침입한 세균과 이물질을 처리한다. 아울러 암세포 증식을 효과적으로 차단하는 항암 작용도 한다. 또 염증과 알레르기를 억제하는 효과도 있다.

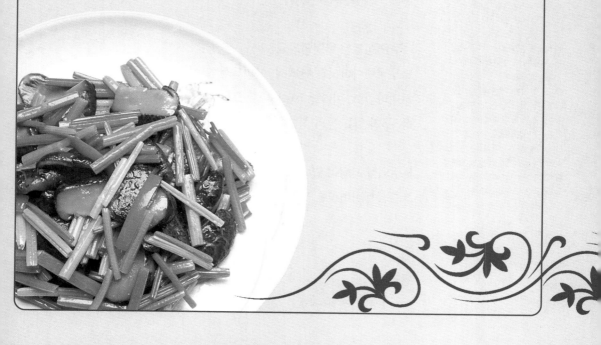

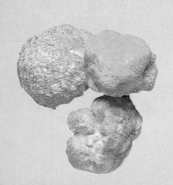

노루궁뎅이버섯
[猴頭菇]

| 어떤 효과가 있나요? |

노루궁뎅이버섯은 비장을 건강하게 하고 위장을 튼튼하게 하며 허한 기를 보해 준다. 아울러 가래를 가라앉히고 암을 치료하는 효과가 있다.

| 어떤 사람에게 적합할까요? |

노루궁뎅이버섯은 당뇨병, 암, 심 혈관 질환이나 비만, 식욕을 잃은 사람, 위가 붓고 아픈 경우, 만성 표재성 위염, 위축성 위염, 위두염, 위 십이지장 궤양, 비장의 기가 허하고 약한 경우, 영양 결핍인 사람, 신경 쇠약으로 고생하는 사람이 먹으면 효과를 볼 수 있다. 특히 식도암이나 분문암, 위암 환자에게 효과가 뛰어나다.

BONUS

한 임상 연구 결과, 암 환자에게 노루궁뎅이버섯 배당체를 쓰자 체내에 인터페론이 생성되면서 항암 효과가 더 커진 것으로 나타났다. 노루궁뎅이버섯을 꾸준히 섭취하면 체내에 면역 글로불린과 백혈구 수가 증가해 면역력이 강해지므로 암 환자에게 큰 도움이 된다. 그리고 이 밖에도 노루궁뎅이버섯에 함유된 불포화 지방산은 혈액순환을 도와 혈중 콜레스테롤 수치를 크게 떨어뜨리는 작용을 한다. 이처럼 노루궁뎅이버섯은 고혈압이나 동맥 경화 같은 심 혈관 질환으로 고생하는 사람들에게 아주 이상적인 건강식품이다.

| 성질과 맛은 어때요? 어디에 좋은가요? |

노루궁뎅이버섯은 평한 성질이 있고 단맛을 내며 위장과 비장에 작용해 기운을 북돋아 준다.

| 주요 성분은 무엇인가요? |

노루궁뎅이버섯은 단백질, 아미노산 열여섯 가지, 소량의 지방, 프로비타민 A, 비타민 B1, 비타민 B2, 다당체, 폴리펩티드류, 식이 섬유, 무기 염류 등의 성분을 주로 함유하고 있다.

| 주의할 사항이 있나요? |

노루궁뎅이버섯은 누가 먹어도 좋은 식품이다.

노루궁뎅이버섯 토끼 조림

준비할 재료ㅣ노루궁뎅이버섯 100g, 토끼 고기 250g.

만드는 방법ㅣ1. 노루궁뎅이버섯은 따뜻한 물에 15분정도 담가 두었다가 물기를 꼭 짠 후 작게 썰어 둔다.

2. 토끼 고기는 물에 깨끗이 씻어 적당한 크기로 썬다.

3. 솥에 기름을 두르고 달군 후, 파와 생강 채 썬 것을 볶아 향을 낸다.

4. 토끼 고기를 넣고 살짝 볶은 다음, 간장과 찬물 적당량을 부어 약한 불에서 끓인 다.

5. 토끼 고기가 거의 다 익어 갈 때쯤 노루궁뎅이버섯을 넣고 약한 불에서 천천히 익힌다.

6. 소금, 조미료로 간을 하면 요리가 완성된다.

효능ㅣ이 요리는 음기를 보강하고 위의 기력을 회복시킬 뿐만 아니라 허한 기를 채워 주고 암을 이겨낼 수 있도록 도와준다.

노루궁뎅이버섯 닭탕

준비할 재료ㅣ닭 1마리(750g), 노루궁뎅이버섯 120g, 황기 30g.

만드는 방법ㅣ1. 닭을 잡아 털과 내장을 제거하고 깨끗이 씻은 후 작은 크기로 썰어 둔다.

2. 황기는 깨끗이 씻어 닭고기, 생강과 함께 솥에 넣는다.

3. 찬물을 적당히 붓고 센 불에서 한 번 끓인 후, 약한 불로 줄여서 다시 두 시간 정도 서서히 익힌다. 황기는 건져 낸다.

4. 씻어 둔 노루궁뎅이버섯을 적당한 크기로 썰어 솥에 함께 넣고 소금으로 간을 하면 음식이 완성된다.

효능ㅣ이 국은 비장의 기운을 되찾아 주고 원기를 북돋는다. 아울러 암을 예방하고 치료하는 효과도 있다.

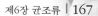

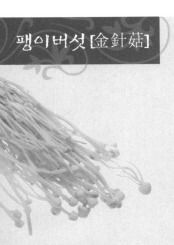

팽이버섯 [金針菇]

| 어떤 효과가 있나요? |

팽이버섯은 기를 북돋우고 허한 기를 보하며 암세포의 증식을 억제시키는 효과가 있다.

| 어떤 사람에게 적합할까요? |

팽이버섯은 당뇨병, 고혈압, 고지혈증, 동맥 경화, 비만, 암으로 고생하는 사람에게 좋다. 아울러 습관성 변비나 변이 딱딱한 경우, 기와 혈이 부족한 경우, 영양 부족일 때, 체질이 허약한 사람, 성장 발육기의 어린이나 청소년에게 뛰어난 효과를 보인다.

BONUS

팽이버섯은 '다기능' 버섯이다. 우선, 팽이버섯에 함유된 프롤라민prolamin성분은 체내에 흡수되면 암세포 증식을 철저히 막는 항암 작용을 한다. 그리고 팽이버섯은 성장기 어린이에게 꼭 필요한 아연이 풍부해서 어린이의 발육에도 큰 도움을 준다. 아울러 팽이버섯에 함유된 다당체와 다량의 식이 섬유는 혈중 콜레스테롤 수치와 혈압을 떨어뜨리고, 비만증과 당뇨병, 동맥 경화의 발병을 막아 주는 역할도 한다. 팽이버섯을 꾸준히 섭취하면, 장운동이 활발해져서 몸 안의 노폐물을 신속히 몸 밖으로 배출시키므로 소화는 물론 변비도 걱정할 필요가 없다. 게다가 간 질환과 위궤양을 예방하고 치료하는 데도 큰 도움이 된다.

| 성질과 맛은 어때요? 어디에 좋은가요? |

팽이버섯은 찬 성질이 있고 단맛을 내며 비장과 대장의 기능을 왕성하게 한다.

| 주요 성분은 무엇인가요? |

팽이버섯은 단백질, 지방, 카로틴, 여러 가지 아미노산, 핵산, 비타민 등의 성분을 풍부하게 함유하고 있다.

| 주의할 사항이 있나요? |

비장과 위가 허하고 냉한 사람, 묽은 변을 자주 보거나 설사를 하는 사람은 되도록 팽이버섯을 적게 먹는 것이 바람직하다.

| 영양 성분이 얼마나 들어 있나요? |

팽이버섯은 송이버섯보다 아미노산을 더 많이 함유하고 있다. 특히 성장기 어린이에게 꼭 필요한 리신이 송이버섯보다 배 이상 풍부해서 어린이의 두뇌 개발과 지능 발달에 많은 도움을 준다. 그래서 팽이버섯을 '똑똑해지는 버섯'이라 부르기도 한다.

| 식이 요법 |

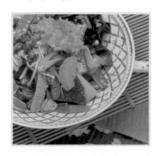

팽이 드렁허리볶음

준비할 재료 | 물에 불린 팽이버섯 100g, 드렁허리 채 썬 것 350g.

만드는 방법 | 1. 팽이버섯은 이물질을 제거하고 깨끗이 씻은 후 적당한 크기로 썬다.

2. 녹말가루에 물을 붓고, 뭉치지 않게 잘 저어 다시 그것을 팬에 부어서 끓인다.

3. 드렁허리 채 썬 것을 넣고 간장, 소금, 맛술 등을 넣고 볶는다.

4. 드렁허리가 반쯤 익었을 때 팽이버섯과 생강을 넣어 계속 볶다가 드렁허리가 완전히 익으면 그릇에 담아낸다.

5. 팬을 깨끗이 씻어 센 불에 올려 달군 후 식용유를 붓고 다진 마늘을 볶는다.

6. 접시에 담아 둔 드렁허리 위에 볶은 마늘을 골고루 올리고, 또 그 위에 산초 가루를 뿌리면 요리가 완성된다.

효능 | 팽이 드렁허리볶음은 허한 기를 채우고 혈을 보해 준다. 아울러 근육을 강화시키고 뼈를 튼튼하게 하는 효과도 있다.

팽이버섯볶음

준비할 재료 | 팽이버섯 200g, 표고버섯 30g.

만드는 방법 | 1. 팽이버섯을 따뜻한 물에 담가 불린 후 꼭지를 뗀다.

2. 표고버섯은 물에 불려 둔다.

3. 팬에 기름을 붓고 달군 후, 팽이버섯을 넣어 살짝 볶은 다음 표고버섯을 넣어 같이 볶는다.

4. 버섯이 다 익었을 때 간장, 참기름, 후춧가루를 넣어 맛을 내면 요리가 완성된다.

효능 | 팽이버섯볶음은 몸의 습한 기운을 없애고 갈증을 해소하는 데 효과가 그만이다.

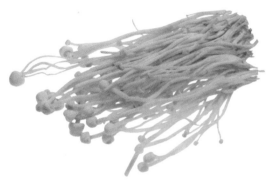

| 어떤 효과가 있나요? |

송이버섯은 비장의 기를 보하고 원기를 회복시켜 준다. 아울러 기를 다스리고 입맛을 돋우며 가래를 없애고 혈중 지방 농도를 낮추는 데도 효과적이다.

| 어떤 사람에게 적합할까요? |

송이버섯은 당뇨병, 백혈구 감소증, 만성 간염, 암, 고지혈증, 과콜레스테롤 혈증, 비만으로 고생하는 사람에게 좋다. 이 밖에도 폐가 허해 기침이 나는 경우, 가래가 심하고 누런 색을 띨 때, 폐와 위가 허약한 경우, 식욕을 잃었을 때, 위가 불편할 때, 어린이가 홍역을 앓을 때 송이버섯을 먹으면 효과가 있다.

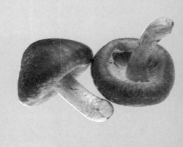

송이버섯 [蘑菇]

| 성질과 맛은 어때요? 어디에 좋은가요? |

송이버섯은 찬 성질이 있고 단맛을 내며 폐와 위장 건강에 큰 도움을 준다.

| 주요 성분은 무엇인가요? |

송이버섯은 단백질, 다양한 비타민, 무기 염류, 다당류, 유리 아미노산, 식이 섬유 등의 성분이 함유되어 있다.

| 주의할 사항이 있나요? |

고대 의학자들과 민간의 경험에 따르면, 송이버섯은 '질병 유발 식품'이므로 많이 섭취하는 것은 바람직하지 않다.

BONUS

연구 결과, 송이버섯에 함유된 다당 성분은 암을 예방하고 치료하는 효과가 있는 것으로 밝혀졌다. 뿐만 아니라 지연성 간염이나 만성 간염, 백혈구 감소증, 고지혈증을 앓는 사람이 송이버섯을 꾸준히 먹으면 영양 공급은 물론 치료 효과까지 누릴 수 있다.

범룡박사의 조언

박사님, 혈당 강하제를 장기 간 복용하면 간과 신장 기능 에 영향을 주지 않을까요? 어떻게 해야 하죠?

사실, 오랜 기간 혈당 강하제를 복용하면 간과 신장 기능이 악화될 수 있어서 항상 긴장을 늦추지 말아야 합니다. 언제나 정기적으로 간과 신장 기능을 체크해야 하지요. 간과 신장에 이상 신호가 발견되는 즉시 혈당 강하제 복용을 멈추고, 인슐린으로 바꿔 치료해야 합니다. 외부에서 투여된 인슐린이나 체내에서 분비된 인슐린이나 모두 활동 과정은 유사합니다. 일반적으로, 인슐린은 간이나 신장, 근육 등에 별 영향을 주지 않습니다. 간과 신장에 오는 이상 신호를 제때 감지해서 그 즉시 혈당 강하제 복용을 멈추고 바로 인슐린 치료로 전환하면, 간과 신장 기능이 악화되는 것을 막을 수 있습니다.

| 식이 요법 |

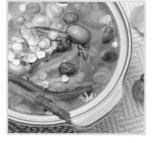

당삼 송이 닭찜

준비할 재료 | 당삼 15g, 양송이버섯 50g, 닭고기 250g.

만드는 방법 | 1. 당삼을 깨끗이 씻어 물에 담가 두었다가 적당한 크기로 썬다.

2. 송이버섯은 씻어서 먹기 좋은 크기로 썰어 둔다.

3. 닭고기는 손질해 깨끗이 씻고, 토막 낸 후에 소금과 맛술로 양념하고 생강, 파를 넣어 재워 둔다.

4. 튀김용 팬에 식용유를 부어 달군 후 생강과 파를 볶아 향을 내고, 닭고기를 넣어 볶는다.

5. 닭고기가 거의 다 익었을 때쯤 육수를 붓고 맛술과 간장을 넣는다.

6. 당삼과 송이버섯을 넣고 익을 때까지 볶다가 소금과 조미료로 간을 하면 요리가 완성된다.

효능 | 당삼 송이 닭찜은 기를 보하고 혈액 순환 을 원활하게 하며 입맛을 돌아오게 한다.

송이 두부껍질 무침

준비할 재료 | 송이버섯 100g, 물에 불린 두부껍질 15g, 오이 50g.

만드는 방법 | 1. 물기를 제거한 두부껍질은 3cm 크기로 자르고, 송이버섯은 이물질을 제거해 깨끗이 씻고 적당한 크기로 썬다.

2. 오이는 깨끗이 씻어 작은 마름모 모양으로 썬다.

3. 준비된 재료들을 각기 따로 데쳐서 찬물에 담갔다가 물기를 빼 용기에 담는다.

4. 팬에 기름을 두르고 산초 가루를 볶아 향을 낸다.

5. 준비한 재료 위에 볶아 낸 산초 가루를 얹고, 잠시 뚜껑을 덮어 향이 배게 한다.

6. 소금, 조미료를 넣어 잘 버무리면 요리가 완성된다.

효능 | 이 요리는 비장과 위의 기를 보하고 폐의 열을 식혀 가래를 없애 준다. 또 음 기를 북돋우고 수분을 제공해 건조함을 없애는 데도 좋다.

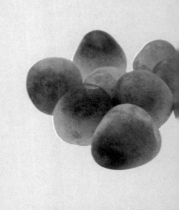

| 어떤 효과가 있나요? |

풀버섯은 열을 내리고 더위를 쫓으며 폐의 기를 보해 원기를 북돋아 준다. 아울러 허약해진 위장과 십이지장을 튼튼하게 하고 혈중 지방 농도와 혈압을 떨어뜨리는 효과가 있다.

| 어떤 사람에게 적합할까요? |

풀버섯은 당뇨병, 암, 고혈압, 고지혈증, 동맥 경화, 협심증을 앓는 사람에게 좋다. 뿐만 아니라 폐와 위의 기가 허약한 사람, 몸이 쇠약한 사람, 기와 혈이 부족한 사람, 영양 상태가 좋지 못한 사람, 식욕이 없을 때, 무더운 여름철에 몸의 열을 내리고 싶거나 더위를 식히고 싶을 때 풀버섯을 먹으면 효과를 볼 수 있다.

| 성질과 맛은 어때요? 어디에 좋은가요? |

풀버섯은 찬 성질이 있고 단 맛을 내며 비와 위장의 기능을 왕성하게 한다.

| 주요 성분은 무엇인가요? |

풀버섯은 단백질, 지방, 당류, 식이 섬유, 20여 가지 정도의 아미노산, 풍부한 비타민 C 등을 함유하고 있다. 풀버섯에 들어 있는 20여 가지 아미노산 가운데는 우리 몸에 꼭 필요한 필수 아미노산 일곱 가지가 있다. 또한 풀버섯은 비타민 C가 풍부한 식품일 뿐만 아니라 저低지방, 무無콜레스테롤 식품이다.

BONUS

풀버섯에 함유된 일종의 돌연변이 단백질은 체내에 흡수되었을 때 암세포의 증식을 막는 효과를 낸다. 최근에는 여러 가지 종양을 치료하는 데도 사용되는 것으로 밝혀졌다. 이 밖에도 풀버섯은 혈압과 혈중 콜레스테롤 수치를 낮추고 몸이 허약해 쉽게 감기에 걸리거나 부스럼 상처가 잘 아물지 않을 때도 좋은 효과를 보인다. 또한 당뇨 환자에게 영양을 공급하는 식품이자 병을 치료하는 '약'이 되는 버섯이다.

| 주의할 사항이 있나요? |

비장과 위가 허해 위에 통증이 있거나 설사를 자주 하는 사람은 풀
버섯을 먹으면 안 된다.

| 영양 성분이 얼마나 들어 있나요? |

풀버섯은 표고버섯보다 조단백질이 무려 두 배나 더 풍부하다. 그리
고 비타민 C 함유량은 귤의 여섯 배에 달한다.

| 식이 요법 |

버섯볶음

준비할 재료 | 풀버섯과 노루궁뎅이버섯 각 60g.

만드는 방법 | 1. 풀 버섯과 노루궁뎅이버섯을 깨끗이 씻은 다음, 적당한 크기로 자
른다.

2. 팬에 기름을 두르고 달군 후 버섯을 넣고 소금으로 간을 하면서 살짝 볶는다.

3. 소량의 물을 부어 버섯을 충분히 익히면 요리가 완성된다.

효능 | 버섯볶음은 위와 비장의 기를 보하고 원기를 북돋는다. 아울러 위장에 충분
한 영양분을 공급하고 허한 기를 채워 주며 암을 예방하고 치료하는 효과까지 있다.

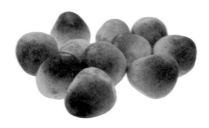

풀버섯 두부 수프

준비할 재료 | 물에 불린 풀버섯 100g, 순두부 200g, 면근(面筋. 밀가루 속 단백질을 주원료로 만든 중국 전통 식품. 보통 시장에서는 기름에 튀긴 것을 판매함) 15g, 익힌 죽순 50g, 녹차 잎 50g.

만드는 방법 | 1. 순두부, 면근, 죽순을 모두 깍둑썰기 한다.

2. 풀버섯은 이물질을 제거해 깨끗이 씻고 역시 깍둑썰기 한다.

3. 녹차 잎은 씻은 후 가루를 낸다.

4. 팬에 기름을 두르고 달군 후, 다진 생강을 볶아 향을 낸다.

5. 팬에 육수, 두부, 풀버섯, 면근, 죽순을 넣고 살짝 볶는다.

6. 소금, 조미료를 넣고 센 불에서 한 번 끓인 후 녹차 잎을 넣어 향이 배도록 한다.

7. 녹말가루를 풀어 걸쭉하게 만든 후 참기름으로 마무리하면 요리가 완성된다.

효능 | 풀버섯 두부 수프는 원기를 북돋우고 신장의 기운을 회복시킨다. 아울러 위를 튼튼하게 하고 몸 안의 열을 내리는 데도 효과적이다.

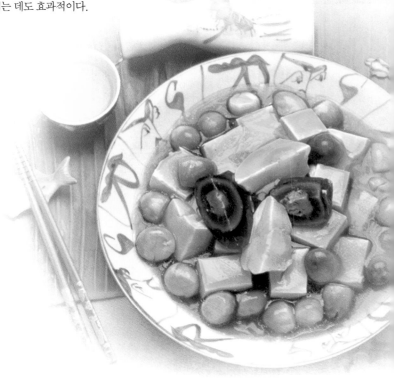

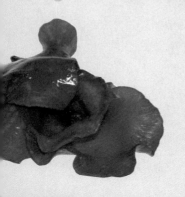

목이버섯 [黑木相]

ㅣ어떤 효과가 있나요? ㅣ

목이버섯은 위를 튼튼하게 하고 장에 수분을 공급한다. 그리고 음기를 북돋우고 폐를 촉촉하게 하며 원기를 회복시켜서 건강한 몸 상태를 유지하게 한다. 또한 부족한 혈을 보하고 지혈 작용도 한다.

ㅣ어떤 사람에게 적합할까요? ㅣ

목이버섯은 당뇨병, 암, 비만증, 빈혈, 심·뇌 혈관 질환을 앓는 사람에게 좋다. 아울러 각종 출혈성 질병이나 출혈이 있는 치질, 출혈이 있는 설사나 대변을 보는 경우, 혈뇨, 코피, 객혈, 안저 출혈, 생리 양이 지나치게 많은 여성이 먹으면 모두 뛰어난 효과를 볼 수 있다.

BONUS

목이버섯은 영양가가 풍부해서 '채소계의 고기'라 불린다. 또 목이버섯은 '천연 항응고제'로, 자주 섭취하면 혈소판 응집을 차단해 혈액 응고를 막아 준다. 그러므로 동맥 경화에 노출될 위험이 줄어들고, 뇌졸중이나 중풍, 뇌경색 등 치명적인 질병에 걸리는 것을 사전에 예방할 수 있다. 또한 목이버섯에 함유된 다당류는 일종의 항암 물질로, 종양을 분해하고 체내 면역력도 높여 준다. 이 밖에도 목이버섯은 노화 방지 효과가 있고 미용에도 좋다. 그래서 목이버섯을 꾸준히 먹으면 얼굴의 혈색이 좋아지고 피부를 탄력 있게 유지할 뿐만 아니라 다이어트 효과도 얻을 수 있다. 목이버섯에 함유된 인 성분이 바로 노화 방지 효과를 발휘하며, 젊음을 유지시켜 준다고 해서 '장수 식품'이라는 별명이 붙었다.

ㅣ성질과 맛은 어때요? 어디에 좋은가요? ㅣ

목이버섯은 따뜻하지도 차지도 않은 평한 성질이 있고 단맛을 내며 위와 대장의 기능을 왕성하게 한다.

ㅣ주요 성분은 무엇인가요? ㅣ

목이버섯은 단백질, 지방, 당, 회분 등을 함유하고 있다. 목이버섯의 회분에는 인, 철, 칼슘, 카로틴, 비타민 B1, 비타민 B2, 니코틴산 성분이 들어 있고, 당에는 만난mannan, 만노오스, 포도당, 크실로오스, 글루쿠론산glucuronic acid, 펜토오스Pentose, 메틸펜토오스methylpentose가 함유되어 있다.

목이버섯 두부 찜

준비할 재료 | 목이버섯 30g, 호두 7개, 두부 200g.

만드는 방법 | 1. 목이버섯은 물에 충분히 불린 다음 이물질을 제거해 깨끗이 씻어 두고, 호두는 껍데기를 깐 다음 깨끗이 씻는다.

2. 손질한 목이버섯, 호두, 두부를 같이 솥에 넣고 물을 적당량 부어 익힌다.

3. 다 익었을 때 소금, 조미료로 간을 하고 참기름을 살짝 뿌리면 요리가 완성된다.

효능 | 목이버섯 두부 찜은 음기를 보하고 몸 안의 열을 내리며 심장과 신장의 기운을 회복시킨다.

시금치 목이버섯 무침

준비할 재료 | 목이버섯과 시금치 줄기 각 100g, 당근 20g, 계란 2개.

만드는 방법 | 1. 시금치 줄기는 깨끗이 씻어 썰어 두고, 목이버섯은 물기를 빼 채를 썬다.

2. 당근은 채 썰고, 생강은 다지며, 계란은 깨서 지단을 부치고 채 썬다.

3. 시금치와 목이버섯은 끓는 물에 살짝 데친 후 찬 물로 씻는다.

4. 데친 시금치와 목이버섯, 지단, 당근에 소금과 조미료, 식초를 넣어 골고루 무치고 참기름으로 마무리하면 요리가 완성된다.

효능 | 시금치 목이버섯 무침은 혈당을 떨어뜨리고 위를 튼튼하게 하며 장에 수분을 공급한다.

 범泛박사의 조언

박사님, 당뇨 환자가 식사를 못할 때도 혈당 강하제를 복용해야 하나요?

당뇨 환자가 식사를 못할 때는 즉시 병원에 가서 진찰받는 것이 우선입니다. 의사와 상담 없이 계속해서 혈당 강하제를 복용하거나 임의로 복용을 중단해서는 안 됩니다. 당뇨 환자가 열량 섭취를 하지 못하는 상황에서 혈당 강하제를 계속 복용하면 저혈당을 초래하고, 저혈당이 심각하면 환자의 생명까지 위협할 수 있습니다. 그러나 식사를 못한다고 해서 바로 혈당 강하제 복용을 중단하는 것도 위험해요. 이 역시 심각한 결과를 초래할 수 있답니다. 다시 말하면, 환자가 식사를 못하면 몸은 신진대사 대신 지방 분해를 통해 에너지를 얻으려고 하지요. 그러면 지방 분해가 빠르게 진행되고, 그 결과 케톤체가 대량으로 생성됩니다. 케톤체는 그 양이 기준치를 초과하면 혈액 속에 쌓여서 혈중 케톤체 농도가 상승하게 되고 요케톤체 양성 반응이 나타나게 됩니다. 그러니까, 임의로 혈당 강하제 복용을 중단하면 이처럼 '당뇨병성 케톤산증'에 노출될 수 있는 것이지요.

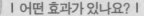

표고버섯 [香菇]

ㅣ어떤 효과가 있나요? ㅣ

표고버섯은 기와 혈을 보하고 혈중 지방 농도를 낮추며 암세포의 증식을 억제하는 효과가 있다.

ㅣ어떤 사람에게 적합할까요? ㅣ

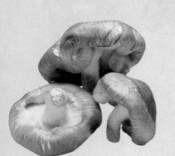

표고버섯은 당뇨병이나 비만, 암 환자, 또는 방사선 치료나 약물 치료를 받은 환자에게 적합하다. 이 밖에도 기가 허해 어지럽거나 빈혈이 있을 때, 백혈구 감소증이 나타날 때, 나이가 들면서 체력이 급격히 떨어질 때, 고지혈증, 고혈압, 동맥 경화, 만성 간염, 지방간, 담석증, 신장염, 변비, 소아 홍역이 빨리 치유되지 않을 때, 소아 구루병을 앓고 있을 때 먹으면 모두 뛰어난 효과를 볼 수 있다.

ㅣ성질과 맛은 어때요? 어디에 좋은가요? ㅣ

표고버섯은 따뜻하지도 차지도 않은 평한 성질이 있고 단맛을 내며 위와 간의 기능을 왕성하게 한다.

ㅣ주요 성분은 무엇인가요? ㅣ

표고버섯은 당 성분과 단백질을 다양하게 함유하고 있다. 당류는 만니톨, 푸코오스fucose, 포도당, 당원, 펜토산이 들어 있고, 단백질로는 알부민, 글루텔린glutelin, 프롤라민이 있다. 이 밖에도 열여덟 가지 아미노산과 30여 가지의 효소, 그리고 지방, 무기 염류, 비타민 등도 다양하게 함유하고 있다.

| 주의할 사항이 있나요? |

표고버섯은 만성 또는 소양성 피부 질환을 앓는 사람에게는 해로우므로 먹지 않는 것이 좋다. 그리고 '동풍動風 식품' 이라 불리는 만큼, 경우에 따라서는 몸에 경련을 일으킬 수도 있다. 따라서 홍역, 출산, 병을 앓은 후에는 절대 표고버섯을 섭취하지 말아야 한다.

| 식이 요법 |

표고버섯 소고기 찜

준비할 재료 | 소고기 500g, 표고버섯 50g.

만드는 방법 | 1. 표고버섯은 물에 불려 이물질을 제거한 후 깨끗이 씻어 이등분한다.

2. 소고기는 깨끗이 씻어 네모지게 썬다.

3. 튀김용 팬에 기름을 부어 달군 후, 소고기와 함께 파, 생강, 대회향 등의 재료를 적당량 넣고 물을 충분히 부어서 소고기를 익힌다.

4. 소고기에 젓가락이 완전히 들어갈 정도로 익으면 건져 내서 식히고, 호두만 한 크기로 네모지게 썰어 둔다.

5. 팬을 깨끗이 씻고 다시 기름을 부어 달군 후, 익힌 소고기를 살짝 튀겨 내고 체에 건져 기름을 뺀다.

6. 솥에 기름을 약간만 남겨 중간 불에 올리고 대회향을 넣어 볶는다.

7. 대회향이 노란색으로 변하면 파와 생강, 맛술, 간장, 조미료, 육수를 적당량 넣어 골고루 젓는다.

8. 이 양념에 튀긴 소고기를 넣고 센 불에서 5분 정도 끓인 후, 표고버섯을 넣고 다시 3분간 익힌다.

9. 육수 농도가 진해졌을 때 녹말가루를 넣어 걸쭉하게 만들고, 그 위에 산초 기름을 살짝 뿌리면 요리가 완성된다.

효능 | 표고버섯 소고기 찜은 혈중 지방 농도를 떨어뜨리고 뇌 건강에 도움을 준다. 아울러 몸을 튼튼하게 하고 정신을 맑게 해 주는 효과도 있다.

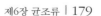

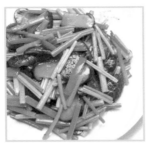

표고버섯 돼지고기볶음

준비할 재료 | 표고버섯과 새우 살 각 30g, 돼지 살코기 250g.

만드는 방법 | 1. 돼지고기는 깨끗이 씻어 깍둑썰기 하고, 맛술과 소금으로 양념해 재워 둔다.

2. 새우 살과 표고버섯은 따뜻한 물에 불린다.

3. 파는 적당한 크기로 썰고, 생강은 얇게 저며 썬다.

4. 팬에 기름을 두르고 파, 생강, 돼지고기를 넣어 살짝 볶는다.

5. 새우 살, 표고버섯 함께 넣고 맛술, 소금, 조미료로 간을 하면서 볶으면 요리가 완성된다.

효능 | 표고버섯 돼지고기볶음은 음기를 보하고 허해진 신장의 기를 채워 준다. 아울러 체액 분비를 촉진하고 혈액의 흐름을 원활하게 하는 효과가 있다.

| 어떤 효과가 있나요? |

느타리버섯은 기를 북돋우고 위의 기능을 왕성하게 하며 비장을 튼튼하게 하고 가래를 없애 준다. 아울러 배에 가스가 차거나 헛배가 부를 때 가스를 몸 밖으로 배출시키고 맥을 잘 통하게 한다. 게다가 허한 기를 채우고 암세포의 증식을 억제하는 효과도 있다.

| 어떤 사람에게 적합할까요? |

느타리버섯은 당뇨병, 암, 비만, 간염, 만성 위염, 위궤양, 십이지장궤양, 구루병, 갱년기 질환이나 손발이 저릴 때, 허리와 다리가 아플 때 먹으면 좋다. 이 밖에도 고혈압, 고지혈증, 동맥 경화, 협심증을 앓거나 폐와 위의 기운이 허한 사람, 영양 상태가 좋지 못한 경우, 식욕이 떨어질 때 느타리버섯을 먹으면 뛰어난 효과를 볼 수 있다.

느타리버섯 [平菇]

| 성질과 맛은 어때요? 어디에 좋은가요? |

느타리버섯은 따뜻하지도 차지도 않은 평한 성질이 있고 단맛을 내며 비장과 위를 건강하게 한다.

| 주요 성분은 무엇인가요? |

느타리버섯은 열여덟 가지 아미노산과 조단백질, 지방, 섬유소, 여러 가지 비타민, 무기 염류 등을 함유하고 있다.

| 주의할 사항이 있나요? |

느타리버섯은 모든 사람에게 도움이 되는 식품이다.

느타리버섯은 균당, 만니톨, 호르
몬 등을 함유하고 있어서 신진대
사를 촉진하고 체질을 개선하며
식물 신경을 조절하는 등의 기능
이 있다. 그래서 몸이 허한 환자에
게는 우수한 영양 식품이요, 고혈
압, 간염, 만성 위염, 위궤양, 십이
지장궤양, 구루병으로 고생하는 사
람에게는 뛰어난 효과를 발휘하는
치료제가 된다. 느타리버섯은 특히
갱년기 여성이 앓는 여러 가지 증
상에 효과가 탁월하다. 한 약리 연
구 결과에 따르면, 느타리버섯에
함유된 다당이 인체 면역력을 높
이고 종양을 억제하는 효과를 발
휘하는 것으로 밝혀졌다. 이 밖에
느타리버섯은 독소, RNA복합체가
들어 있어서 바이러스 생성과 증
식을 차단하는 역할도 한다.

∣ 영양 성분이 얼마나 들어 있나요? ∣

느타리버섯은 단백질이 다량 함유하고 있다. 말린 느타리버섯 100g
에는 계란의 2.6배, 돼지고기의 1.5배, 목이버섯의 7.2배, 밀가루의 4
배에 달하는 조단백질이 들어 있다.

∣ 식이 요법 ∣

느타리버섯 토끼 고기 찜

준비할 재료 ∣ 느타리버섯 250g, 토끼 고기 150g.

만드는 방법 ∣ 1. 느타리버섯을 깨끗이 씻어 작은 크기로 찢어 둔다.

2. 토끼 고기는 깨끗이 씻어 얇게 저민다.

3. 느타리버섯과 토끼 고기를 볼에 넣고 식용유, 간장, 소금을 넣어 버무린 후 토끼
고기가 완전히 익을 때까지 중탕으로 찐다.

4. 조미료를 적당량 넣어 맛을 내고 다진 마늘과 파를 요리 위에 뿌리면 요리가 완성된다.

효능 ∣ 느타리버섯 토끼 고기 찜은 원기를 북돋우고 비장을 튼튼하게 하며 암을 예
방하고 치료하는 효과도 있다.

느타리버섯 두부 찜

준비할 재료 ∣ 두부 200g, 느타리버섯 100g, 익힌 죽순 50g, 녹차 잎 50g.

만드는 방법 ∣ 1. 두부와 죽순은 깍둑썰기 하고, 느타리버섯은 물에 불려 이물질을
제거한 후 깨끗이 씻어 깍둑썰기 한다.

2. 녹차 잎은 깨끗이 씻어 가루를 낸다.

3. 솥에 기름을 둘러 달군 후 갈아 둔 생강을 볶아 향을 낸다.

4. 육수, 두부, 느타리버섯, 죽순을 같이 넣어 살짝 볶다가 소금, 조미료를 첨가해 센
불에서 익을 때까지 볶는다.

5. 녹차 잎을 넣어 향이 밸 때까지 볶다가 녹말가루를 넣어 약간 걸쭉하게 만든 후,
참기름을 살짝 뿌리면 요리가 완성된다.

효능 ∣ 느타리버섯 두부 찜은 허한 기를 채워 주고 암세포의 증식을 억제시키며 원
기 회복을 돕는다. 아울러 위를 튼튼하게 하고 비장의 기를 왕성하게 하며 가래를
제거하는 효과도 있다.

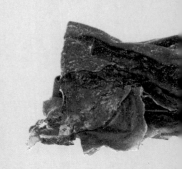

| 어떤 효과가 있나요? |

다시마는 몸의 열을 내리고 소변을 잘 보게 하며 가래를 없애 준다. 아울러 뭉친 곳을 풀어 주고 혈압을 떨어뜨리는 효과도 있다.

| 어떤 사람에게 적합할까요? |

다시마는 당뇨병, 고혈압, 고지혈증, 협심증, 동맥 경화, 비만으로 고생하는 사람이나 각종 암, 갑상선 비대증, 담낭암, 갑상샘 중독증, 경부 림프선 결핵, 림프선 결핵, 고환 부종, 노년기 만성 기관지염, 야맹증 등의 증상을 보이는 사람에게 좋다. 이 밖에도 구루병, 골연화증, 골다공증 증상이 나타나는 어린이나 여성, 노인 환자에게도 좋고, 영양 부족으로 생긴 빈혈, 납 중독 환자, 탈모 증상이 나타날 때도 다시마를 섭취하면 효과를 볼 수 있다.

| 성질과 맛은 어때요? 어디에 좋은가요? |

다시마는 찬 성질이 있고 짠맛을 내며 폐, 비장, 신장의 기능을 왕성하게 한다.

| 주요 성분은 무엇인가요? |

다시마는 조단백질, 비타민, 니코틴산, 카로틴, 지방, 당류, 섬유소, 만니톨과 함께 무기 염류 등을 풍부하게 함유하고 있다.

| 주의할 사항이 있나요? |

위가 허하고 찬 사람은 다시마를 먹으면 안 되며, 임산부나 수유기의 여성 역시 다시마 섭취를 삼가야 한다.

┃ 영양 성분이 얼마나 들어 있나요? ┃

다시마는 대표적인 알칼리성 식품으로, 다른 채소보다 알칼리도가 월등히 높다. 알칼리성 음식이 체내에 흡수되면 체액이 알칼리성을 띠게 되고 체내의 산과 알칼리의 균형을 잡아 줘서 병에 걸릴 확률이 낮아진다. 이 밖에도 다시마는 요오드 함량이 높아서 요오드 결핍으로 생긴 갑상선 기능 저하증을 치료할 수도 있다.

┃ 식이 요법 ┃

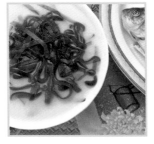

다시마탕

준비할 재료┃돼지 살코기 60g, 다시마 25g, 목이버섯 15g.

만드는 방법┃1. 다시마와 목이버섯은 깨끗이 씻은 후 채 썬다.

2. 돼지고기는 깨끗이 씻은 다음, 채 썰어서 녹말가루에 버무린다.

3. 준비한 다시마와 목이버섯, 돼지고기를 솥에 넣고 끓인다.

4. 소금, 녹말가루, 조미료를 넣고 간을 한 후 참기름을 뿌리면 요리가 완성된다.

효능┃다시마탕은 음기를 보하고 허한 기를 채워 주며 혈액 순환을 도와 피를 잘 돌게 한다. 아울러 어혈을 풀어 주고 암을 예방하고 치료하는 효과가 있다.

다시마 결명자탕

준비할 재료┃다시마 20g, 결명자 12g.

만드는 방법┃1. 다시마와 결명자를 같이 솥에 넣는다.

2. 물을 적당량 부어 달인다.

효능┃다시마 결명자탕은 몸 안의 열을 다스려 갈증을 해소하고 소변을 잘 보게 한다. 또한 혈압 강하 효과도 있어서 특히 당뇨병이나 고혈압 환자에게 좋다. 그리고 혈중 지방 농도가 지나치게 높아 간의 양기가 위로 올라와 어지러울 때 마시면 효과가 그만이다.

흰 목이버섯 [銀相]

| 어떤 효과가 있나요? |

흰 목이버섯은 음기를 보하고 폐에 수분을 공급하며 기운을 북돋아 준다. 아울러 위를 튼튼하게 하고 심장과 뇌의 기능을 왕성하게 한다.

| 어떤 사람에게 적합할까요? |

흰 목이버섯은 폐에 열이 많아 체액 분비가 원활하지 못하거나 폐의 기가 허해 가래가 없는 마른기침을 하는 경우, 가래에 피가 섞여 나오는 경우, 천식이나 숨이 차는 경우, 만성 기관지염·폐기종·폐결핵·규폐증 증상을 보일 때 먹으면 좋다. 폐의 양기가 허한 사람이나 인후가 건조할 때, 목소리가 쉬었을 때 먹어도 효과가 뛰어나다. 아울러 몸이 지나치게 야윈 사람, 영양 부족, 병이나 출산으로 몸이 허약해진 사람, 피부가 건조하고 가려운 노년층에게도 좋으며, 고혈압, 동맥 경화, 암, 만성 간염, 만성 신장염 등을 오래 앓아 몸의 기력이 쇠약할 때 먹으면 뛰어난 효과를 볼 수 있다.

| 성질과 맛은 어때요? 어디에 좋은가요? |

흰 목이버섯은 따뜻하지도 차지도 않은 평한 성질이 있고 단맛과 담백한 맛을 내며 폐와 위에 작용해 그 기능을 왕성하게 한다.

| 주요 성분은 무엇인가요? |

흰 목이버섯은 콜라겐collagen, 비타민, 지방, 탄수화물, 아밀로오스 amylose, 효소, 식이 섬유, 무기 염류 등의 성분을 함유하고 있다.

BONUS

연구 결과, 흰 목이버섯은 체내 림프구의 전화율을 촉진하고 면역력을 높여서 각종 종양을 억제하는 효과가 있다고 밝혀졌다. 흰 목이버섯은 이미 암 환자를 위한 보양 식품이자 치료 식품으로 널리 애용되고 있다.

흰 목이버섯은 평한 성질이 있고 독소도 들어 있지 않아서 누가 먹어도 좋은 식품이다.

| 어떤 음식과 궁합이 맞나요? |

흰 목이버섯은 다양한 음식과 좋은 궁합을 이룬다. 흰 목이버섯은 대추, 백합, 연밥, 팥, 마, 구기자와 함께 찹쌀을 넣고 죽을 쑤어 먹으면 좋다.

| 식이 요법 |

흰 목이버섯 해파리 무침

준비할 재료┃ 흰 목이버섯 20g, 해파리 150g, 율무 30g, 오이 300g.

만드는 방법┃ 1. 흰 목이버섯은 이물질을 제거한 후 물에 불리고, 율무는 깨끗이 씻어 익힌다.

2. 해파리는 미리 이틀 동안 물에 담가 두며, 수시로 물을 갈아 준다.

3. 해파리가 충분히 불었을 때 채 썰고, 끓는 물에 데쳐 찬물에 담갔다가 물기를 빼 둔다.

4. 오이는 껍질을 벗기고 길쭉하게 썰어 소금으로 간을 하고 물기를 제거한다.

5. 흰 목이버섯, 율무, 해파리, 오이, 파, 생강, 맛술, 간장, 참기름, 조미료를 같이 넣어 골고루 버무리면 요리가 완성된다.

효능┃ 흰 목이버섯 무침은 몸 안의 열을 내리고 독소를 몸 밖으로 배출시킨다. 아울러 비장을 튼튼하게 하고 폐에 수분을 공급하기도 한다.

흰 목이버섯 김탕

준비할 재료 | 흰 목이버섯과 마 각 30g, 김 50g.

만드는 방법 | 1. 흰 목이버섯은 물에 충분히 불린 다음 찢어 둔다.

2. 마는 껍질을 벗기고 가늘게 채를 썬다.

3. 김은 따뜻한 물에 불려 깨끗이 씻는다.

4. 솥에 기름을 두르고 달군 후, 센 불에서 파와 생강을 넣어 살짝 볶는다.

5. 찬물 1.5ℓ 를 붓고, 물이 끓으면 흰 목이버섯과 마, 김, 맛술을 넣어 끓인다.

6. 소금, 조미료로 간을 하면 요리가 완성된다.

효능 | 흰 목이버섯 김탕은 비장을 튼튼하게 하고 위의 기운을 북돋아 준다. 아울러
몸 안의 열을 내리고 소변을 편하게 보도록 하는 효과가 있다.

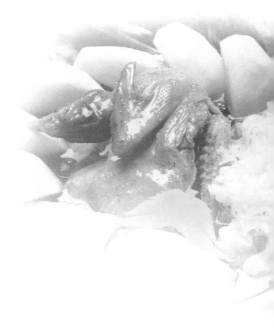

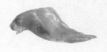

제7장

●●● **육류**肉類

· 육류는 풍부한 단백질과 열량을 공급한다. 그리고 음식에 함유된 지방과 콜레스테롤의 처리 능력을 키워 준다.
· 육류에 함유된 여덟 가지 아미노산의 양과 비율은 우리 몸에 필요한 필수 아미노산과 꼭 맞아 떨어진다. 체내에 흡수되어 사용되는 양도 가장 많다.
· 육류를 통해 칼슘 외의 모든 무기질과 하루 지방 섭취 권장량 60g~70g을 공급받을 수 있다.
· 육류 살코기는 소화 흡수가 잘되는 철분과 B류 비타민이 풍부하다. 특히 비타민 B12는 육류가 아니면 섭취가 힘들다.

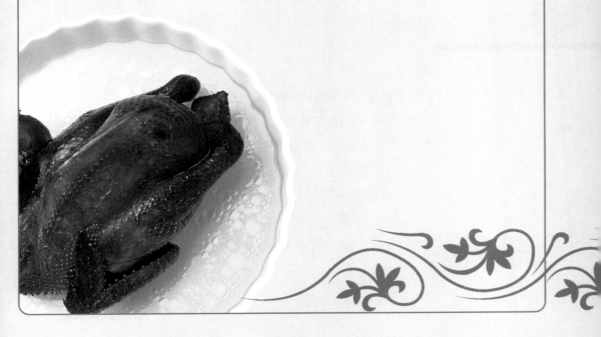

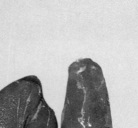

소고기 [牛肉]

| 어떤 효과가 있나요? |

소고기는 비장과 위의 기운을 북돋우고 기를 보하며 비장과 위장을 튼튼하게 한다. 아울러 근육을 키우고 뼈를 튼튼하게 한다. 몸이 부었을 때도 허해진 기를 보하고 습한 기운을 없애는 작용을 해서 아주 효과적이다.

| 어떤 사람에게 적합할까요? |

소고기는 빈혈, 혈색이 창백할 때, 허리와 무릎이 시큰거릴 때, 다리에 힘이 없을 때, 어지럽고 눈이 침침할 때, 몸이 허하거나 오랜 병으로 기가 허해졌을 때, 영양 상태가 좋지 못한 때, 기와 혈이 부족한 경우, 심한 육체노동을 하는 경우에 먹으면 좋다. 아울러 어린이나 청소년이 소고기를 섭취하면 성장 발육에 도움이 되고 질병에 대한 면역력을 기를 수 있다. 또 출산 후 몸조리하는 산모가 소고기를 먹으면 기와 혈을 보해 건강이 빠르게 회복된다. 뿐만 아니라 수술 후 회복 과정에 있는 환자가 소고기를 먹으면 상처가 빨리 아물고 살이 오르며 근육이 붙는 데도 도움이 된다.

| 성질과 맛은 어때요? 어디에 좋은가요? |

소고기는 따뜻하지도 차지도 않은 평한 성질이 있고 단맛을 내며 폐와 위의 기능을 왕성하게 한다.

| 주요 성분은 무엇인가요? |

소고기는 단백질, 지방, 비타민 A, 비타민 B, 비타민 D, 칼슘, 인, 철, 구리, 아연 등의 성분을 함유하고 있다. 아울러 소고기 단백질에는 인체에 필요한 필수 아미노산이 다량 들어 있고 영양가도 상당히 높다.

| 주의할 사항이 있나요? |

습진 · 부종 · 가려움증 등과 같은 피부 질환을 앓는 사람은 소고기를 먹지 않는 것이 좋다. 열을 동반한 감기나 전염성 질환으로 열이 많이 나는 사람도 소고기는 금물이다. 그리고 소고기에는 콜레스테롤이 함유되어 있어서 고지혈증, 특히 과콜레스테롤증인 사람은 절대 먹으면 안 된다. 또한 간염이나 신장염을 앓는 사람도 소고기 섭취는 삼가는 것이 좋다.

| 어떤 음식과 궁합이 맞나요? |

소고기를 구기자, 대추와 함께 섭취하면 빈혈로 고생하는 사람에게 좋다. 또 기가 허한 사람이나 숨이 차고 온몸에 힘이 없을 때 소고기와 황기를 함께 먹으면 기를 보하는 효과가 배가 된다. 그리고 소고기는 부추와 상극이므로 함께 요리하지 않도록 주의해야 한다.

| 식이 요법 |

소고기 갈근탕

준비할 재료 | 소고기 300g, 갈근 20g, 산사나무 열매 10g, 무 200g.

만드는 방법 | 1. 소고기는 네모지게, 갈근과 산사나무 열매는 네모 길쭉하게, 무는 깍둑썰기 한다.

2. 소고기, 갈근, 산사나무 열매, 무, 생강, 맛술을 솥에 함께 넣고 육수를 1l 붓는다.

3. 센 불에 올려 한 번 끓고 난 후 약한 불로 바꿔서 두 시간 반 정도 더 익히면 요리가 완성된다.

효능 | 소고기 갈근탕은 비장을 튼튼하게 하고 위의 기를 보해 준다. 아울러 몸 안의 열을 내리고 허한 기를 채워 주는 효과도 있다.

BONUS

소고기, 양고기, 개고기, 돼지고기를 비교하면, 돼지고기는 평한 성질에 음기를 채워 주고 혈을 보하는 반면에 소고기와 양고기, 개고기는 따뜻한 성질의 육류로 기와 혈을 왕성하게 한다. 그리고 일반적으로 돼지고기는 사철 음식이지만, 소고기와 양고기, 개고기는 가을과 겨울에 먹어야 그 효과가 가장 크다. 또한 영양 성분을 놓고 봤을 때 소고기는 돼지고기보다 단백질 함유량이 두 배나 많지만 지방 함유량은 돼지고기의 3분의 1에 지나지 않는다.

소고기 호박 찌개

준비할 재료 | 호박 200g, 소고기 100g, 마 50g.

만드는 방법 | 1. 호박은 껍질과 속을 제거한 후 깨끗이 씻어 네모지게 썬다.

2. 소고기는 네모로 큼직하게 썰어서 끓는 물에 담가 핏물을 빼고, 찬물에 씻는다.

3. 마는 깨끗이 씻어 껍질을 벗기고 네모지게 썬다.

4. 생강은 다지고, 파는 큼직하게 썬다.

5. 팬에 식용유를 두르고 달군 후, 파와 생강을 볶아 향을 낸다.

6. 소고기를 볶다가 색이 변하기 시작하면 호박, 마, 육수를 넣어 센 불에서 끓인다.

7. 센 불에서 끓고 나면 약한 불로 줄여서 한 시간 정도 익힌다.

8. 소금, 조미료를 넣고 간을 하면 요리가 완성된다.

효능 | 소고기 호박 찌개는 체액 분비를 촉진해 갈증을 해소하고 비장과 위의 기운을 왕성하게 한다.

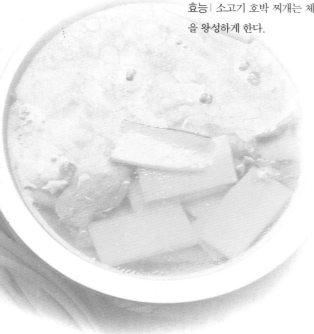

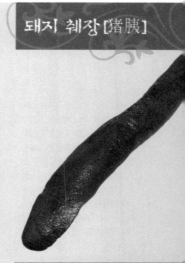

| 어떤 효과가 있나요? |

돼지 췌장은 건조한 곳에 수분을 공급하고 열을 없앤다. 아울러 폐의 기능을 왕성하게 하고 비장의 허한 기를 채워 준다.

| 어떤 사람에게 적합할까요? |

돼지 췌장은 당뇨 환자, 각막 연화증을 앓는 어린이에게 좋다. 그리고 폐결핵·만성 기관지염·폐기종 등 폐의 기가 허해 생긴 질환을 앓는 환자는 기침, 천식, 객혈 등의 증상이 있을 때 돼지 췌장을 먹으면 뛰어난 치료 효과를 볼 수 있다. 이 밖에 폐가 허해 피가 섞인 설사를 하는 경우나 불임 여성 또는 임신부가 먹으면 아주 좋다.

| 성질과 맛은 어때요? 어디에 좋은가요? |

돼지 췌장은 평한 성질이 있고 단맛을 내며 폐와 비장 기능을 왕성하게 한다.

| 주요 성분은 무엇인가요? |

돼지 췌장은 인슐린, 티록신 성분을 함유하고 있다.

| 주의할 사항이 있나요? |

돼지 췌장은 평한 성질이 있고 단맛을 내는 육류이므로, 특별히 주의할 사항은 없다.

BONUS

돼지 췌장은 폐해(肺咳. 기침을 할 때 목에서 소리가 나고 숨이 찬 증상. 심하면 피를 토하기도 함) 증상을 보일 때 먹으면 뛰어난 치료 효과를 낸다. 민간에서는 이미 당뇨를 치료하는 데 돼지 췌장을 종종 이용하고 있다.

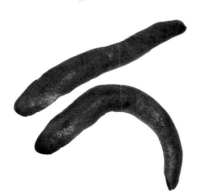

범范박사의 조언

박사님, 당뇨 환자는 육류를 어떻게 섭취하는 것이 좋을까요?

당뇨 환자는 반드시 고기를 섭취해야 하지만, 과다 섭취는 금물입니다. 간혹 고기를 먹은 후에 혈당을 조절한다는 이유로 탄수화물을 적게 드시는 경우가 있는데, 이는 매우 위험한 행동입니다. 그렇게 하면 비록 혈당은 정상 수치를 유지할지 모르나 혈중 지방 농도가 높아지기 때문입니다. 그리고 고기 중에서도 당뇨병 환자와 궁합이 맞는 부위가 있습니다. 비계는 포화 지방산이 다량 함유되어 있어 피해야 하나 살코기는 먹어도 괜찮습니다. 단, 적당량만 먹어야 합니다. 또한 어류는 인체 성분과 매우 흡사한 단백질을 함유하고, 불포화 지방산이 풍부합니다. 이는 어류가 육류보다 뛰어난 점이지요. 그리고 닭, 오리 같은 조류에 함유된 단백질은 소고기 살코기, 돼지고기 살코기, 양고기 살코기보다 우수합니다. 그러니 가축류보다는 조류 단백질을 더 많이 섭취하는 것이 건강에 좋겠습니다.

| 식이 요법 |

돼지 췌장탕

준비할 재료 | 천문동과 맥문동 각 15g, 돼지 췌장 300g.

만드는 방법 | 1. 돼지 췌장은 깨끗이 씻은 후 잘라 둔다.

2. 천문동은 물에 담가 두었다가 얇게 썬다.

3. 맥문동은 납작하게 눌러서 속에 있는 것을 모두 제거한다.

4. 생강은 얇게 썰고, 파는 적당한 크기로 썰어 둔다.

5. 맥문동, 천문동, 돼지 췌장, 맛술, 생강, 파를 함께 솥에 넣고 물을 부어 센 불에서 끓인다.

6. 센 불에서 한번 끓고 나면 약한 불로 줄여서 30분 정도 더 끓인다.

7. 소금, 조미료를 첨가해 간을 하고 참기름을 살짝 뿌려 마무리한다.

효능 | 돼지 췌장탕은 음기를 북돋우고 몸 안의 열을 내려 준다. 아울러 폐에 수분을 공급하고 체액 분비를 돕는다.

돼지 췌장 무침

준비할 재료 | 돼지 췌장 1개.

만드는 방법 | 1. 돼지 췌장은 깨끗이 씻어 끓는 물에 넣어 반쯤 익힌다.

2. 익힌 돼지 췌장은 여러 조각으로 잘라 간장을 넣고 골고루 버무리면 요리가 완성된다.

효능 | 매일 췌장 무침을 한 개씩 섭취하면 인슐린을 조절하는 데 큰 도움이 된다. 특히 당뇨 환자 가운데 입 안이 마르고 소변을 자주 보거나 쉽게 허기를 느끼는 등의 증상을 보이는 환자가 먹으면 좋다.

| 어떤 효과가 있나요? |

돼지 위장은 비장과 위장을 건강하게 하고 쇠약해진 기를 채워 기력을 회복하게 한다.

| 어떤 사람에게 적합할까요? |

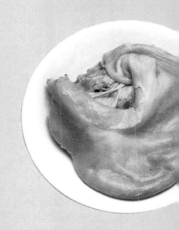

돼지 위장은 비장과 위장이 허약한 사람, 식욕이 없는 사람, 설사나 묽은 변을 보는 사람, 위가 아래로 처지는 위하수를 앓는 사람이 먹으면 좋다. 이 밖에도 비장과 위의 기력이 허한 사람, 기가 허해 몸에 기운이 없을 때, 소변을 자주 보는 사람, 신장이 허해 정액이 새는 남성, 대하증이 있는 여성이 먹어도 효과를 볼 수 있다. 태기가 불안하거나 낙태 경험이 여러 번 있는 임신부, 출산 후 기력이 쇠약해진 산모는 돼지 위장을 푹 고아서 죽을 쑤어 두고 수시로 먹으면 아주 큰 효과를 볼 수 있다. 소금에 절여 불에 그슬린 돼지 다리와 돼지 위장 함께 넣어 고은 것을 마시면 기력을 회복하는 데 적격이다.

| 성질과 맛은 어때요? 어디에 좋은가요? |

돼지 위장은 따뜻한 성질이 있고 단맛을 내며 비장과 위의 기능을 왕성하게 한다.

| 주요 성분은 무엇인가요? |

돼지 위장은 감기에 걸렸거나 배에 가스가 차 더부룩할 때는 피하는 것이 좋다. 돼지 위장에는 콜레스테롤이 다량 함유되어 있으므로, 고혈압이나 협심증을 앓는 사람은 되도록 적게 먹는 것이 좋다.

인슐린 투여량을 조절하고자 할 때는 먼저 혈당을 정확하게 여러 번 체크합니다. 투여량을 조절할 때는 반드시 이 혈당 측정 결과에만 근거하며, 요당 수치는 참고만 합니다. 일반적으로, 처음 인슐린을 투여할 때는 적은 양으로 시작하고, 양을 조금씩 점차 늘려 가는 것이 좋습니다. 물론 그렇다고 해서 투여량을 너무 자주 바꾸는 것은 좋지 않습니다. 보통 3~4일에 한 번, 2~4U 정도 범위 안에서 적정 수치까지 혈당을 조절해야 하지요. 인슐린 투여량을 조절한 양에 따라 식사량과 운동량도 균형적으로 조정해 나가야 합니다. 만약, 아침 공복 시에 혈당이 불안정하다면 밤에 저혈당으로 생긴 '소모지' 현상이 없어진 후에 저녁 식사 전에 중간형 인슐린을 투여합니다. 혹은 아침 식사 후나 점심 식사 전 혈당이 불안하면 아침 식사 전에 속효용 인슐린을 써야 합니다. 그리고 저녁 식사 전에 같은 상황이 다시 발생하면, 아침 식사 전에 중간형 인슐린을 투여하는 것이 적절합니다.

┃ 식이 요법 ┃

돼지 위장 양파 무침

준비할 재료 ┃ 돼지 위장 150g, 양파 50g, 줄기 상추 100g.

만드는 방법 ┃ 1. 줄기 상추는 껍질을 떼어내고 깨끗이 씻어서 채 썬다.

2. 양파는 채 썰고, 돼지 위장은 삶아서 채 썬다.

3. 솥에 물을 끓이고 줄기 상추를 삶아서 건져 낸 후 물을 뺀다.

4. 양파는 설익을 정도로 볶는다.

5. 준비해 둔 상추, 양파, 돼지 복부 살에 소금, 조미료, 참기름 등을 넣고 잘 버무리면 요리가 완성된다.

효능 ┃ 돼지 위장 무침은 몸 안의 열과 독소를 없애고 비장을 튼튼하게 하며 기를 채워 주는 효과가 있다.

돼지 위장 청국장 죽

준비할 재료 ┃ 돼지 위장 120g, 청국장 25g, 쌀 100g.

만드는 방법 ┃ 1. 돼지 위장은 깨끗이 씻어서 끓는 물에 완전히 익힌 후 물기를 제거하고 저며 썬다.

2. 쌀을 깨끗이 씻어 준비해 둔다.

3. 솥에 물을 적당량 붓고 쌀을 넣어 죽을 끓인다.

4. 쌀이 반쯤 익었을 때 청국장, 돼지 위장, 파 밑동을 함께 넣어 충분히 끓이면 죽이 완성된다.

효능 ┃ 이 죽은 비장의 기를 보하고 위의 기능을 왕성하게 한다. 아울러 체한 것을 내려 주고 음식물의 소화를 돕는다.

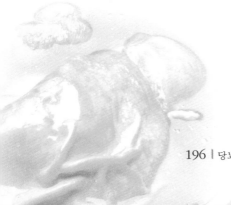

| 어떤 효과가 있나요? |
꿩 고기는 갈증을 다스리고 비장과 위의 기를 보하며 원기를 북돋는
효과가 있다.

| 어떤 사람에게 적합할까요? |
꿩 고기는 당뇨병으로 입이 마르거나 소변을 지나치게 자주 보는
사람, 비장과 위의 기가 허하거나 부족한 사람, 만성 설사 증상이
있거나 설사에 피가 섞여 나올 때 먹으면 좋다. 아울러 고지혈증,
협심증, 동맥 경화, 비만으로 고생하는 사람이 먹으면 효과를 볼 수
있다.

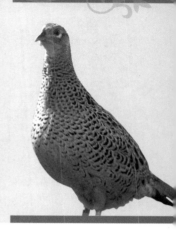

꿩 고기 [雉肉]

| 성질과 맛은 어때요? 어디에 좋은가요? |
꿩 고기는 따뜻한 성질이 있고 단맛을 내며 심장, 비장, 위에 작용해
그 기능을 왕성하게 한다.

| 주요 성분은 무엇인가요? |
꿩 고기는 조단백질, 조지방, 회분, 비타민 A, 티아민thiamine, 리보플
래빈, 비타민 B1, 비타민 B2, 비타민 C, 칼슘, 인, 철 등의 성분을 함
유하고 있다.

| 주의할 사항이 있나요? |
암, 림프 결핵, 천식, 홍반성 낭창 등의 고질병을 앓는 사람은 꿩 고
기를 먹으면 안 된다. 치질이나 옴 같은 피부 증상을 보이는 사람도
꿩 고기 섭취는 절대 금물이다.

BONUS

고단백, 저지방 식품인 꿩 고기는
겨울철에 섭취하면 효과가 가장
뛰어나다.

범范박사의 조언

박사님, 인슐린 주사는 언제 맞는 것이 가장 적당할까요?

인슐린은 식사 20~30분 전에 피하 주사하는 것이 가장 좋습니다. 피하 주사를 통해 빠르게 흡수되어 30분 후부터 약효가 나타나고, 2-4시간 후에 가장 강력한 효과를 보이지요. 인슐린의 약효는 보통 6-8시간 정도 지속됩니다. 정상인은 식사 후 2시간이 지나면 혈당이 최고치까지 상승합니다. 따라서 식사 30분전에 인슐린을 주사하면, 저혈당을 초래하지도 않고 높은 혈당을 적절하게 떨어뜨릴 수 있습니다.

I 어떤 음식과 궁합이 맞나요? I

꿩 고기는 붕어, 메기, 돼지 위장, 사슴, 호두, 메밀, 파, 목이버섯 등과 상극이므로, 함께 요리하지 않도록 주의한다.

I 영양 성분이 얼마나 들어 있나요? I

꿩 고기, 토끼 고기는 모두 고高단백, 저低지방 식품이다. 토끼 고기는 평하고 찬 성질의 육류로, 질병을 유발하는 식품이 아니므로 모든 사람에게 좋다. 하지만 꿩 고기는 따뜻한 성질이 있어 작용 부위의 기능을 채워 주는 효과가 있는 식품으로, 질병을 유발하는 육류에 속한다. 그러므로 오랫동안 고질병을 앓아 온 사람은 꿩 고기 섭취를 삼가야 한다.

I 식이 요법 I

당삼 꿩 조림

준비할 재료 I 당삼 15g, 꿩 고기 250g.

만드는 방법 I 1. 당삼을 깨끗이 씻어 물에 담가 두었다가 적당한 크기로 썬다.

2. 꿩 고기는 깨끗이 씻은 다음 잘게 썰어 소금과 맛술을 넣고 버무려 재워 둔다.

3. 팬에 식용유를 둘러 달군 후, 얇게 저민 생강을 볶아 향을 낸다.

4. 꿩 고기를 넣어 볶다가 거의 다 익어 갈 때쯤에 육수를 붓고, 맛술과 간장, 당삼을 첨가해 완전히 익을 때까지 볶는다.

5. 소금과 조미료로 맛을 내면 요리가 완성된다.

효능 I 당삼 꿩 조림은 기를 보하고 혈액의 흐름을 활발하게 한다. 아울러 기를 다스려 입맛을 돋워 준다.

노루궁뎅이버섯 꿩 조림

준비할 재료 | 꿩 고기 500g, 노루궁뎅이버섯120g.

만드는 방법 | 1. 꿩 고기는 깨끗이 씻어 네모로 큼직하게 썰어 둔다.

2. 노루궁뎅이버섯은 물에 불린 후 이물질을 제거하고 작게 찢어 둔다.

3. 팬에 기름을 붓고 잘게 썬 파와 채 썬 생강을 볶아 향을 낸다.

4. 거기에 꿩 고기를 볶다가 물을 붓는다.

5. 물이 끓으면 노루궁뎅이버섯을 넣고 약한 불에서 40분 정도 익힌다.

6. 소금, 조미료를 넣어 마무리하면 요리가 완성된다.

효능 | 이 요리는 비장을 튼튼하게 하고 위의 기를 왕성하게 한다. 아울러 원기를 북돋우고 혈액 순환을 원활하게 하는 효과도 있다.

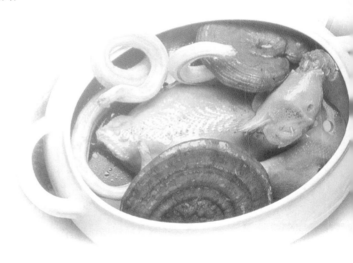

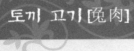
토끼 고기 [兎肉]

| 어떤 효과가 있나요? |

토끼 고기는 음기를 보하고 피를 식혀 주며 몸 안의 독소와 열을 제거해 준다. 아울러 비장과 위의 기를 채워 주고 기운을 북돋는 효과도 있다.

| 어떤 사람에게 적합할까요? |

토끼 고기는 당뇨병, 간 질환, 영양 부족이나 기와 혈이 부족한 경우, 철분 결핍성 빈혈, 고혈압, 협심증, 동맥 경화, 비만증, 성장기 어린이나 청소년이 먹으면 좋다. 또한 토끼 고기는 미용에도 탁월한 효과를 보이는 식품이다. 고高단백, 저低지방, 저低콜레스테롤 식품인 토끼 고기는 동물성 식품의 장점과 식물성 식품의 장점을 동시에 갖췄다. 따라서 토끼 고기를 자주 섭취하면 균형 잡힌 신체 발달을 돕고, 튼튼한 근육과 골격, 그리고 부드러우면서 탄력 있는 피부를 만들어 준다. 그래서 토끼 고기를 먹으면 예뻐진다고 '미용 고기' 라 부르기도 한다. 이 밖에도 토끼 고기는 피를 식혀 주고 몸 안의 열과 독소를 제거하는 효과가 있어 수두를 앓는 어린이나 대변에 피가 섞여 나오는 사람이 섭취하면 치료 효과를 기대할 수 있다.

| 성질과 맛은 어때요? 어디에 좋은가요? |

토끼 고기는 찬 성질이 있고 단맛을 내며 간과 대장의 기능을 왕성하게 한다.

| 주요 성분은 무엇인가요? |

토끼 고기는 단백질 함유량이 상당히 높고 인체 필수 아미노산을 모

두 함유하고 있다. 특히 우리 몸에 부족하기 쉬운 리신과 트립토판 성분은 풍부한 반면에 콜레스테롤과 지방은 적다.

| 주의할 사항이 있나요? |

토끼 고기는 비장과 위가 허하고 냉한 사람이나 설사나 묽은 변을 보는 사람에게는 맞지 않다. 또한 양기가 허하고 추위를 타거나 임신한 여성, 생리 기간 중인 여성 역시 토끼 고기를 먹으면 안 된다.

| 어떤 음식과 궁합이 맞나요? |

토끼 고기는 지방 함유량이 적어서 돼지고기나 닭고기와 함께 요리해 먹으면 그 맛이 일품이다. 비록 토끼 고기는 찬 성질이지만, 생강을 듬뿍 넣어 요리하면 자주 먹어도 무방하다. 그러나 오리 고기와는 상극이므로, 함께 먹으면 설사를 하게 된다. 주의하자.

| 영양 성분이 얼마나 들어 있나요? |

토끼 고기는 인체에 꼭 필요한 영양 성분을 골고루 함유하고 있다. 특이한 것은, 영양 성분의 구성 비율이 돼지고기, 소고기, 양고기와 사뭇 다르다는 것이다. 다시 말해서, 단백질, 칼슘, 철, 인 성분의 함유량은 높고, 지방과 콜레스테롤 함유량은 낮다. 그래서 토끼 고기는 중·노년층이나 심·뇌 혈관 질환을 앓는 사람에게 더 없이 좋은 맞춤형 식품이다.

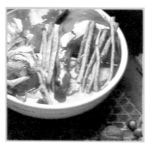

더덕 토끼 찌개

준비할 재료 | 더덕 20g, 토끼 고기 150g, 당근 100g.

만드는 방법 | 1. 더덕을 깨끗이 씻어 물에 담가 두었다가 적당한 크기로 썬다.

2. 토끼 고기는 네모지게 썰고, 끓는 물에 데쳐서 핏물을 뺀 후 찬 물에 씻는다.

3. 당근은 네모지게 썰고, 생강은 두들겨 다지며, 파는 큼직하게 썰어 둔다.

4. 더덕, 토끼 고기, 당근, 생강, 파, 맛술을 함께 솥에 넣고, 물을 부어서 센 불에 올린다.

5. 센 불에서 한 번 끓고 나면 약한 불로 줄여서 40분 정도 더 익힌다.

6. 소금, 조미료, 후춧가루를 넣어 간을 하면 요리가 완성된다.

효능 | 더덕 토끼 찌개는 위의 기를 채워 주고 체액 분비를 돕는다. 아울러 폐에 수분을 공급하고 혈을 보하는 효과가 있다. 단, 찬 기운을 맞기만 하면 기침을 심하게 하거나 천식 증상을 보이는 사람, 비장과 위가 약하고 냉한 사람은 토끼 고기가 적합하지 않다.

노루궁뎅이버섯 토끼 찌개

준비할 재료 | 노루궁뎅이버섯 100g, 토끼 고기 250g.

만드는 방법 | 1. 노루궁뎅이버섯은 따뜻한 물에 15분 정도 불린 후 물기를 꼭 짜서 작게 썰어 둔다.

2. 토끼 고기는 깨끗이 씻은 후 네모지게 썰어 둔다.

3. 팬에 식용유를 두르고 달군 후, 파와 생강을 볶아 향을 낸다.

4. 토끼 고기를 넣어 살짝 볶은 다음, 간장과 물 적당량을 부어 토끼 고기가 다 익을 때까지 약한 불에서 천천히 끓인다.

5. 고기가 다 익어 갈 때쯤 노루궁뎅이버섯을 넣고, 완전히 다 익을 때까지 약한 불에서 끓인다.

6. 소금, 조미료를 첨가해 맛을 내면 요리가 완성된다.

효능 | 이 요리는 양기를 보하고 위에 영양분을 공급한다. 아울러 허한 기를 채워 주고 암세포 증식을 억제하는 효과도 있다.

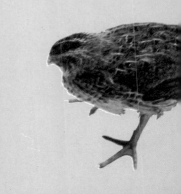

| 어떤 효과가 있나요? |

메추라기는 기를 보하고 피를 맑게 한다. 아울러 오장을 튼튼하게 하고 원기를 회복시키는 효과가 있다.

| 어떤 사람에게 적합할까요? |

메추라기는 고혈압, 혈관 경화, 결핵, 위 질환, 신경 쇠약, 기관지 천식, 피부 알레르기로 고생하는 사람에게 좋다. 영양 상태가 부실한 경우, 몸이 허해 힘이 없을 때, 혈이 부족해 어지러울 때, 비장의 기가 허해 오랫동안 설사가 멈추지 않거나 혹은 설사에 피가 섞여 나오는 경우, 어린아이가 젖이나 음식을 제대로 조절하지 못해 감병疳病에 걸렸을 때 먹으면 뛰어난 효과를 볼 수 있다.

| 성질과 맛은 어때요? 어디에 좋은가요? |

메추라기는 따뜻하지도 차지도 않은 평한 성질이 있고 단맛을 내며 비장과 대장의 기능을 왕성하게 한다.

| 주요 성분은 무엇인가요? |

메추라기는 단백질, 지방, 칼슘, 인, 철, 니코틴산, 비타민 등의 성분을 주로 함유하고 있다.

| 주의할 사항이 있나요? |

성질이 평하고 허한 기를 보하는 메추라기는 특별히 주의해야 할 사항이 없다.

BONUS

메추라기는 '동물계의 인삼'으로 불릴 만큼 맛이 뛰어나고 영양도 풍부하다. 하지만 4월 전의 메추라기는 맛이 좀 떨어진다.

| 어떤 음식과 궁합이 맞나요? |

메추라기와 생강은 찰떡궁합이라 함께 요리하면 아주 훌륭한 효과를 발휘한다. 특히 만성 설사나 설사에 피가 섞여 나올 때 생강과 메추라기를 함께 끓여 먹으면 좋다. 반면에 돼지 간이나 버섯과는 상극이니 함께 요리하지 않도록 주의한다.

| 식이 요법 |

메추라기 옥수수볶음

준비할 재료| 메추라기 3마리, 옥수수 알갱이 150g, 계란 흰자위 30g.

만드는 방법| 1. 메추라기는 털, 내장을 손질하고 깨끗이 씻어 둔다.

2. 메추라기는 작게 썰어 볼에 담고, 계란 흰자위, 조미료, 소금, 녹말가루도 함께 넣어 골고루 버무린다.

3. 옥수수 알갱이는 깨끗이 씻어 물기를 뺀다.

4. 육수, 조미료, 소금, 참기름, 후춧가루, 녹말가루를 골고루 섞어 소스를 만든다.

5. 팬에 식용유를 부어 달군 후, 메추라기를 살짝 볶아 기름을 빼 준다.

6. 팬에 옥수수 알갱이, 소스, 메추라기를 같이 넣고 완전히 익을 때까지 충분히 볶으면 요리가 완성된다.

효능| 메추라기 옥수수볶음은 오장을 튼튼하게 하고 원기를 회복시킨다. 아울러 소변을 잘 보게 하고 부기를 제거하는 데도 효과적이다.

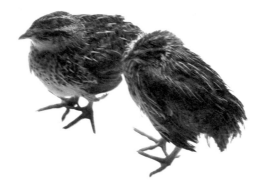

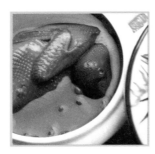

메추라기 팥탕

준비할 재료 | 메추라기 10마리, 팥 50g.

만드는 방법 | 1. 메추라기는 털, 내장, 발톱을 제거하고 끓는 물에 데쳐 핏물을 없앤 후 반으로 토막 낸다.

2. 솥에 팥, 파, 생강, 후춧가루, 소금, 육수를 1ℓ 부어 센 불에서 끓인다.

3. 한 번 크게 끓고 나면 약한 불로 줄여서 90분 정도 더 끓이다가 메추라기를 넣는다.

4. 메추라기가 완전히 퍼질 때까지 끓인 후 간을 하면 요리가 완성된다.

효능 | 메추라기 팥탕은 기를 보하고 피가 원활히 돌게 한다. 아울러 소변을 편하게 보게 하고 부기를 없애는 효과도 있다.

 범汎박사의 조언

박사님, 당뇨를 앓는 청소년이 정상적인 학교생활을 할 수 있나요?

인슐린을 적절히 투여해서 당뇨병을 제대로 컨트롤할 수만 있다면, 당뇨병을 앓고 있다고 해도 학교생활을 정상적으로 할 수 있습니다. 당뇨병을 앓는 어린이나 청소년은 대부분 인슐린 부족이 원인이죠. 안타까운 것은, 아직도 완벽한 치료 방법이 개발되지 않아 그들이 평생 인슐린 투여에만 의존해야 한다는 점입니다. 인슐린을 이용해 확실한 치료 효과를 보려면, 무엇보다 환자의 태도가 중요합니다. 신진대사가 정상으로 유지되도록 노력하는 등 치료를 계속해 나가겠다는 의지가 있어야 하죠. 비관적인 생각이나 낙담은 당뇨병 치료의 가장 큰 적입니다. 그리고 주위에서도 TV나 영화, 과학 잡지 등을 통해 어린이 환자와 환자 가족에게 당뇨병에 대한 정보를 꾸준히 제공해 주고, 환자 본인이 자가 치료 능력을 기를 수 있도록 도와야 합니다. 아울러 선생님이나 반 친구들은 환자가 건강하고 즐겁게 학교 생활을 하고 공부를 해 나갈 수 있도록 많은 관심을 기울이며 지켜봐 줘야 합니다. 어린이 당뇨 환자가 학교 생활을 통해 규칙적인 생활을 하는 것은 당뇨병을 극복하는 데도 상당히 크게 도움이 된답니다.

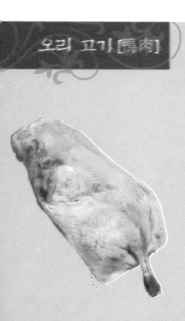

오리 고기 [鴨肉]

| 어떤 효과가 있나요? |

오리 고기는 음기를 보하고 허한 기를 채워 주고 아울러 위를 튼튼하게 하고 소변을 잘 보게 하는 효과가 있다.

| 어떤 사람에게 적합할까요? |

오리 고기는 음기가 허해 몸이 약하거나 속에 열이 많은 사람에게 좋고, 암, 당뇨병, 결핵, 홍반성 낭창, 건조증, 갱년기 여성 질환과 같이 속에 열이나 화가 지나치게 많은 사람에게도 좋다. 또한 저열이나 음기가 부족해 허열이 생겼거나 대변이 딱딱하고 건조한 경우, 잠을 자면서 지나치게 땀을 많이 흘리는 경우, 입 안이 마르는 사람, 간경화로 배에 물이 찬 경우, 심장의 기가 허해 몸이 붓거나 영양 부족으로 몸이 부을 때 오리 고기를 먹으면 뛰어난 효과를 볼 수 있다.

| 성질과 맛은 어때요? 어디에 좋은가요? |

오리 고기는 찬 성질이 있고 단맛을 내며 비장, 위, 신장, 폐에 작용해 그 기능을 튼튼하게 한다.

| 주요 성분은 무엇인가요? |

오리 고기에는 단백질과 지방, 칼륨 · 나트륨 · 칼슘 · 마그네슘 · 철 · 아연 · 인 · 셀렌 등과 같은 다양한 무기 염류가 함유되어 있다. 이 밖에도 티아민, 리보플래빈, 니코틴산 등의 성분도 함께 들어 있다.

| 주의할 사항이 있나요? |

비장과 위장이 허하고 냉한 사람, 대변이 가늘고 묽게 나오는 사람,

위가 냉하고 통증이 있는 사람, 냉중이나 생리통을 앓는 여성은 오리 고기를 먹으면 안 된다. 이 밖에 감기나 열이 나고 기침이 심할 때도 먹지 않는 것이 좋다. 만성 기관지염, 기침할 때 투명한 가래나 흰색 침이 많이 나오는 경우, 몸이 허하고 냉해서 기침할 때는 반드시 오리 고기 섭취를 삼가야 한다.

| 어떤 음식과 궁합이 맞나요? |

신장이 허한 사람이 오리 고기와 동충하초를 함께 달여 마시면 아주 훌륭한 효과를 누릴 수 있다. 한편 민간에서는 오리 고기와 족발, 해삼을 함께 넣어 고아 마시는 경우가 많다. 그리고 늙은 오리 고기와 돼지 족발을 함께 고아 먹으면 기를 보하고 지방을 분해해 주므로 다이어트 효과도 기대할 수 있다. 또한 오리 고기를 닭과 함께 먹으면 출혈로 정신이 혼미하거나 머리가 아픈 데 치료 효과가 있고, 늙은 오리 고기와 찹쌀로 죽을 쒀어 먹으면 위를 튼튼하게 하고 허한 혈을 채우며 체액 분비를 촉진하는 효과가 뛰어나다.

| 영양 성분이 얼마나 들어 있나요? |

오리 고기는 열을 내려 주는 해열解熱과 혈을 보해 주는 보혈補血 효과가 있는 육류 제품으로, 질병을 유발하는 식품이 아니다. 그러나 이에 반해 거위 고기는 평한 성질인 질병 유발 식품에 속한다. 수컷 오리는 약간 찬 성질이 있고 암컷 오리 역시 성질이 찬 편이다. 오리 고기는 모두 허한 기를 채워 주는 효과가 있는데, 통통하면서 늙은 오리 고기가 가장 좋다. 청대의 명의 왕맹증王孟曾 역시 "살이 통통하게 오른 늙은 수컷 오리가 오리 중에 최고다."라고 말했다.

오리 약재탕

준비할 재료 | 더덕 50g, 둥굴레 50g, 늙은 수컷 오리 1마리.

만드는 방법 | 1. 오리는 털과 내장을 제거해서 더덕, 둥굴레와 함께 솥에 담는다.

2. 파, 생강, 찬 물을 넣고 센 불에서 끓인다.

3. 한 번 끓고 나면 약한 불로 줄여서 고기가 완전히 퍼질 때까지 충분히 익힌다.

4. 조미료, 소금으로 맛을 내면 요리가 완성된다. 여러 번에 걸쳐 나눠 먹으면 좋다.

효능 | 오리 약재탕은 음기를 북돋우고 신장의 기를 보한다. 아울러 몸 안의 열을 내리고 폐에 수분을 공급하는 효과도 있다.

가시연밥 오리탕

준비할 재료 | 가시연밥 200g, 늙은 오리 1마리.

만드는 방법 | 1. 오리는 털, 내장을 제거하고 씻어 둔다.

2. 오리 배 안에 가시연밥을 넣고 솥에 담는다.

3. 솥에 파, 생강, 소금, 청주, 물 적당량을 붓고 센 불에서 끓인다.

4. 한 번 크게 끓고 나면 약한 불로 줄여서 오리 고기가 충분히 익을 때까지 두 시간 정도 곤다.

5. 여러 가지 양념으로 맛을 내면 요리가 완성된다. 여러 번에 걸쳐 나눠 먹으면 좋다.

효능 | 가시연밥 오리탕은 비장을 튼튼하게 하고 신장의 기를 북돋운다. 아울러 음기를 보하고 위의 기를 왕성하게 한다. 특히 비장과 신장이 약하고 허해서 생긴 하소형 당뇨병 치료에 효과가 그만이다.

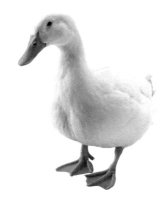

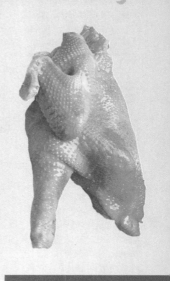

닭고기 [鷄肉]

| 어떤 효과가 있나요? |

닭고기는 오장의 기를 보하고, 허하고 쇠약해진 기를 채워 준다. 아울러 비장과 위의 기능을 왕성하게 하고 근육과 뼈를 튼튼하게 하는 효과가 있다.

| 어떤 사람에게 적합할까요? |

닭고기는 몸이 허하고 피로해서 마를 때, 영양 상태가 부실한 경우, 기와 혈이 부족할 때, 얼굴이 수척할 때 먹으면 좋다. 이 밖에도 몸이 허해 붓거나 생리 불순일 때, 생식기에서 분비되는 분비물 색이 투명하고 양이 많을 때, 출산 후 산후 조리 중인 여성이나 젖이 부족한 산모에게도 좋다. 그리고 병을 앓은 후나 수술 후 몸조리를 할 때 닭고기를 먹으면 상처가 빨리 아물고 빠른 시일 안에 건강을 회복할 수 있다.

| 성질과 맛은 어때요? 어디에 좋은가요? |

닭고기는 따뜻한 성질이 있고 단맛을 내며 비장과 위의 기능을 왕성하게 한다.

| 주요 성분은 무엇인가요? |

닭고기에는 풍부한 단백질과 지방, 회분, 칼슘, 구리, 인, 철, 아연, 티아민, 리보플래빈, 니코틴산, 비타민 A, 비타민 C, 비타민 E 등의 성분이 골고루 들어 있다.

| 주의할 사항이 있나요? |

열을 동반한 감기 증상이 있거나 전염성 질병으로 고열이 나는 사람은 닭고기를 먹으면 안 된다. 그리고 습한 기운으로 가래가 많이 나오며 속에 열이 많은 사람, 비만·고지혈증을 앓는 사람 역시 닭고기를 많이 먹으면 해롭다. 또한 담낭염이나 담결석을 앓는 사람이 닭고기를 먹으면 담낭을 자극해 담석 통증을 일으킬 수도 있으므로 먹지 않는 것이 좋겠다. 암, 홍반성 낭창, 림프 결핵, 마른버짐, 천식 같은 고질병을 앓는 사람은 수탉, 닭 머리, 닭발, 닭 날개는 피하는 것이 좋다. 한편 닭 꼬리 부분에 F낭이라는 림프 조직이 있는데, 각종 바이러스나 발암 세포가 여기에 축적되어 있다. 그러므로 만성적으로 고질병을 앓는 사람은 반드시 닭 꼬리 부분을 피해야 한다. 뿐만 아니라 따뜻한 성질이 있는 수탉을 먹으면 몸에 열이 많아지고 경련이 일어나서 중풍을 유발하거나 독창, 얼굴에 난 부스럼이 쉽게 곪는다. 그래서 고질병이 있는 사람은 닭 머리, 닭 날개, 수탉 모두 절대 금물이다. 이 밖에도 닭고기는 단백질이 풍부해서 질소 혈증을 유발한다. 그러므로 만성 신장염, 요독증을 앓는 사람 역시 닭고기를 멀리해야 한다.

| 어떤 음식과 궁합이 맞나요? |

기가 허한 사람은 암탉과 황기를, 젖이 부족한 산모는 늙은 암탉과 으름나무를, 몸이 허해 대하증을 앓는 여성은 닭고기와 마를 함께 고아 마시면 효과가 그만이다. 반면에 닭고기는 꿩, 자라, 잉어, 붕어, 새우, 토끼, 마늘과 상극이므로 함께 먹지 않도록 한다.

요즘은 육질이 질긴 늙은 암탉보다 살이 연한 어린 암탉을 선호한다. 하지만 풍을 제거하고 기와 혈을 보하는 효과를 놓고 보면 결과는 정반대다. 늙은 암탉일수록 더 뛰어난 효과를 발휘하기 때문이다. 더군다나 늙은 암탉은 살이 많고 칼슘 함량도 풍부해서 탕을 끓여 먹으면 아주 좋다. 특히 임산부나 아기를 낳은 산모, 빈혈, 수술 환자가 기력을 회복하고 몸을 보양하는 데 효과가 그만이다.

| 식이 요법 |

알로에 닭고기볶음

준비할 재료 | 닭고기 250g, 알로에 50g, 계란 1개.

만드는 방법 | 1. 계란은 흰자만 따로 분리해 둔다.

2. 알로에는 껍질을 벗기고 깨끗이 씻어서 채 썬다.

3. 닭고기는 깨끗이 씻어 길쭉하게 썰고, 계란 흰자, 녹말가루, 소금, 맛술을 넣어 골고루 버무린다.

4. 팬에 땅콩기름을 두르고 달군 후, 양파와 생강을 넣어 향을 내고 알로에를 넣어서 익을 때까지 볶는다.

5. 알로에가 다 익었을 때 미리 양념해 둔 닭고기를 넣고 볶다가 소금, 조미료, 간장으로 간을 하고 녹말가루를 넣어 걸쭉하게 만들면 요리가 완성된다.

효능 | 이 요리는 몸 안에 쌓인 열을 내려 주고 피를 잘 돌게 할 뿐만 아니라 비장을 튼튼하게 하고 위의 기를 보해 준다.

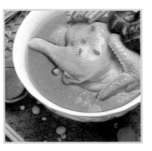

약재 닭탕

준비할 재료 | 구기자와 더덕 각 20g, 당삼 15g과 당귀 각 15g, 암탉 1마리.

만드는 방법 | 1. 암탉을 잡아 털, 내장을 제거하고 깨끗이 씻어 둔다.

2. 닭의 뱃속에 구기자, 더덕, 당삼, 당귀를 잘 채워 넣는다.

3. 닭을 솥에 넣고 파, 생강, 맛술, 소금, 적당량의 물을 부어 센 불에서 끓인다.

4. 한 번 끓었을 때 약한 불로 줄여서 닭고기가 충분히 익을 때까지 90분 정도 더 끓이면 요리가 완성된다.

효능 | 약재 닭탕은 혈을 보하고 기를 북돋울 뿐만 아니라 몸 안의 열을 없애고 비장을 튼튼하게 한다.

 범艸 박사의 조언

박사님, 조금씩 자주 먹는 식사법이 당뇨병을 제어하는 데 도움이 될까요?

당뇨병을 다스리는 가장 기본 원칙이 바로 '적은 양'을 '자주' 먹는 것입니다. 특히 소화력이 좋지 않은 환자에게는 무엇보다 중요한 원칙이죠. 하루 동안 섭취하는 전체 식사량은 그대로 유지하면서 식사 횟수는 늘리고, 매끼 식사량은 줄여 보세요. 이렇게 하면 음식물의 소화 흡수에도 도움이 되고, 식후에도 혈당 수치가 크게 뛰지 않습니다. 그러면 췌장은 베타 세포에서 인슐린을 좀 덜 만들어 내니 베타 세포의 부담도 크게 줄어들게 됩니다. 또한 식사를 조금씩 자주하면 포도당을 규칙적으로 일정량만 흡수하므로, 포도당 흡수를 지연시키는 약물을 따로 먹을 필요가 없습니다. 뿐만 아니라 약물 때문에 나타날 수 있는 저혈당 위험도 차단할 수 있습니다. 기억하세요. 조금씩 자주 드셔야 합니다.

| 어떤 효과가 있나요? |

오골계는 간과 신장의 기를 채우고 기와 혈을 보한다. 아울러 허열을 없애고 생리 불순을 개선하는 데 효과가 있다.

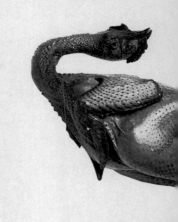

오골계 烏骨鷄

| 어떤 사람에게 적합할까요? |

오골계는 기가 허하고 쇠약해진 사람, 병을 앓은 후나 출산 후 몸이 약해졌을 때, 기와 혈이 부족한 사람, 영양 상태가 부실한 사람에게 좋다. 특히 몸이 허약한 여성, 자궁 출혈이 있거나 대하증을 앓는 여성, 생리 불순, 허리가 시큰거리고 다리에 힘이 없는 사람에게 효과가 뛰어나다. 비장이 허해 설사를 계속하는 사람, 소갈 증상이 있거나 피가 섞인 설사를 하는 사람, 암 환자가 먹으면 효과가 좋다. 실제로 암 환자가 오골계를 지속적으로 섭취하면 음기를 보하고 열을 없애며 면역력을 강화하는 효과를 볼 수 있다. 뿐만 아니라 암세포의 생성과 증식, 전이를 차단하므로 환자의 삶을 연장할 수도 있다.

| 성질과 맛은 어때요? 어디에 좋은가요? |

오골계는 따뜻하지도 차지도 않은 평한 성질이 있고 단맛을 내며 간과 신장의 기능을 왕성하게 한다.

| 주요 성분은 무엇인가요? |

오골계에 함유된 영양 성분은 일반 닭고기와 비슷하다. 하지만 닭고기와 달리 오골계의 검은 색소에 철과 구리 등의 원소가 풍부하게 들어 있다.

| 주의할 사항이 있나요? |

감기 환자 가운데 열이 심하게 나거나 기침이 나고 가래가 끓는 사람은 오골계를 먹으면 안 된다. 또한 급성 세균성 적리나 장염을 앓는 사람도 오골계 섭취를 삼가야 한다.

| 어떤 음식과 궁합이 맞나요? |

몸이 허약한 여성이나 냉증이 있어 분비물 색이 투명하고 양이 많은 여성은 오골계와 은행, 연밥을 함께 먹으면 좋고, 당뇨 환자는 오골계와 마, 황기를 함께 먹으면 좋다.

| 영양 성분이 얼마나 들어 있나요? |

오골계는 따뜻한 성질인 일반 닭과 달리 평한 성질이어서 음기를 보하고 허열을 퇴치하는 작용을 한다. 다시 말하면, 열을 내리고 부족한 혈을 채우는 역할을 하는 것이다. 이에 반해 닭고기는 성질이 따뜻한 편이라 많이 먹으면 몸 안에 열이 생기고 경련을 유발한다는 단점이 있다. 암, 당뇨병, 결핵, 홍반성 낭창, 건조증, 갱년기 여성 질환은 모두 음기가 허해 열이 많아지면서 생기는 질환이니, 이때는 일반 닭고기보다 오골계를 많이 먹는 것이 더욱 좋다. 하지만 사료를 먹여 키운 닭의 고기는 절대 먹으면 안 된다. 영양학적으로 봤을 때, 오골계는 혈청 단백질 양과 감마글로불린gammaglobulin 함유량이 모두 일반 닭보다 훨씬 높다. 아울러 오골계는 열여덟 가지 아미노산을 함유하고 있는데, 여덟 가지 필수 아미노산을 모두 포함할 뿐만 아니라 나머지 열 가지도 일반 닭보다 더 풍부하다. 비타민 E 함유량은 일반 닭의 2.6배에 달하고, 카로틴과 비타민 C 함유량도 일반 닭보다 훨씬 높다.

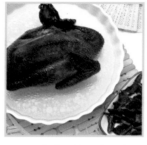

오골계 약재탕

준비할 재료 | 죽대 뿌리와 둥굴레 각 20g, 1kg짜리 오골계 1마리.

만드는 방법 | 1. 죽대 뿌리는 깨끗이 씻어 썰고, 둥굴레는 물에 충분히 담가 두었다가 썬다.

2. 오골계는 털과 내장, 발을 제거하고 깨끗이 손질한다.

3. 오골계 뱃속에 죽대 뿌리, 둥굴레, 파, 생강을 잘 채워 넣고, 소금과 청주를 오골계 몸에 바른다.

4. 오골계를 솥에 넣고, 물을 2ℓ 부어 센 불에서 끓인다.

5. 센 불에서 한 번 끓었을 때 약한 불로 줄여 40분 정도 더 끓이면 요리가 완성된다.

효능 | 오골계 약재탕은 신장의 기를 보하고 원기를 북돋울 뿐만 아니라 몸 안의 열을 없애고 혈을 맑게 해준다.

대합 오골계탕

준비할 재료 | 대합 6g, 오골계 350g, 당근 250g.

만드는 방법 | 1. 대합은 껍데기를 제거하고 깨끗이 씻은 후 미지근한 물에 두 시간 정도 담가 둔다.

2. 오골계는 털, 내장, 발을 손질한 후 깨끗이 씻어 작게 썰어 둔다.

3. 당근은 껍질을 벗기고 얇게 저며 썬다.

4. 대합, 오골계, 당근, 파, 생강, 맛술을 솥에 넣고 육수 1ℓ를 부어 센 불에서 끓인다.

5. 센 불에서 한 번 끓고 나면 약한 불로 줄여서 오골계가 완전히 익을 때까지 한 시간 정도 더 끓인다.

6. 조미료, 소금, 후춧가루로 맛을 내면 요리가 완성된다.

효능 | 대합 오골계탕은 음기를 보하고 기력을 회복시킨다. 아울러 비장을 튼튼하게 하고 폐에 수분을 제공하는 효과가 있다. 단, 감기 환자나 묽은 변을 보는 사람은 먹으면 안 된다.

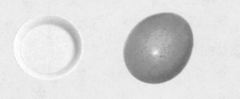
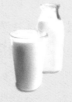

제8장

알류 & 젖류

· 알은 단백질과 아미노산이 풍부하다. 종류가 다양하고 비율도 적절하게 들어 있을 뿐만 아니라 소화 흡수율도 매우 높다. 이렇듯 체내에 쉽고 빠르게 흡수되므로, 필요할 때 적절히 이용할 수 있다.
· 알은 지방, 인지질, 철, 스테롤 성분을 공급해 성장 발육을 돕는다.
· 젖은 인체에 우수 단백질과 미량 원소, 아미노산을 공급한다.
· 젖은 최고의 천연 칼슘 공급원으로, 칼슘이 풍부하고 그 이용률도 상당히 높다. 아울러 젖은 비타민 A, 비타민 D, 유당 같은 지용성 비타민도 함유하고 있다. 지용성 비타민은 철분 흡수를 도와 골격 발달에 큰 도움을 준다.
· 젖은 면역 글로불린, 타우린 성분도 함유하고 있다. 그래서 젖을 섭취하면 면역력이 향상되고 바이러스에 대한 저항력이 강해진다. 뿐만 아니라 노화 방지 작용도 한다.

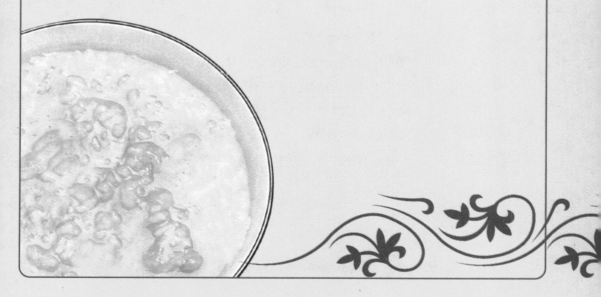

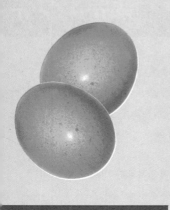

| 어떤 효과가 있나요? |

계란은 피를 맑게 하고 정신을 편안하게 할 뿐만 아니라 음기를 보하고 건조한 곳에 수분을 제공해 촉촉하게 한다. 아울러 비장과 위를 튼튼하게 하고 유산을 방지하는 효과도 있다.

| 어떤 사람에게 적합할까요? |

계란은 체질이 허약한 사람, 영양 상태가 부실한 사람, 기와 혈이 허한 사람, 출산 후나 병을 앓은 후 몸조리하는 사람, 태동이 불안한 산모가 먹으면 좋다. 계란 노른자는 머리를 좋게 하는 '건뇌健腦 식품'으로, 영유아부터 아동, 청소년에 이르기까지 성장기 아이들의 발육과 두뇌 개발, 기억력 향상에 큰 도움을 준다.

BONUS

계란은 콜레스테롤을 많이 함유하므로, 장기간 계란을 많이 섭취하면 과콜레스테롤 혈증을 초래해서 혈관이 딱딱하게 굳는다. 그러면 결국 심·뇌 혈관이 막히면서 중풍이나 협심증, 심근 경색 등의 질환에 노출된다.

| 성질과 맛은 어때요? 어디에 좋은가요? |

계란은 따뜻하지도 차지도 않은 평한 성질이 있고 단맛을 내며 심장, 비장, 폐장, 위장의 기능을 왕성하게 한다.

| 주요 성분은 무엇인가요? |

계란은 단백질, 지방, 비타민, 미량 원소 등 영양 성분이 풍부하다. 특히 계란의 단백질은 모든 아미노산이 다 함유되어 있어서 '종합 아미노산'이라 할 수 있다. 뿐만 아니라 계란의 지방에는 트리글리세라이드, 콜레스테롤, 인지질 등의 성분이 포함되어 있고, 간유에 이어 두 번째로 높은 비타민 D 함유량을 자랑한다.

계란은 담낭염, 담석증을 앓는 사람에게는 적합하지 않다. 특히 계란 프라이를 먹으면 담석 통증이 생기므로 절대 먹으면 안 된다. 또한 열이 나고 설사를 할 때 계란을 먹으면 식욕이 저하되고 설사나 배가 더부룩한 증상이 더 심해질 수 있으므로 계란은 No. 그리고 간염 환자가 계란을 먹으면 간장에서 계란 노른자에 함유된 다량의 지방과 콜레스테롤 대사 활동이 이루어지므로 간장에 큰 부담을 주게된다. 그러면 자연히 회복 속도가 늦어질 수밖에 없으므로 계란은 역시 No. 게다가 신장염 환자, 특히 신장이 제 기능을 다하지 못하는 상태인 사람이 계란을 많이 먹으면 몸속의 노폐물이 제때 몸 밖으로 배출되지 못한다. 그러면 요소 양이 증가하고 요독증 증상이 악화되므로 이번에도 계란은 No. 몸집이 크고 살이 많은 중·노년층도 계란을 자주 많이 먹는 것은 절대 No. 고지혈증, 과콜레스테롤혈증, 동맥 경화, 협심증, 뇌졸중으로 고생하는 사람 역시 계란을 자주 많이 먹으면 병세가 악화될 뿐만 아니라 중풍과 심근 경색을 유발할 수 있으므로 반드시 계란은 No.

| 어떤 음식과 궁합이 맞나요? |

계란은 콩 제품이나 채소와 함께 먹었을 때 아주 훌륭한 궁합을 보인다. 그러나 자라, 토끼, 잉어와는 상극이니 함께 요리하지 않도록 한다.

| 영양 성분이 얼마나 들어 있나요? |

계란은 노른자와 흰자로 구성된다. 그중에 계란 흰자는 폐에 수분을

공급하고 막힌 목을 풀어 주며 몸 안의 열과 독소를 제거하는 효과가 있다. 그리고 계란 노른자는 음기를 북돋우고 건조한 곳에 수분을 공급하며 피를 맑게 하고 풍을 없애는 효과가 있다. 또 계란은 고高콜레스테롤 식품이나 흰자에는 거의 함유되지 않고, 대부분 노른자에 들어 있다. 노른자 100g에 함유된 콜레스테롤의 양은 무려 1,705mg인데, 이는 돼지 심장의 11배, 돼지 간의 4.5배, 돼지 신장의 4배에 달하는 수치다. 아울러 계란 흰자 100g에는 지방이 0.1g, 노른자 100g에는 30g이 넘게 함유되어 있다.

| 식이 요법 |

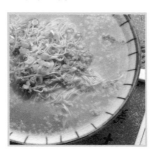

죽대 뿌리 계란 국수
준비할 재료 | 죽대 뿌리 15g, 국수 100g, 계란 2개, 채담茶膽와 표고버섯 각 50g.
만드는 방법 | 1. 죽대 뿌리를 깨끗이 씻어 작게 썰어 두고, 표고버섯은 물에 불린 후 적당한 크기로 썬다.
2. 채담은 깨끗이 씻어 자르고, 마늘은 껍질을 까서 얇게 저며 썬다.
3. 생강과 파는 깨끗이 씻어서 생강은 채 썰고 파는 큼직하게 썬다.
4. 계란을 용기에 풀어 휘휘 젓는다.
5. 국수는 끓는 물에 익힌 후 그릇에 담아 둔다.
6. 팬에 식용유를 둘러 달군 후 계란을 볶아 낸다.
7. 파, 생강, 마늘, 육수, 표고버섯, 채담을 넣고 약한 불에서 20분간 끓인다.
8. 소금, 후춧가루, 볶은 계란을 섞어 소스를 만들고 국수 위에 붓는다.
효능 | 죽대 뿌리 계란 국수는 음기를 북돋우고 혈을 보한다. 그러나 비장이 허하고 습한 기운이 몸에 쌓여 기침이 심하고 가래가 나오는 사람은 먹지 않는 것이 좋다.

새삼[菟絲] 계란 부침개

준비할 재료 | 새삼 씨 12g, 계란 3개, 밀가루 200g.

만드는 방법 | 1. 새삼 씨는 깨끗이 씻어 바짝 말린 후 곱게 가루를 낸다.

2. 새삼 가루에 밀가루, 계란, 소금, 파 다진 것, 물 적당량을 넣고 반죽한다.

3. 팬에 기름을 둘러 달군 후 여러 장 부쳐 낸다.

효능 | 새삼 계란 부침개는 간의 기운을 북돋우고 신장의 기를 보하는 효과가 있다.

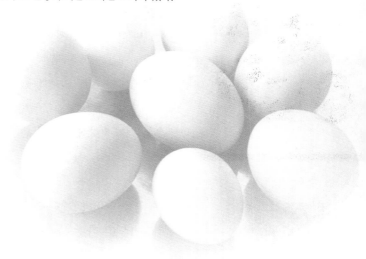

 범춤박사의 조언

박사님, 당뇨 환자가 계란을 먹어도 되나요?

계란은 흡수가 잘되는 풍부한 단백질과 다량의 미량 원소를 함유하고 있어서 당뇨 환자에게 '약藥' 이 되는 식품입니다. 하지만 계란은 원래 열량이 높은 알류 제품인데다 계란 노른자에는 열량 말고도 콜레스테롤이 많이 함유되어 있어서 당뇨 환자에게 '독毒' 이 되는 식품이기도 합니다. 따라서 당뇨 환자는 알류 제품을 적당량만 섭취해야 합니다. 성인 기준으로 하루에 한두 개 정도가 적당합니다. 단, 노른자는 되도록 섭취를 줄이는 것이 좋습니다. 노른자를 많이 섭취하면 열량과 콜레스테롤도 자연히 증가하니까요. 중국의 대표적인 알류 제품 '송화단[松花蛋, 중국 음식의 하나. 중국 쑹화松花 지방의 음식으로, 오리 알을 석회 점토와 소금, 재, 속겨를 섞은 진흙에 밀봉해서 만든 것]' 은 그 맛은 일품이지만 납과 콜레스테롤 함량이 높아서 건강에는 전혀 도움이 되지 않습니다. 그러니 안 먹는 것이 좋겠죠. 이에 반해 계란 흰자는 단백질이 풍부하고 콜레스테롤과 지방은 적게 들어 있어서 당뇨 환자가 많이 먹어도 무방합니다. 그리고 오리 알은 열량과 콜레스테롤 함유량이 모두 계란보다 많으니 참고하세요. 이처럼 알류 제품의 영양 성분과 그 비율은 모두 다르므로, 항상 먹기 전에 확인하고 자신에게 맞는 것을 선택해서 드세요.

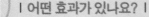

메추라기 알

| 어떤 효과가 있나요? |

메추라기 알은 위를 튼튼하게 하고 폐의 기운을 채워 주며 원기를 북돋는다. 아울러 항抗알레르기 작용도 한다.

| 어떤 사람에게 적합할까요? |

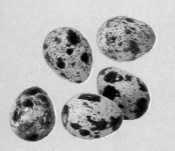

메추라기 알은 몸이 허약한 사람, 영양 상태가 좋지 못한 사람, 기와 혈이 부족한 사람, 성장기 어린이가 먹으면 좋다. 아울러 폐의 기가 쇠약한 사람, 기관지 천식이나 폐결핵, 신경 쇠약 증상을 보이는 사람, 위의 기가 허해 위 질환으로 고생하는 사람에게도 효과적이다. 특히 메추라기 알에는 비타민 P가 함유되어 있어서 심·뇌 혈관 질환을 앓는 사람에게 도움이 된다.

BONUS

메추라기 알의 노른자에 함유된 콜레스테롤 양은 계란보다 훨씬 적다. 그래서 메추라기 알은 매일 하나씩 먹어도 콜레스테롤 걱정 없이 우리 몸에 충분한 영양분을 공급한다.

| 성질과 맛은 어때요? 어디에 좋은가요? |

메추라기 알은 따뜻하지도 차지도 않은 평한 성질이 있고 단맛을 내며 폐와 위장의 건강을 책임진다.

| 주요 성분은 무엇인가요? |

메추라기 알은 단백질, 레시틴, 콜레스테롤, 비타민 P, 비타민 B1, 비타민 B2, 비타민 A를 풍부하게 함유할 뿐만 아니라 철·칼슘·인 등의 무기질도 들어 있다.

| 주의할 사항이 있나요? |

메추라기 알은 특별히 주의해야 할 사항이 없다.

| 식이 요법 |

메추라기 알죽

준비할 재료 | 조 100g, 메추라기 알 2개.

만드는 방법 | 1. 조와 메추라기 알을 깨끗이 씻어 솥에 넣는다.

2. 물을 적당량 붓고 죽을 끓이면 요리가 완성된다.

효능 | 이 죽은 허한 기를 보하고 위를 튼튼하게 할 뿐만 아니라 폐에 수분을 공급하고 신장을 따뜻하게 하는 효과가 있다. 메추라기 알은 하루에 하나씩 먹는 것이 가장 적합하다. 또한 한 번에 많은 양을 삶아 두었다가 남은 것은 나중에 데워 먹어도 무방하다.

흰 목이버섯 메추라기 알탕

준비할 재료 | 흰 목이버섯 50g, 메추라기 알 8개, 구기자 10g.

만드는 방법 | 1. 흰 목이버섯은 찬물에 불린 후 이물질을 제거하고 잘게 찢어 둔다.

2. 구기자는 물에 푹 담가 두고, 메추라기 알은 삶아서 껍질을 까놓는다.

3. 솥에 물을 붓고, 흰 목이버섯을 먼저 넣어서 중간 불에서 한 시간 정도 끓인다.

4. 메추라기 알, 구기자, 소금을 함께 넣어 몇 분간 더 끓이면 요리가 완성된다.

효능 | 이 요리는 간에 영양을 공급하고 신장의 기를 보한다. 아울러 원기를 북돋우고 허한 기를 채워 주는 효과가 있다.

 범汎박사의 조언

박사님, 당뇨가 있는데 단백질 섭취는 어떤 방법으로 해야 하나요?

당뇨 환자는 체내 글리코겐이 많아지면서 단백질 소비량은 늘어나는 반면에 생성되는 양이 감소합니다. 그래서 당뇨 환자는 정상인보다 더 많은 단백질이 필요하죠. 그러나 단백질을 과도하게 많이 혹은 과도하게 적게 섭취하는 것은 모두 당뇨 환자에게 해롭습니다. 성인 당뇨 환자는 몸무게 1kg당 단백질 1g을 하루 동안 섭취하는 것이 좋습니다. 전체 열량의 15%~20% 정도를 차지하는 비율이지요. 소아 당뇨 환자는 성장이 진행되고 있다는 점을 고려해 하루에 단백질을 몸무게 1kg당 1.2~2.0g 정도 섭취하는 것이 적합합니다. 또 몸이 많이 야위거나 당뇨병이 호전될 기미가 보이지 않는 사람, 임신부, 수유 중인 산모, 감염 합병증 등의 증상이 나타나는 사람은 단백질 섭취량을 늘려야 합니다. 오랫동안 단백질이 결핍되면 몸이 야위고 저항력이 떨어져서 병세가 더 악화됩니다. 심하면 생명을 위협하기도 하죠. 그런데 이에 반해 단백질 섭취량이 기준치를 초과하면 열량 섭취도 많아져 당뇨병을 제어하기가 어렵습니다. 뿐만 아니라 단백질 분해가 빠르게 진행되면서 질소 불균형을 초래하지요. 그리고 식물성 단백질은 체내 이용률이 낮아서 당뇨 환자나 신장병 환자가 과잉 섭취하는 것은 금물입니다. 그러므로 콩 제품은 되도록 적게 먹는 것이 바람직합니다.

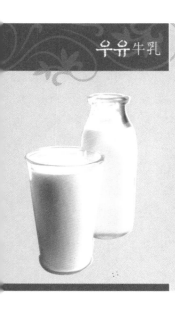

우유 牛乳

| 어떤 효과가 있나요? |

우유는 폐와 위의 기를 북돋우고 허하고 쇠약해진 기를 보한다. 아울러 체액 분비를 촉진하고 수분을 공급해 장을 촉촉하게 한다.

| 어떤 사람에게 적합할까요? |

우유는 당뇨병·건조증 환자, 몸이 허하고 변비가 있는 노년 환자, 성장기 어린이, 체질이 허약한 사람, 기와 혈이 부족한 사람, 영양 상태가 부실한 사람, 병으로 몸이 많이 쇠약해진 사람, 식도암을 앓는 사람에게 좋다. 이 밖에도 식도암·고혈압·협심증·동맥 경화·고지혈증 환자가 먹으면 뛰어난 효과를 볼 수 있다.

BONUS

생우유를 그 자리에서 바로 마실 수 없을 때는 빛이 들지 않는 서늘한 곳이나 용기에 담아 보관해야 한다.

| 성질과 맛은 어때요? 어디에 좋은가요? |

우유는 따뜻하지도 차지도 않은 평한 성질이 있고 단맛을 내며 심장과 폐, 위에 작용해 각 부분의 기능을 왕성하게 한다.

| 주요 성분은 무엇인가요? |

우유는 주된 단백질 카제인Casein과 알부민, 글로불린 등의 단백질을 함유하고 있다. 또 단백질 외에 지방, 탄수화물, 회분, 칼슘, 인, 망간, 철, 요오드, 마그네슘, 아연, 비타민 A, 비타민 C, 티아민, 리보플래빈, 니코틴산 등의 성분도 들어 있다.

| 주의할 사항이 있나요? |

배가 더부룩하고 묽은 변을 보는 사람, 습한 기운으로 가래가 많이 나고 잘 체하는 사람은 우유를 마시지 않는 것이 좋다. 이 밖에 만성 궤양성 결장염 환자, 위 절제 수술을 한 사람도 우유를 멀리하는 것이 좋고, 우유에 알레르기가 있는 사람, 유당 분해 효소 결핍증과 갈락토오스 혈중 같이 특수한 증상이 있는 사람도 절대 먹어서는 안 된다.

| 어떤 음식과 궁합이 맞나요? |
우유는 산사나무 열매, 귤, 오매烏梅 등과 같은 산성 과일과 상극이므로 함께 먹으면 안 된다. 또한 항생제 약물과 함께 먹어도 안 된다.

| 영양 성분이 얼마나 들어 있나요? |
우유의 단백질은 동물성 단백질에 속하고, 두유에 함유된 단백질은 모두 식물성 단백질이다. 한편 우유의 철분 함유량은 두유의 4분의 1정도에 불과하다. 그래서 우유를 항상 마시는 사람은 다른 고高칼슘 식품을 통해 칼슘을 보충해야지, 그렇지 않으면 우유 때문에 '우유 빈혈'이 유발될 수 있다.

| 식이 요법 |
갈근 우유
준비할 재료 | 갈근 15g, 맥문동 9g, 우유 50g.
만드는 방법 | 1. 갈근, 맥문동을 깨끗이 씻고, 물을 부어 25분 정도 달인다.
2. 달인 물을 덜어내고, 다시 물을 부어서 25분 정도 달인 후 건더기는 버린다.
3. 처음 달인 물과 두 번째 달인 물을 섞고, 거기에 우유를 부어서 중간 불에서 끓이면 된다.
효능 | 갈근 우유는 음기를 보하고 신장의 허한 기를 채워 줄 뿐만 아니라 체액 분비를 촉진해 갈증을 없애는 효과가 있다. 특히 당뇨병으로 위에 열이 많이 나는 사람이나 입이 마르는 사람에게 좋다. 그러나 음기가 허해 열이 많거나 위의 기가 과하고 아래 기가 허한 사람은 절대 먹으면 안 된다.

맥문동 우유

준비할 재료 | 맥문동 9g, 우유 150g.

만드는 방법 | 1. 맥문동은 깨끗이 씻어 속을 제거한다.

2. 솥에 우유를 붓고 물 400㎖를 더 넣어 중간 불에서 끓인다.

3. 맥문동을 넣고 약한 불로 줄여서 10분 정도 더 끓이면 된다.

효능 | 맥문동 우유는 몸 안의 열을 없애고 답답함을 다스린다. 아울러 위를 튼튼하게 하고 허한 기를 회복시키는 효과가 있다.

 범酸 박사의 조언

박사님 당뇨 환자가 우유를 마셔도 될까요?

당뇨 환자는 우유를 마시면 안 된다고들 합니다. 당 성분이 함유되어 있다는 이유에서지요. 그러나 이는 잘못된 견해입니다. 우유에도 물론 당이 들어 있지만 함유량이 매우 낮아서 크게 문제 될 것이 없으니까요. 우유는 당 말고도 수분, 미량 원소, 단백질, 비타민이 풍부하고 지방도 적정량이 들어 있습니다. 우유 100g의 열량은 같은 양의 과일 열량과 비슷합니다. 따라서 당뇨 환자가 우유를 마셔도 무방합니다. 당뇨 환자, 특히 노년의 당뇨병 환자에게 칼슘이 부족해지면 골다공증이 유발될 수 있으므로 조심해야 합니다. 그런데 우유에는 칼슘 염이 풍부하게 함유되어 있고, 또 이것은 인체에 쉽게 흡수되는 칼슘이어서 노년 당뇨 환자에게 특히 좋습니다. 매일 10~200㎖ 정도 우유를 마시면 칼슘 보충에 큰 도움이 됩니다. 다시 말하건대, 우유는 당 함유량이 낮아서 혈당에 큰 영향을 주지 않습니다. 그러니 당뇨라 해도 우유를 마셔도 됩니다. 안심하세요.

| 어떤 효과가 있나요? |

양젖은 피를 맑게 하고 건조한 곳에 수분을 공급해 촉촉하게 한다.
아울러 원기를 회복시키고 허한 기를 보하며 폐에 수분을 공급해 기
침을 멎게 하는 효과가 있다.

| 어떤 사람에게 적합할까요? |

양젖은 당뇨병·만성 신장염 환자, 몸과 마음이 허한 허로虛勞 증상
이 있는 사람, 영양 부족이거나 기와 혈이 부족한 사람, 폐결핵·기
침·객혈 등의 증상을 보이는 사람에게 좋다.

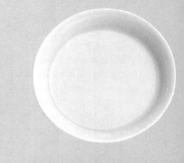

양젖 [羊乳]

| 성질과 맛은 어때요? 어디에 좋은가요? |

양젖은 따뜻한 성질이 있고 단맛을 내며 폐와 신장의 기능을 왕성하
게 한다.

| 주요 성분은 무엇인가요? |

양젖은 단백질, 지방, 탄수화물, 회분, 칼슘, 인, 철, 티아민, 리보플래
빈, 니코틴산, 비타민 A, 비타민 C 등의 성분을 함유하고 있다.

| 주의할 사항이 있나요? |

양젖은 특별히 주의해야 할 사항이 없다.

| 어떤 음식과 궁합이 맞나요? |

오랫동안 위통을 앓아 온 사람은 양젖과 우유를 반씩 섞어 끓인 후
매일 아침 공복에 마시면 큰 효과를 볼 수 있다.

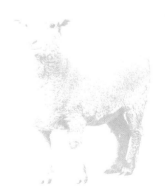

박사님 정신적인 스트레스도
당뇨병과 관련이 있나요?

정신적인 스트레스는 당뇨를 유
발하는 주범입니다. 그러므로 당
뇨병을 컨트롤하는 데는 정신적
인 부분도 큰 비중을 차지합니다.
의학계의 연구에 따르면, 긴장으
로 생기는 스트레스는 몸의 식물
신경 기능과 내분비 계통에 심각
한 변화를 초래한다고 합니다. 예
를 들어서 인슐린 작용을 방해하
는 호르몬 양이 증가하면 혈액 속
에 아드레날린이 다량 분비됩니
다. 아드레날린이 분비되면 혈압
과 혈당의 증가로 이어져 병세가
더 악화되지요. 게다가 심리적으
로 지나치게 흥분하면 장운동이
멈추고, 위와 췌장, 담즙의 분비도
모두 멈춥니다. 이렇게 되면 소화
흡수 기능이 크게 타격을 입어 환
자가 식사를 제대로 하지 못하는
상황에 이릅니다. 따라서 기분이
우울하거나 산만하거나 또는 입
맛이 없고 잠을 잘 못 자면 면역력
이 현저하게 떨어지지요. 그러면
대개 허한 기를 타고 우리 몸속에
들어온 병원病원이 여러 질병을 유
발하게 됩니다.

┃ 영양 성분이 얼마나 들어 있나요? ┃

양젖이 우유보다, 면양유가 산양유보다 더 단백질과 지방을 풍부하
게 함유하고 있다. 따라서 고지혈증을 앓는 사람은 양젖보다는 우유
를 자주 많이 마시는 것이 좋다. 산양유와 면양유의 지방산은 포화
지방산으로, 팔미트산이 가장 풍부하게 들어 있다. 산양유는 미리스
트산Myristic acid, 데칸산decanoic acid 등이 면양유보다 더 많이 함유
하고 있고, 불포화 지방산 중에는 올레인산이 가장 많이 들어 있다.

┃ 식이 요법 ┃

맥문동 양젖

준비할 재료 ┃ 맥문동 9g, 양젖 250g.

만드는 방법 ┃ 1. 맥문동을 깨끗이 씻어 속을 제거한 후 솥에 담는다.

2. 솥에 물을 부어 중간 불에서 20분간 끓이고, 건더기를 건져 낸 후 그 물에 양젖을
   부어 끓이면 된다.

효능 ┃ 맥문동 양젖은 체액 분비를 촉진해 갈증을 다스리고 몸 안의 열과 독소를 없
애 준다. 그러나 습한 기운으로 가래가 많이 나오고 기침이 심한 사람, 비장의 기가
허해 묽은 변을 보는 사람은 먹지 않도록 한다.

약재 양젖

준비할 재료 ┃ 맥문동 10g, 천문동 12g, 양젖 200g.

만드는 방법 ┃ 1. 맥문동은 깨끗이 씻어서 속을 제거하고, 천문동은 씻어서 네모지
게 저며 썬다.

2. 맥문동과 천문동을 솥에 넣고 물을 적당량 부어 센 불에서 끓인다.

3. 센 불에서 끓고 나면 약한 불로 줄여 20분 정도 더 달이고, 건더기를 건져 낸다.

4. 달인 물에 양젖을 부어 섞은 후 끓이면 된다.

효능 ┃ 약재 양젖은 음기를 북돋우고 혈액 순환을 촉진하며 갈증을 없애고 허한 기
를 채워 준다.

| 어떤 효과가 있나요? |

말 젖은 우리 몸의 건조한 곳에 수분을 공급하고 혈을 보할 뿐만 아
니라 몸 안의 열을 내리고 갈증을 없애는 효과가 있다.

| 어떤 사람에게 적합할까요? |

말 젖은 혈이 부족하고 몸에 열이 나면서 답답함을 느끼는 사람, 심
신이 피로하거나 뼈가 저리는 사람, 입이 마르고 갈증을 느끼는 사
람, 영양 상태가 부실한 사람, 몸이 야위고 허약한 사람, 기와 혈이
부족한 사람에게 좋다. 또한 괴혈병이나 각기병을 앓는 사람이 먹어
도 뛰어난 효과를 볼 수 있다.

| 성질과 맛은 어때요? 어디에 좋은가요? |

말 젖은 찬 성질이 있고 단맛을 내며 폐와 위의 기능을 왕성하게 한다.

| 주요 성분은 무엇인가요? |

말 젖은 단백질, 지방, 탄수화물, 회분, 무기 염류, 비타민 등 다양한
성분을 함유하고 있다.

| 주의할 사항이 있나요? |

말 젖은 비장과 위가 허하고 냉한 사람, 설사나 묽은 변을 보는 사람
은 절대 먹으면 안 된다.

| 어떤 음식과 궁합이 맞나요? |

말 젖은 어류와 상극이므로 함께 요리하지 않도록 주의한다.

┃ 영양 성분이 얼마나 들어 있나요? ┃

말 젖은 성질이 찬 편이고, 양젖은 따뜻한 편이며, 우유는 차지도 따
뜻하지도 않은 평한 성질이다. 이렇게 각기 성질이 다른 만큼 기를
보하는 방법도 차이가 있다. 말 젖은 열을 식혀 기를 보하고, 양젖은
몸을 따뜻하게 해 기를 보하며 우유는 기를 서서히 보해 주는 기능
을 한다. 아쉬운 것은, 말 젖은 단백질과 지방 같은 영양소 함유량
면에서는 양젖이나 우유에 못 미친다는 점이다.

┃ 식이 요법 ┃

호두 말 젖

준비할 재료 ┃ 말 젖 250g, 익힌 호두 살 30g.

만드는 방법 ┃ 1. 익힌 호두 살을 으깨고 다져서 가루를 낸다.

2. 약한 불에서 말 젖을 천천히 끓인다.

3. 말 젖이 끓으면 호두 가루를 넣어 골고루 저으면 된다.

효능 ┃ 호두 말 젖은 음식물의 소화를 돕고 위를 건강하게 할 뿐만 아니라 근육과 뼈
를 단단하고 튼튼하게 해준다. 단, 비장과 위가 허하고 냉한 사람, 설사나 묽은 변을
자주 보는 사람은 먹지 않는 것이 좋다.

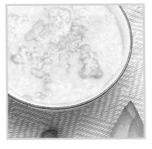

말 젖죽

준비할 재료 ┃ 말 젖 150g, 멥쌀 50g.

만드는 방법 ┃ 1. 쌀을 깨끗이 씻고 물을 적당량
부은 후 센 불에서 끓인다.

2. 센 불에서 한 번 끓고 나면, 약한 불로 줄여서
40분 정도 더 끓인다.

3. 쌀이 완전히 푹 익었을 때, 말 젖을 천천히 부
어 골고루 저으면 죽이 완성된다.

효능 ┃ 말 젖죽은 기를 보하고 피를 맑게 하며 몸 안의 열을 내리고 갈증을 없애 준다.

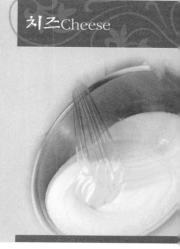

| 어떤 효과가 있나요? |

치즈는 몸의 건조한 곳에 수분을 공급하고 음기를 북돋우며 갈증을 없애는 효과가 있다.

| 어떤 사람에게 적합할까요? |

치즈는 당뇨병, 건조증, 심신이 쇠약해졌을 때, 기와 혈이 부족할 때, 영양 상태가 좋지 못할 때 먹으면 좋다. 아울러 폐결핵, 폐위(肺痿. 폐가 줄어들어 늘지 않는 증세), 기침을 할 때 피고름이 섞여 나오는 경우, 피부가 건조하고 가려운 노년층에 좋다.

| 성질과 맛은 어때요? 어디에 좋은가요? |

치즈는 차지도 따뜻하지도 않는 평한 성질이 있고 단맛을 내며 폐의 기능을 왕성하게 한다.

| 주요 성분은 무엇인가요? |

치즈는 지방은 풍부하고 단백질은 조금 함유하고 있다. 이 밖에 탄수화물, 회분, 칼슘, 인, 철, 티아민, 리보플래빈, 니코틴산, 비타민 A 등도 함께 들어 있다.

| 주의할 사항이 있나요? |

고혈압, 고지혈증, 동맥 경화, 협심증, 지방간, 담낭염, 담석증, 비만으로 고생하는 사람은 치즈를 먹으면 안 된다. 습한 기운이 과해 생긴 황달이나 피부 습진이 있는 사람 역시 치즈 섭취를 삼가야 한다.

BONUS

저低단백, 고高지방 식품인 치즈는 대부분 지방으로 이루어져 있다. 이 지방은 낙산butryc acid, 카프로산caproic acid, 카프릴산Caprylic acid, 라우르산lauric acid, 미리스트산, 팔미트산palmitic acid, 스테아린산Stearic Acid 등의 포화 지방산과 올레인산이라는 불포화 지방산을 함유하고 있다. 이처럼 치즈는 지방이 다량 함유된 식품이므로, 심·뇌 혈관 환자나 간 질환자, 담낭 질환자, 비만인 사람은 절대 먹으면 안 된다. 고지혈증, 췌장염, 담낭염 환자는 저지유, 탈지유, 무지유를 마시는 것이 적합하다.

| 식이 요법 |

치즈 구기자 수프

준비할 재료 | 치즈 100g, 구기자 5g.

만드는 방법 | 1. 구기자는 곱게 빻는다.

2. 치즈를 서서히 녹이다가 물을 조금 붓고 끓인다.

3. 물이 끓을 때쯤 구기자 가루를 넣고, 골고루 저어 끓이면 된다.

효능 | 치즈 구기자 수프는 몸의 열을 내리고 음기를 북돋아 주는 효과가 있다. 단, 비만이나 혈압이 높게 나오는 당뇨 환자는 먹지 않는 것이 좋다.

치즈 참마 수프

준비할 재료 | 치즈 80g, 마 30g.

만드는 방법 | 1. 마는 갈아서 솥에 넣고 물을 적당량 부어 끓인다.

2. 마가 끓으면 이미 녹여 둔 치즈를 부어서 잘 젓는다.

3. 끓으면 그릇에 담아낸다.

효능 | 치즈 참마 수프는 허한 음기를 북돋아 갈증을 없애는 역할을 한다.

 범죤 박사의 조언

박사님, 당뇨 환자는 '건강관리 노트'를 어떻게 작성해야 하나요?

당뇨 환자는 반드시 전문의와 상담을 거쳐서 건강관리 노트를 작성해야 합니다. '건강관리 노트'에는 식이 요법 말고도 생활, 여가 활동, 운동, 한약재 치료, 병 상태 확인 방법 등 전반적인 내용을 담습니다. 식단을 짜는 것도 중요합니다. 우선 음식에 함유된 영양 성분이 무엇인지, g당 칼로리는 얼마인지 파악하고, 그런 후에 환자의 업무와 생활 습관에 맞춰 필요한 총열량을 정합니다. 총열량을 정했으면 그 다음은 주식과 부식의 횟수, 종류 등을 정합니다. 그리고 스트레스를 받는 상황에서는 섭취 열량도 달라집니다. 따라서 환자가 심한 스트레스에 시달리고 있다면, 특수 상황으로 간주하고 전문의와 상담해야 합니다. 아울러 규칙적으로 적당한 휴식을 취하는 것이 병을 치료하는 데 큰 도움이 됩니다. 환자 본인에게 적합한 일을 하되, 정해진 시간에 휴식을 취해 가면서 근무해야 합니다. 어떤 운동을 할 것인지, 어떻게 건강을 회복할 것인지 하는 문제는 반드시 환자의 상태와 시기, 장소에 따라 결정해야 합니다. 그리고 환자의 연령, 체질, 병의 심각성 정도도 함께 고려해야 합니다. 또 운동 때문에 병이 악화되지 않도록 반드시 환자 상태에 맞게 운동도 적당히 해야 합니다. 뿐만 아니라 외출할 때는 항상 당뇨 카드를 휴대해서 만일의 상황이 발생했을 때 즉각 응급 조치를 받을 수 있도록 해야 합니다.

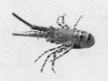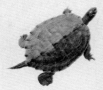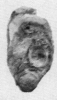

제9장

수산물류

水産物類

· 수산물은 우수 단백질이 적정 비율로 풍부하다. 다시 말해, 지방 함유량은 낮은 반면 칼슘이나 인, 철 등의 무기질은 가득 들었다. 소화 흡수가 잘되어서 특히 어린이나 나이 드신 분들이 먹으면 좋다.

· 수산물은 우리 몸에 꼭 필요한 필수 지방산 EPA(eicosapentaenoic acid), DHA(docosahexaenoic acid)의 '보고寶庫'이다. 이 지방산은 몸에서는 생성되지 않으므로 반드시 해산물을 통해 섭취해야 한다. 아울러 소화 흡수가 잘 될 뿐만 아니라 콜레스테롤을 걱정할 필요도 없다.

· 수산물에 함유된 불포화 지방산은 혈중 지방 농도를 떨어뜨리고 혈전이 생기는 것을 막아 준다. 또한 뇌 기능을 향상시키고 노화를 늦추는 장수 식품이다.

· 수산물에는 레시틴이 가득 함유되어 있다. 레시틴은 뇌 신경 전달 물질인 아세틸콜린acetylcholine의 주요 공급원이다. 그래서 수산물을 많이 섭취하면 기억력과 분석력이 향상되고, 뇌 세포의 노화를 막아 젊음을 유지할 수 있다.

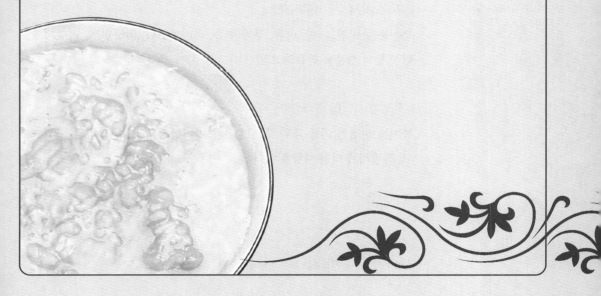

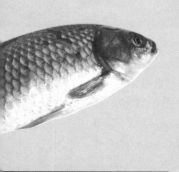

붕어 [鮒魚]

| 어떤 효과가 있나요? |

붕어는 기를 북돋우고 비장을 튼튼하게 하며 입맛을 살려 준다. 아울러 소변을 잘 보게 하고 구토를 멈추게 할 뿐만 아니라 산모의 젖을 잘 돌게 하는 효과가 있다.

| 어떤 사람에게 적합할까요? |

붕어는 다양한 원인으로 몸이 부었을 때, 출산 후 젖이 부족한 산모, 장과 위의 기가 허하거나 입맛을 잃었을 때 먹으면 좋다. 이 밖에도 영양실조, 기와 혈이 부족한 경우, 홍역 초기 증상을 보이는 어린이, 홍역 치유가 늦을 때 먹으면 뛰어난 효과를 볼 수 있다.

BONUS

붕어는 젖을 돌게 하고 홍역을 치료하는 효과가 있다. 그래서 일각에서는 어떤 질환을 앓는 환자가 먹으면 병을 악화시키거나 다른 질병을 유발하기도 하는 '질병 유발 식품'이라 하지만, 사실은 그렇지 않다. 붕어는 모든 사람이 안심하고 먹어도 된다.

| 성질과 맛은 어때요? 어디에 좋은가요? |

붕어는 따뜻하지도 차지도 않은 평한 성질이 있고 단맛을 내며 비장과 위, 대장의 기능을 왕성하게 한다.

| 주요 성분은 무엇인가요? |

붕어는 단백질, 지방, 당류, 무기 염류, 비타민 B류, 비타민 A, 니코틴산 등의 성분을 함유하고 있다.

| 주의할 사항이 있나요? |

붕어는 허해진 기를 채워 주는 효과가 있어서 모든 사람에게 다 좋고, 특별히 주의할 사항은 없다.

붕어는 몸이 부었을 때, 특히 만성 신장염이나 신 증후군(腎症候群. nephrotic syndrome)으로 몸이 부었을 때 팥과 함께 먹으면 아주 훌륭한 효과를 낸다. 홍역을 앓는 어린이는 붕어에 고수나 두부를 넣어 고아 먹으면 빨리 낫고, 출산 후 젖이 잘 나오지 않을 때는 나팔꽃 나물이나 콩나물과 함께 고아 마시면 그 효과가 뛰어나다. 반면에 붕어는 마늘, 갓, 돼지 간, 닭고기, 꿩 고기, 사슴 고기와 상극이다. 뿐만 아니라 한약재인 후박나무, 맥문동, 더덕과도 궁합이 맞지 않으니 함께 요리하지 않도록 주의한다. 그리고 소기름이나 양 기름에 굽거나 튀기는 것도 피해야 한다.

| 식이 요법 |

천문동 붕어 찜

준비할 재료 | 천문동과 더덕 각 10g, 붕어 350g.

만드는 방법 | 1. 붕어는 아가미, 비늘, 내장을 모두 제거한 후 소금과 맛술에 10분 정도 재워 둔다.

2. 더덕, 천문동은 깨끗이 씻어서 물에 충분히 담가 두었다가 저며 썬 후, 물을 부어 찜통에서 30분 정도 찐다.

3. 생강과 파를 깨끗이 씻은 후 생강은 채 썰고, 파는 적당한 크기로 썬다.

4. 붕어에 맛술과 소금을 뿌려 찜통에 넣고, 천문동, 더덕, 파, 생강을 함께 넣어 센 불에서 20분 정도 찌면 요리가 완성된다.

효능 | 이 찜은 비장과 위를 튼튼하게 하고 습한 기운을 제거해 부기를 빼 준다. 그리고 열이 나서 폐의 음기가 손상되었거나 또는 음기가 허해 폐가 건조해진 당뇨 환자에게 적합하다. 하지만 비장이 허해 묽은 변을 보는 사람, 비장과 위가 허하고 냉한 사람, 찬 기운 때문에 기침이 나거나 통증이 있거나 숨이 차는 사람은 먹지 않는 것이 좋다.

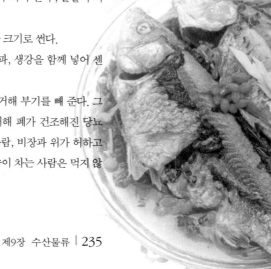

붕어 약재탕

준비할 재료 | 생지황 20g, 구기자 25g, 필발(蓽茇. 후춧과의 일년생 풀) 10g, 사인 10g, 진피 10g, 500g짜리 붕어 1마리.

만드는 방법 | 1. 생지황은 깨끗이 씻어 빻는다.

2. 구기자는 이물질을 깨끗이 제거해 씻어 두고, 필발은 깨끗이 씻어 작은 크기로 썰어 둔다.

3. 사인과 진피를 깨끗이 씻고 진피는 채 썬다.

4. 붕어는 아가미, 비늘, 내장을 말끔히 제거하고 씻어 둔다.

5. 생강은 얇게 저미고 파는 적당한 크기로 썬다.

6. 준비한 재료를 모두 솥에 넣고, 물을 2l 부어 센 불에서 끓인다.

7. 센 불에서 한 번 끓고 나면 약한 불로 줄여서 40분 정도 더 끓인다.

8. 소금, 조미료, 참기름을 넣어 맛을 내면 요리가 완성된다.

효능 | 붕어 약재탕은 비장을 튼튼하게 하고 위를 따뜻하게 하며 혈당을 조절하는 효과가 있다. 이 요리는 특히 상소 · 중소 · 하소 당뇨 환자 모두에게 적합하다.

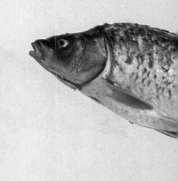

잉어 [鯉魚]

| 어떤 효과가 있나요? |

잉어는 소변을 잘 보게 하고 부기를 없애며 비장을 튼튼하게 하고 입맛을 돌게 한다. 아울러 기침을 멎게 하고 천식을 다스릴 뿐만 아니라 태아를 안정시켜 유산을 막고 젖을 잘 돌게 한다. 또 몸 안의 열과 독소를 제거해 주는 효과도 있다.

| 어떤 사람에게 적합할까요? |

잉어는 기침 천식을 앓는 사람, 황달과 간염 증상이 있는 사람, 신장염이나 간 경화로 몸이 부은 사람, 심장이 허하거나 영양실조로 몸이 붓는 사람이 먹으면 좋다. 아울러 임신부가 몸이 부었을 때, 태동이 불안할 때, 출산 후 젖이 나오지 않을 때 먹으면 모두 뛰어난 효과를 본다.

| 성질과 맛은 어때요? 어디에 좋은가요? |

잉어는 따뜻하지도 차지도 않은 평한 성질이 있고 단맛을 내며 비장과 신장에 작용해 그 기능을 왕성하게 한다.

| 주요 성분은 무엇인가요? |

잉어는 단백질, 지방, 칼슘, 인, 철, 비타민 A, 비타민 B, 니코틴산 등의 성분을 함유하고 있다.

| 주의할 사항이 있나요? |

예부터 의학자나 민간에서는 잉어를 '질병 유발 식품'이라고 했다. 그래서 감염성 열병, 옹종癰腫이나 정저疔疽 같은 악성 종기, 유행성

BONUS

잉어는 양쪽에 있는 가는 힘줄을 말끔히 제거한 후 먹는 것이 좋다.

질병, 암, 림프 결핵, 천식, 홍반성 낭창, 버거병(buerger病), 마른버짐, 만성 두드러기 등의 증상을 보이는 사람은 잉어를 먹지 못하게 했다.

| 어떤 음식과 궁합이 맞나요? |

잉어와 팥은 궁합이 잘 맞는 음식이어서 몸이 부었을 때 이 두 가지를 함께 고아 먹으면 뛰어난 효과를 볼 수 있다. 하지만 돼지고기, 아욱과는 상극이므로 서로 피하는 것이 좋다. 뿐만 아니라 한약재인 천문동이나 주사朱砂 역시 함께 먹지 않는 것이 좋다.

| 식이 요법 |

팥 잉어탕

준비할 재료 | 두부껍질과 팥 각 100g, 500g짜리 잉어 1마리.

만드는 방법 | 1. 잉어는 아가미와 내장을 말끔히 손질한 후 씻어서 기름에 튀겨 낸다.

2. 두부껍질은 깨끗이 씻어 물기를 뺀 후, 적당한 크기로 잘라 기름에 튀겨 낸다.

3. 팥, 생강, 풋마늘을 깨끗이 씻어, 생강은 껍질을 벗겨 얇게 저미고, 마늘은 여러 조각으로 썬다.

4. 솥에 기름을 부어 달군 다음, 생강과 마늘을 넣고 반쯤 익을 때까지 볶아 향을 낸다.

5. 맛술, 팥, 튀긴 두부껍질을 넣고 물을 적당량 부어 곤다.

6. 15분 정도 끓인 후, 잉어를 넣고 푹 고아 소금으로 간을 하면 요리가 완성된다.

효능 | 두부껍질 잉어탕은 비장을 튼튼하게 하고 잃어버렸던 입맛을 되찾아 준다. 아울러 혈을 보하고 몸을 건강하게 해준다.

무 잉어탕

준비할 재료 | 250g짜리 잉어 1마리, 무 50g, 동아 피와 동아 씨 각30g.

만드는 방법 | 1. 무는 깨끗이 씻고 저며 썬다.

2. 잉어는 비늘, 아가미, 내장을 말끔히 손질한 후 씻어 둔다.

3. 손질한 잉어와 동아 피, 동아 씨, 무를 함께 솥에 넣고 물을 적당량 붓는다.

4. 파, 생강, 소금을 차례로 넣고, 약한 불에서 잉어가 완전히 익을 때까지 천천히 끓이면 요리가 완성된다.

효능 | 무 잉어탕은 몸 안에 쌓인 열과 독소를 없애고 소변을 잘 보게 하며 부기를 제거하는 데도 효과가 뛰어나다.

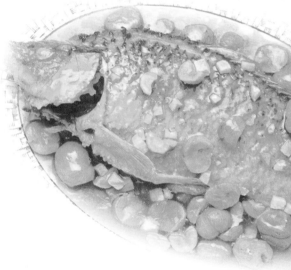

 범芘박사의 조언 ●

박사님, 당뇨 환자가 해산물을 먹어도 괜찮을까요?

해산물은 맛이 좋고 영양가가 풍부한 우수 식품입니다. 해산물은 다량의 우수 단백질, 지방, 식이 섬유를 함유하고 있을 뿐만 아니라 인체 발달에 꼭 필요한 미량 원소도 가득 들어 있습니다. 그러니 당뇨 환자가 적당량만 섭취한다면 전혀 해가 될 것이 없습니다. 또 해산물은 종류마다 지방 함유량과 열량이 각기 다르므로, 먹으려는 해산물의 정확한 지방 함유량과 열량을 파악해야 합니다. 이를테면 말린 새우, 가리비, 게, 참새우, 조개 등과 같은 해산물은 고高지방, 고高칼로리 식품이니 되도록 적게 먹는 것이 좋습니다. 그리고 다시마도 조심해서 먹어야 합니다. 요오드 성분이 풍부한 다시마는 부족한 요오드 섭취량을 채워 주기도 하지만, 그렇다고 많이 먹게 되면 요오드 섭취량이 기준치를 넘어 건강을 해칠 수 있습니다. 이 밖에도 바닷물고기나 조개류는 병원성 미생물이 들어 있어서 가공하지 않고 날 것으로 먹는 것은 아주 위험합니다. 회로 먹지 말고, 되도록 익혀서 드세요.

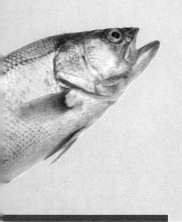

농어 [鱸魚]

| 어떤 효과가 있나요? |

농어는 간과 신장의 기를 보하고 비장을 튼튼하게 하며 원기를 북돋운다. 아울러 유산을 막고 가래를 없애며 기침을 다스린다. 또 근육과 골격을 단단하게 하는 효과도 있다.

| 어떤 사람에게 적합할까요? |

비장과 위장의 기가 허한 사람, 소화가 잘 안 되는 사람, 영양 상태가 부실한 사람, 간과 신장의 기가 부족한 사람, 허리가 쑤시고 다리에 힘이 없는 사람, 몸이 허약한 여성이 임신 기간에 태동이 불안할 때, 임산부가 몸이 부을 때, 수술 후 회복기의 환자, 칼슘이 부족한 사람이 먹으면 모두 뛰어난 효과를 볼 수 있다.

BONUS

농어는 상처를 아물게 하는 작용이 있다. 보통 수술한 지 3일 후에 섭취하면 매우 큰 효과를 볼 수 있다. 하지만 상처가 너무 빨리 아물면 울퉁불퉁하게 흉터가 생길 수도 있다.

| 성질과 맛은 어때요? 어디에 좋은가요? |

농어는 따뜻하지도 차지도 않은 평한 성질이 있고 단맛을 내며 비장, 간, 신장의 기능을 왕성하게 한다.

| 주요 성분은 무엇인가요? |

농어는 단백질, 지방, 탄수화물, 당류, 회분, 칼슘, 안, 철분, 리보플래빈, 비타민 A, 비타민 B 등을 함유하고 있다.

| 주의할 사항이 있나요? |

농어는 피부병이나 부스럼이 있는 사람은 먹지 않는 것이 바람직하다.

| 어떤 음식과 궁합이 맞나요? |

농어는 버터와 상극으로 알려졌다. 함께 요리하지 않도록 주의한다.

| 영양 성분이 얼마나 들어 있나요? |

농어는 지나치게 많이 먹으면 부스럼을 일으키는 단점이 있다. 하지만 소금에 절인 후 말려 먹으면 부스럼을 일으키지 않는다. 이는 '질병 유발' 식품인 조기도 마찬가지다.

| 식이 요법 |

연잎 농어 찜

준비할 재료 | 연잎 1장, 농어 1마리.

만드는 방법 | 1. 연잎은 깨끗이 씻고, 농어는 잡아서 비늘과 내장을 제거하고 깨끗이 손질한다.

2. 찜 솥에 연잎을 평평하게 깔고, 그 위에 농어를 얹는다.

3. 얇게 저며 썬 생강을 잉어 위에 올리고, 뚜껑을 닫아 센 불에서 10분 정도 찐다.

4. 찐 잉어를 꺼내고 물은 버린다.

5. 조미료, 간장, 잘게 썬 파, 땅콩기름을 팬에 넣어 볶아 낸 것을 농어 위에 뿌린다.

효능 | 연잎 농어 찜은 비장을 튼튼하게 하고 기를 북돋아 준다. 아울러 기침을 멎게 하고 가래를 없애는 효과도 있다.

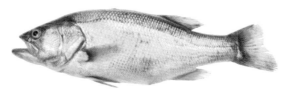

천마 농어 찜

준비할 재료 | 천마 15g, 농어 450g, 천궁 10g, 복령 10g.

만드는 방법 | 1. 두 번째 쌀뜨물에 천마와 천궁, 복령을 함께 넣어 열두 시간 정도 담가 둔다.

2. 열두 시간이 지난 후 천마를 꺼내 수분을 제거하고, 밥 위에 올려 45분 정도 쪄서 얇게 썬다.

3. 농어는 잡아서 아가미, 비늘, 내장을 모두 제거한 후 깨끗이 씻는다.

4. 팬에 기름을 두르고 달군 후 농어를 넣어 3분간 빠르게 튀겨 내고 기름을 빼 둔다.

5. 팬에 식용유를 부르고 양파와 생강을 볶아 향을 낸다.

6. 육수를 붓고 농어, 천마, 맛술을 함께 넣어 끓인다.

7. 소금, 조미료로 간을 하면 요리가 완성된다.

효능 | 천마 농어 찜은 풍을 없애고 기를 북돋우며 허한 기를 채워 주는 효과가 있다.

 범茄 박사의 조언

박사님, 당뇨 환자가 식사를 조절하는 궁극적인 목적은 뭔가요?

식사를 조절하는 것은 당뇨병을 효과적으로 관리하기 위해서입니다. 비만 환자가 적절한 식이 요법을 병행하면 체중은 줄어들고 인슐린 감수성은 증가되어 인슐린 저항을 크게 줄일 수 있습니다. 나아가 혈당 조절에도 많은 도움을 줍니다. 반면, 마른 환자가 합리적인 식이 요법에 따라 꾸준히 식사를 하면 정상 체중을 회복하고 신체 면역력도 강해져 정상적인 사회 활동이 가능해집니다. 또한 식이 요법은 성장기 어린이에게는 필요한 영양소를, 임산부에게는 태아의 성장 발육에 필요한 영양소를 공급합니다. 뿐만 아니라 이미 고지혈, 고혈압, 저단백 혈증 등과 같은 신진대사 이상이 나타난 사람은 식이 요법을 통해 혈중 지방 농도와 혈당을 정상 수준으로 돌려놓을 수 있습니다. 아울러 심장, 뇌, 간, 신장의 기능 상실을 최소화할 수 있고, 이로써 각종 만성 합병증이 유발되는 것을 늦추거나 막을 수 있습니다. 또한 인슐린 베타 세포의 부분적인 회복을 가능하게 합니다.

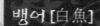

| 어떤 효과가 있나요? |

뱅어는 음식물의 소화를 돕고 몸 안의 수분을 제때 배출시킨다. 아울러 비장을 튼튼하게 하고 입맛을 돌게 한다.

| 어떤 사람에게 적합할까요? |

뱅어는 체질이 허약한 사람, 기와 혈이 부족한 사람, 영양 부족이나 임신으로 몸이 부었을 때 먹으면 좋다. 이 밖에도 비장과 위장의 기가 허한 경우, 입맛이 없거나 식욕이 부진할 때, 아이가 수두에 걸렸을 때 먹으면 모두 탁월한 효과를 볼 수 있다.

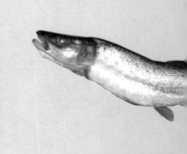

| 성질과 맛은 어때요? 어디에 좋은가요? |

뱅어는 따뜻하지도 차지도 않은 평한 성질이 있고 단맛을 내며 비장과 위, 간의 기능을 튼튼하게 하는 역할을 한다.

| 주요 성분은 무엇인가요? |

뱅어는 단백질, 지방, 회분, 칼슘, 인, 철, 티아민, 니코틴산 등의 성분을 주로 함유하고 있다.

| 주의할 사항이 있나요? |

기관지 천식이나 홍반성 낭창, 두드러기, 림프 결핵, 얼굴에 둥글고 작은 악성 부스럼이 나는 정저疔疽 증상이 있는 사람은 뱅어 섭취를 삼가야 한다.

┃ 어떤 음식과 궁합이 맞나요? ┃

뱅어는 대추와 상극 음식이므로 함께 요리하지 않도록 주의한다.

┃ 식이 요법 ┃

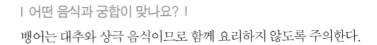

뱅어 구기자탕

준비할 재료 ┃ 300g짜리 뱅어 1마리, 구기자 30g.

만드는 방법 ┃ 1. 뱅어는 비늘, 아가미, 내장을 손질해 씻은 후 솥에 넣어 살짝 굽는다.

2. 깨끗이 씻은 구기자, 맛술, 소금, 파, 생강을 모두 솥에 넣고 물을 적당량 붓는다.

3. 뱅어는 완전히 익히고 파와 생강은 건져 낸다.

4. 조미료로 맛을 내면 요리가 완성된다.

효능 ┃ 뱅어 구기자탕은 비장과 위의 기를 보하고 음기를 북돋울 뿐만 아니라 정력을 보하고 눈을 맑게 하는 효과가 있다.

마늘 뱅어 찜

준비할 재료 ┃ 250g짜리 뱅어 1마리, 마늘 10g.

만드는 방법 ┃ 1. 뱅어는 비늘, 아가미, 내장을 말끔히 제거하고 깨끗이 씻어 둔다.

2. 마늘을 다져 뱅어 뱃속에 채워 넣고, 소금과 맛술을 첨가한다.

3. 뱅어를 찜통에 넣고 충분히 익히면 요리가 완성된다.

효능 ┃ 마늘 뱅어 찜은 위를 따뜻하게 하고 허한 기를 채워 준다. 아울러 소화를 촉진시키고 수분 배출을 돕는다.

 병초 박사의 조언

박사님, 당뇨 환자가 음식 조절 중에 허기를 느끼면 어떻게 해야 하죠?

환자가 허기를 느끼는 이유는 다양합니다. 실제로 섭취량이 부족할 때는 음식을 더 먹어야 합니다. 이 밖에 이미 일정한 양으로 식사를 마쳤고 3대 영양소 섭취량이 적절한데도 허기를 느낄 수 있습니다. 이럴 때는 소화가 잘되는 음식을 섭취한 것이어서 허기도 빨리 느끼는 것입니다. 이런 이유로 허기를 느낄 때는 포만감이 큰 음식물을 섭취하라고 권해 드리고 싶네요. 예를 들면, 배추, 시금치, 동아, 오이, 부추, 풋고추, 숙주나물, 다시마 등이 당 함유량은 낮으면서 포만감은 큰 식품입니다. 하지만 항상 혈당에 주의해야 합니다. 혈당이 상승하면 요당이 증가하고, 포도당이 소변으로 많이 빠져나가므로, 이때도 역시 허기를 느끼게 됩니다. 그러므로 언제나 스스로 혈당을 체크하거나, 혹은 병원에 내원해서 혈당 검사를 받아 봐야 합니다. 전문의와 상담한 후 약을 복용하면 혈당이 정상 수치로 떨어져서 허기가 곧 사라집니다. 그러나 사실, 식이 요법을 적절하게 진행하고 있다 하더라도 허기를 느낄 수 있습니다. 환자가 이런 상황을 조금만 견디고 참아 낸다면, 우리 몸은 자연스레 그 상태에 적응하게 됩니다.

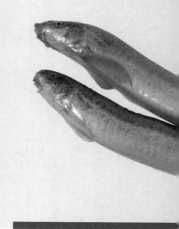

│ 어떤 효과가 있나요? │

미꾸라지는 비장과 위를 따뜻하게 하고 기를 보하는 효과가 있으며
몸의 나쁜 습한 기운을 없앤다. 아울러 치질을 치료하고 허한 땀을
멎게 하며 황달이나 발기 부진에도 효과를 보인다.

│ 어떤 사람에게 적합할까요? │

미꾸라지는 몸이 허약한 사람이나 비장과 위장의 기가 허하고 냉한
사람, 영양 상태가 부실한 사람, 몸이 허해 땀을 많이 흘리는 어린이,
중·노년층 환자, 심·뇌혈관 질환을 앓는 사람에게 좋다. 이 밖에
도 암, 급·만성 황달 간염, 갈증을 심하게 느끼는 당뇨 환자, 발기
부진, 치질, 옴에 걸려 피부가 심하게 가려운 사람이 먹으면 뛰어난
효과를 볼 수 있다.

│ 성질과 맛은 어때요? 어디에 좋은가요? │

미꾸라지는 따뜻하지도 차지도 않은 평한 성질이 있고 단맛을 내며
폐와 비장의 기능을 왕성하게 한다.

│ 주요 성분은 무엇인가요? │

미꾸라지는 단백질, 지방, 탄수화물, 회분, 칼슘, 인, 철과 다양한 비
타민을 함유하고 있다.

│ 주의할 사항이 있나요? │

미꾸라지는 특별히 주의해야 할 사항이나 삼가야 할 대상이 없다.

BONUS

미꾸라지는 암을 극복할 수 있도
록 도와주는 식품이자 간을 보호
하는 약이 되기도 한다. 그리고 미
꾸라지는 지방 함유량이 낮을 뿐
만 아니라 콜레스테롤도 아주 적
게 함유하고 있다. 또 EPA와 유사
한 불포화 지방산을 함유하고 있
어서 혈관의 노화를 지연시킨다.
미꾸라지는 이처럼 항抗노화 기능
도 갖추고 있다.

| 어떤 음식과 궁합이 맞나요? |

민간에서는 급성 황달 간염같이 습한 열로 황달 증상이 나타나는 사람에게는 미꾸라지와 두부를 함께 먹여 치료했다. 그리고 이것은 소갈 증상을 보이는 당뇨 환자에게도 좋다. 미꾸라지와 마늘에 소금 간을 하지 않고 끓여 먹으면, 몸이 부었을 때 뛰어난 효과를 보인다.

| 영양 성분이 얼마나 들어 있나요? |

미꾸라지는 영양가가 풍부한 식품으로, 일반 어류와 비교해도 손색이 없다. 비타민 B1 함유량은 붕어, 조기, 새우보다 3~4배가량 더 많고, 비타민 A와 비타민 C 함유량 역시 다른 어류보다 풍부하다. 이밖에도 산란기의 미꾸라지는 시금치보다 더 철분을 풍부하게 함유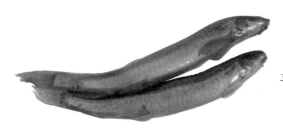하고, 비타민 B2 성분도 다른 동물의 간보다 훨씬 많다. 아울러 젖이 부족한 산모가 미꾸라지를 고아 먹으면 잉어보다 더 뛰어난 효과를 볼 수 있다.

 범곤 박사의 조언 •──

박사님, 어떤 지방을 섭취하는 것이 당뇨에 도움이 될까요?

연구 결과, 다중 불포화 지방산이 포화 지방산보다 풍부할수록 콜레스테롤 수치가 더 빨리 떨어지고 동맥 경화를 더욱 효과적으로 예방할 수 있다는 사실이 밝혀졌습니다. 그러니 다중 불포화 지방산이 풍부한 식품을 많이 드셔야겠죠. 어유魚油를 제외한 다른 동물성 지방은 주로 포화 지방산을 함유하고 있는 반면에, 어유와 식물성 지방은 불포화 지방산이 많습니다. 예를 들면 참기름, 콩기름, 땅콩기름, 옥수수기름, 해바라기 씨 기름 등이 식물성 지방의 대표 격입니다. 여기에는 불포화 지방산이 풍부하게 함유되어 있으니 참고하세요.

미꾸라지 두부찌개

준비할 재료 | 미꾸라지 500g, 두부 250g.

만드는 방법 | 1. 미꾸라지를 대나무 광주리에 담아 뚜껑을 덮고 끓는 물을 부어 잡는다.

2. 찬물에 미꾸라지를 넣고 끈적거리는 점액을 깨끗이 씻어 낸 후 아가미와 내장을 제거해 손질한다.

3. 미꾸라지를 5cm 크기로 잘라 두부, 생강과 함께 솥에 넣고 물을 적당량 붓는다.

4. 센 불에 올려 끓이다가 소금, 맛술로 간을 하고, 약한 불로 줄여서 30분 정도 더 끓인다.

5. 미꾸라지가 완전히 익으면 참기름을 살짝 뿌려 마무리한다.

효능 | 미꾸라지 두부찌개는 비장과 위의 기운을 보하고 원기를 북돋는다. 아울러 몸 안의 열을 다스리고 소변을 잘 보게 하는 효과가 있다.

미꾸라지 연잎 가루

준비할 재료 | 미꾸라지 10마리, 마른 연잎 60g.

만드는 방법 | 1. 미꾸라지를 그늘진 곳에서 말린 후 머리와 꼬리를 제거하고 숯에 구워 가루를 낸다.

2. 연잎은 가늘게 빻는다.

3. 두 가지 가루를 골고루 섞는다.

4. 하루에 6g씩 따뜻한 물에 타서 2회 마신다.

효능 | 이 가루는 기를 보하고 위를 따뜻하게 할 뿐만 아니라 습한 기운을 없애 준다.

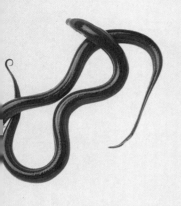

드렁허리 [鱔魚]

┃ 어떤 효과가 있나요? ┃

드렁허리는 오장을 보하고 근육과 골격을 튼튼하게 해준다. 아울러 허하고 피로해진 몸과 마음을 회복시키고 풍과 습한 기운을 없애 준다.

┃ 어떤 사람에게 적합할까요? ┃

드렁허리는 당뇨병·고지혈증·협심증·동맥 경화를 앓는 사람에 게 좋다. 이 밖에도 몸이 허약한 사람, 기와 혈이 부족한 사람, 영양 상태가 부실한 사람, 기가 허해 치핵이 항문 밖으로 밀려 나오는 탈 항, 자궁 탈출, 내치질 출혈, 근육과 뼈가 쑤시고 아플 때, 다리에 힘 이 풀릴 때, 류머티즘성 통증, 여성이나 노인 환자가 먹으면 뛰어난 효과를 볼 수 있다.

BONUS

드렁허리는 고단백, 저지방 식 품으로, 몸을 보하는 역할을 한다. DHA와 EPA가 풍부해 뇌를 건강 하게 하고, 심·뇌 혈관 질환을 예 방하고 치료하는 효과가 있다. 아 울러 소염, 항암 작용을 해서 고지 혈증, 동맥 경화, 협심증에 뛰어난 효과를 보인다. 특히 드렁허리는 에크몰린이라는 독특한 성분을 함 유하고 있어서 혈당을 조절해 정 상 수치로 떨어뜨리는 작용을 하 며, 이것이 당뇨 치료에 효과적인 것으로 밝혀졌다. 게다가 부작용이 나 독성이 전혀 없는 '안심 식품' 이다. 이 밖에 드렁허리 피는 백혈 구 수를 늘려 주는 효과가 있다.

┃ 성질과 맛은 어때요? 어디에 좋은가요? ┃

드렁허리는 따뜻한 성질이 있고 단맛을 내며 간과 신장의 기능을 왕 성하게 한다.

┃ 주요 성분은 무엇인가요? ┃

드렁허리는 단백질, 지방, 에크몰린Ekmolin, 탄수화물, 칼슘, 인, 철, 비타민 A, 비타민 B, 니코틴산 등의 성분을 함유하고 있다.

┃ 주의할 사항이 있나요? ┃

피부 질환을 앓거나 천식, 림프 결핵, 홍반성 낭창, 암 등과 같은 지 병이나 고질병이 있는 사람은 드렁허리 섭취를 절대 삼가야 한다.

아울러 감염성 질환이나 장과 위가 제 기능을 못하는 사람도 먹지 않는 것이 좋다. 그리고 한 번에 많은 양을 먹는 것도 절대 금물이다

| 식이 요법 |

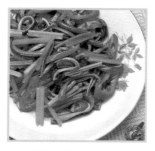

양파 드렁허리볶음

준비할 재료 | 드렁허리 300g, 양파 150g, 청·홍 고추 각 50g, 당근 5g.

만드는 방법 | 1. 드렁허리를 잡아 말끔히 손질한 후 깨끗하게 씻어서 적당한 크기로 잘라 둔다.

2. 파, 청·홍 고추, 생강, 당근은 모두 얇게 저며 썬다.

3. 솥에 물을 끓여 드렁허리를 삶고 물기를 뺀다.

4. 팬에 기름을 두르고 생강, 당근, 양파, 청·홍 고추를 볶는다.

5. 여기에 드렁허리와 청주를 넣고 소금, 조미료, 참기름, 후춧가루를 첨가해 골고루 섞는다.

6. 녹말가루를 풀어 걸쭉하게 만들고, 그 위에 파를 뿌리면 요리가 완성된다.

효능 | 양파 드렁허리볶음은 기를 다스리고 비장과 위를 편하게 한다. 아울러 위를 튼튼하게 해서 소화를 원활하게 하고, 비장의 기능을 왕성하게 하며, 혈당을 낮추는 효과가 있다. 이 요리는 당뇨병과 고지혈증을 함께 앓는 사람 가운데 비장의 기가 허하고 기가 막혀 원활히 돌지 못하는 사람에게 특히 좋다. 하지만 간과 담에 습한 열이 많이 찬 사람에게는 좋지 않다.

죽순 드렁허리볶음

준비할 재료 | 드렁허리 500g, 죽순 150g, 호두 살 30g, 당근 10g.

만드는 방법 | 1. 드렁허리를 잡아 말끔히 손질한 후 깨끗이 씻어서 적당한 크기로 잘라 둔다.

2. 죽순은 일자 모양으로 두껍게 썰고, 생강과 당근은 저며 썰고, 파는 굵직하게 썰어 둔다.

3. 호두 살은 중간 불에서 바삭바삭해질 때까지 볶고, 죽순은 끓는 물에 삶아 둔다.

4. 드렁허리는 끓는 물에서 삶아 체에 걸러서 물기를 뺀다.

5. 팬에 기름을 두르고 생강, 당근을 먼저 볶은 후 죽순, 드렁허리를 함께 넣는다.

6. 맛술이나 청주를 붓고 소금, 조미료, 참기름, 후춧가루를 첨가해 골고루 젓는다.

7. 녹말가루를 풀어 약간 걸쭉하게 만들고, 그 위에 파를 뿌려 그릇에 담아내면 요리가 완성된다.

효능 | 이 요리는 혈중 지방 농도와 혈당을 떨어뜨리고 몸 안의 열을 내리며 변을 잘 보게 하는 효과가 있다.

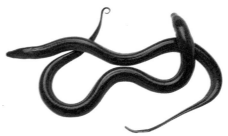

 범꽃 박사의 조언

박사님, 당뇨 환자는 어떤 방법으로 지방을 섭취하는 것이 이상적일까요?

당당뇨 환자는 저지방 식품을 섭취하는 것이 좋습니다. 우선 하루 지방 섭취량이 50g을 넘으면 안 됩니다. 그리고 지방은 전체 열량의 20~25% 정도를 차지하는 것이 적당하죠. 물론 저지방 식품을 권해 드린다고 해서 지방을 전혀 섭취하지 말라는 뜻은 아닙니다. 간혹 일부 환자들이 '지방은 몸에 득得보다는 해害를 더 많이 가져온다.'는 단편적인 생각으로 지방을 아예 섭취하지 않거나 아주 적은 양만 섭취하기도 하는데, 이것은 잘못된 행동입니다. 사실 지방은 에너지를 저장하고 공급하는 '에너지 공장' 역할을 담당합니다. 아울러 지용성 비타민을 흡수하는 데도 꼭 필요한 성분이지요. 이렇듯 지방은 우리 몸에 반드시 섭취되어야 할 중요한 물질입니다. 하지만 잊지 마세요. 과다 섭취는 절대 금물입니다.

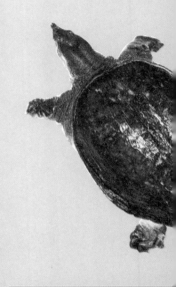

자라[甲魚]

| 어떤 효과가 있나요? |

자라는 피를 식히고 항암 작용을 하며 음기를 북돋아 허한 기를 채워 주고 뭉친 곳을 풀어 주는 효과가 있다.

| 어떤 사람에게 적합할까요? |

자라는 당뇨병 · 건조증 환자 · 음기가 허해 입 안이 바짝바짝 마르는 사람이 먹으면 좋다. 이 밖에도 몸이 허약하거나 영양 상태가 좋지 못한 사람, 간과 신장의 기가 부족한 사람, 음기가 허해 속에 열이 과한 사람, 뼛속에 열이 나 쑤실 때 먹으면 뛰어난 효과를 볼 수 있다. 아울러 폐결핵으로 기침이 나고 밤에 땀을 심하게 흘리는 경우, 폐 외 결핵으로 미열이 계속될 때, 만성 간염 환자, 간 경화로 배에 물이 찰 때, 간과 비장 비대증, 각종 암, 약물 치료나 방사선 치료를 받은 환자, 수술 받고 회복기에 있는 환자가 먹어도 효과가 그만이다. 또한 고지혈증, 동맥 경화, 협심증, 고혈압을 앓는 사람이 먹어도 치료 효과를 볼 수 있고, 극심한 육체노동을 하는 사람이나 격렬한 운동을 한 후에 먹으면 피로를 풀어 준다.

| 성질과 맛은 어때요? 어디에 좋은가요? |

자라는 따뜻하지도 차지도 않은 평한 성질이 있고 단맛을 내며 폐장과 비장의 기능을 왕성하게 한다.

| 주요 성분은 무엇인가요? |

자라는 단백질, 지방, 당, 니코틴산, 무기 염류, 비타민 A, 티아민, 리보플래빈 등을 함유하고 있다.

| 주의할 사항이 있나요? |

감기가 완치되지 않은 상태라면 자라 섭취를 삼가야 한다. 또 비장이 허한 사람은 되도록 적게 먹는 것이 좋고, 만성 신장염이나 신장 기능이 부실할 때는 절대 먹지 않도록 한다. 임산부도 자라 섭취는 피하는 것이 좋다.

| 어떤 음식과 궁합이 맞나요? |

자라는 참마나 구기자와 궁합이 잘 맞다. 당뇨병을 앓는 사람이 자라에 참마나 구기자를 넣어 고아 마시면 뛰어난 효과를 볼 수 있다. 하지만 비름과 복숭아, 계란, 돼지고기, 토끼 고기, 오리 고기와는 상극이므로 서로 피하는 것이 좋다.

| 영양 성분이 얼마나 들어 있나요? |

자라는 오리 고기와 비슷한 효능이 있다. 두 가지 모두 열을 다스리고 기를 보하는 식품으로, 허한 음기를 북돋우고 몸의 열을 내리는 효과가 뛰어나다. 또한 자라는 성질, 맛, 섭취했을 때 작용하는 부위, 효과 등 모든 면에서 거북과 상당히 흡사하다. 아울러 영양 성분도 대동소이하다.

둥굴레 자라 찜

준비할 재료 | 둥굴레 30g, 자라 400g.

만드는 방법 | 1. 둥굴레를 깨끗이 씻어 적당한 크기로 썬다.

2. 자라는 잡아 속을 말끔히 제거한 후, 끓는 물에 데쳐 핏물을 빼고, 찬물로 깨끗이 씻는다.

3. 생강과 파를 깨끗이 씻어서 파는 큼직하게 썰고, 생강은 얇게 저며 썬다.

4. 찜 솥에 자라와 맛술, 생강, 파, 둥굴레를 함께 넣어 센 불에서 한 시간 정도 찐다.

5. 소금과 조미료를 이용해 맛을 내면 요리가 완성된다.

효능 | 둥굴레 자라 찜은 음기를 북돋우고 건조한 곳에 수분을 제공한다. 아울러 체액 분비를 도와 갈증을 없애 줄 뿐만 아니라 기력을 회복시키고 혈을 보해 준다. 단, 임신부나 비장과 위의 양기가 허한 사람은 먹지 않도록 한다.

천패모川貝母 자라탕

준비할 재료 | 자라 1마리, 천패모 15g.

만드는 방법 | 1. 자라를 뜨거운 물에 넣어 소변을 다 빼 준 후, 속을 갈라 내장을 제거한다.

2. 자라, 천패모, 산초 가루 적당량, 그리고 파와 생강을 같이 솥에 넣는다.

3. 솥에 육수 1l를 부어 센 불에서 한 번 끓이고, 약한 불로 줄여서 한 시간 정도 푹 곤다.

4. 소금, 조미료로 간을 하면 요리가 완성된다.

효능 | 천패모 자라탕은 음기를 북돋우고 몸 안의 열을 내린다. 아울러 기를 보해 기침을 멎게 하는 효과도 있다.

거북[龜]

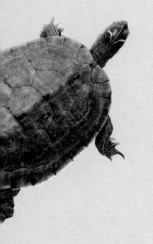

| 어떤 효과가 있나요? |

거북은 신장의 기를 북돋우고 정력을 길러 준다. 아울러 허한 음기를 채우고 혈을 보하는 효과가 있다.

| 어떤 사람에게 적합할까요? |

거북은 당뇨병 환자, 말라리아가 오랜 기간 완치되지 않거나 육체노동을 한 후에 말라리아가 재발했을 때, 기와 혈이 부족한 사람, 영양실조, 육체노동을 한 후 뼈에 열이 나고 쑤시는 경우, 폐결핵으로 계속 기침하고 객혈 증상을 보일 때 먹으면 좋다. 이 밖에도 출산 후 산모가 건강을 회복하지 못할 때, 자궁 탈출이나 탈항 증상이 있을 때 먹으면 건강을 빨리 회복할 수 있다. 아울러 암으로 고생하는 경우, 방사선 치료나 약물 치료로 원기와 음기가 상한 경우, 온몸에 열이 오를 때, 가슴이 답답해 잠을 이루지 못할 때, 손바닥이 뜨거울 때, 입 안이 마를 때, 혓바닥이 붉고 설태가 적을 때, 어린 아이가 몸이 허약해 밤에 소변을 못 가릴 때 먹으면 모두 뛰어난 효과를 볼 수 있다. 아울러 음기가 허하고 혈에 열이 생겨 뼛속에 열이 나고 쑤시는 증상, 토혈, 객혈, 비鼻 출혈 등의 증상을 보일 때도 효과적이다.

BONUS

연구 결과, 거북에 함유된 단백질이 항암 작용을 하는 것으로 밝혀졌다. 이 단백질이 체내에 흡수되면 암세포의 증식을 억제하는 것은 물론, 체내 면역력도 강해진다. 그래서 일부 학자들은 거북을 섭취하면 장수할 수 있다는 의견을 내놓고 있다.

| 성질과 맛은 어때요? 어디에 좋은가요? |

거북은 따뜻하지도 차지도 않은 평한 성질이 있고 달면서도 짠맛을 내며 간과 신장의 기능을 왕성하게 한다.

| 주요 성분은 무엇인가요? |

거북은 단백질, 지방, 당류, 비타민 B1, 비타민 B2, 니코틴산, 케라틴

Keratin 등의 성분을 함유하고 있다.

| **주의할 사항이 있나요?** |

임산부에게는 거북이 좋지 않은 영향을 주므로 섭취를 삼가야 한다.

| **어떤 음식과 궁합이 맞나요?** |

폐결핵으로 피를 토하는 사람은 거북 고기와 동충하초, 더덕을 함께
먹으면 치료 효과를 볼 수 있다.

| **식이 요법** |

둥굴레 거북 찜

준비할 재료 | 거북 고기 50g, 둥굴레와 더덕 각 15g.

만드는 방법 | 1. 거북 고기를 깨끗이 씻어 큼직하게 썬 다음 끓는 물에 데쳐서 핏물
을 빼고 채로 건져 둔다.

2. 더덕은 물에 충분히 담가 두었다가 얇게 저미고, 둥굴레는 깨끗이 씻어 적당한
   크기로 썬다.

3. 거북 고기, 더덕, 둥굴레, 생강, 파, 맛술을 찜통에 넣고, 육수를 300$m\ell$ 부어 센 불
   에서 한 시간 정도 끓인다.

4. 소금, 조미료, 후춧가루, 참기름을 넣어 맛을 내면 요리가 완성된다.

효능 | 둥굴레 거북 찜은 비장을 튼튼하게 하고 위의 기를 북돋아 준다.
아울러 혈을 보하고 갈증을 말끔히 해소해 준다. 단, 비
장과 위가 허하고 냉한 사람은 먹으면 안 된다.

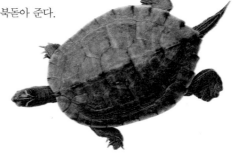

범糖박사의 조언

박사님, 당뇨 환자는 출장이나 여행을 갔을 때 어떻게 음식을 조절해야 할까요?

당뇨 환자에게 식이 요법 치료는 가장 기본이고, 또 반드시 지켜야 하는 것입니다. 어떤 경우에도 절대 이를 간과하거나 포기해서는 안 됩니다. 필요하다면 음식과 물을 따로 준비해 시간에 맞춰 식사를 하고 약을 복용해야 합니다. 그리고 활동량이 많아졌을 때는 식사량도 함께 늘려야 합니다. 설령 타지에서 눈과 귀와 코를 유혹하는 과일이나 음식을 접하게 되더라도 자신의 상태에 적합한 것만 선택해 먹어야 합니다. 꼭 기억하세요. 절대 음식 욕심을 내면 안 됩니다.

복령 거북탕

준비할 재료 거북 500g, 복령 100g.

만드는 방법 1. 복령은 저며 썰고, 생강은 얇게 저미고, 파는 적당한 크기로 썬다.

2. 거북은 잡아서 깨끗이 씻은 후 작게 썰어 둔다.

3. 솥에 물을 끓여서 거북 고기를 살짝 삶는다.

4. 거북 고기, 복령, 생강, 파를 냄비에 담고, 찬물과 맛술을 부어 세 시간 정도 푹 곤다.

5. 다 익었을 때 소금, 조미료로 맛을 내면 요리가 완성된다.

효능 복령 거북탕은 음기를 북돋아 주고 혈액 순환을 원활하게 한다. 아울러 근육을 풀어 주고 막힌 경락을 뚫어 주며 습한 기운을 없애고 몸속의 수분 배출을 원활하게 한다. 특히 폐에 열이 많아 체액 분비가 제대로 이루어지지 않는 사람, 음기와 양기가 모두 허한 당뇨 환자에게 뛰어난 효과를 보인다.

| 어떤 효과가 있나요? |

동죽은 가래를 없애고 뭉친 곳을 풀어 줄 뿐만 아니라 음기를 북돋우고 소변을 잘 보게 하는 효과가 있다. 이 밖에 숙취 해소와 식욕 증진 효과도 있다. 아울러 부기를 빼고 피를 멎게 하며 갈증을 다스리기도 한다.

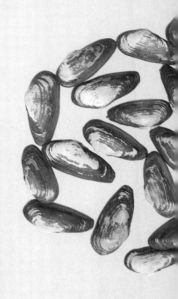

동죽 [蛤蜊]

| 어떤 사람에게 적합할까요? |

동죽은 음기가 허한 체질이거나 또는 그런 체질로 말미암아 몸이 아픈 사람이 먹으면 좋다. 대표적인 증상으로는 당뇨병으로 말미암아 갈증이 나는 사람, 폐결핵으로 잘 때 땀을 흘리는 사람, 객혈이 있는 사람, 건조증으로 입 안이 마르는 사람, 갱년기 여성이 몸에 열이 나면서 체온이 상승하는 경우, 홍반성 낭창 등을 들 수 있다. 아울러 암 환자, 방사선 치료나 약물 치료로 음기와 양기가 상한 환자, 결핵성 경부 림프선염 · 림프절염 · 림프 결핵 · 갑상선염 · 고지혈증 · 협심증 · 동맥 경화 등으로 고생하는 사람에게도 좋다. 몸이 붓거나 소변이 새고 통증이 있을 때도 좋을 뿐만 아니라 과음을 했거나 술이 취했을 때 먹어도 좋다.

| 성질과 맛은 어때요? 어디에 좋은가요? |

동죽은 찬 성질이 있고 짠맛을 내며 위장을 튼튼하게 한다.

| 주요 성분은 무엇인가요? |

동죽은 단백질, 소량의 지방, 탄수화물, 회분, 마그네슘, 구리, 칼슘, 인, 철, 비타민 A, 아스코르브산, 티아민, 리보플래빈, 니코틴산 등의 성분을 함유하고 있다.

| 주의할 사항이 있나요? |

위가 냉한 사람이나 비장이 허하고 묽은 변을 보는 사람, 감기를 앓는 사람은 동죽 섭취를 삼가는 것이 좋다. 아울러 생리 기간 중인 여성, 특히 냉중·생리통을 앓는 여성에게는 좋지 않으므로 절대 먹지 않도록 한다.

| 어떤 음식과 궁합이 맞나요? |

당뇨병으로 소갈 중상을 보이는 사람은 동죽 살에 참마를 넣어 푹 고아 먹으면 좋고, 폐결핵으로 음기가 허해져 잠을 잘 때 땀을 많이 흘리는 사람은 부추와 함께 볶아 먹으면 그 효과가 으뜸이다.

| 식이 요법 |

석곡石斛 동죽탕

준비할 재료 | 석곡(난초과의 여러해살이풀) 10g, 숙지황 20g, 동죽 살 250g.

만드는 방법 | 1. 동죽 살은 깨끗이 씻어서 얇게 저며 썰고, 석곡은 깨끗이 씻어 적당한 크기로 썬다.

2. 숙지황은 깨끗이 씻어서 얇게 저며 썰고, 생강과 파도 적당한 크기로 썰어 둔다.

3. 동죽 살, 석곡, 숙지황, 생강, 파, 맛술을 함께 솥에 담고 물을 부어 센 불에서 끓인다.

4. 한 번 끓고 나면, 약한 불로 줄여서 40분 정도 더 끓인다.

5. 소금, 조미료, 후춧가루, 참기름으로 맛을 내면 요리가 완성된다.

효능 | 석곡 동죽탕은 위의 기를 북돋우고 체액 분비를 촉진시킨다. 아울러 음기를 왕성하게 하고 몸 안의 열을 내려 준다. 이 요리는 몸에 열이 많아 체액 분비가 원활하지 못한 당뇨 환자에게 안성맞춤이다. 그러나 비장이 허하고 기가 정체되어 기 흐름이 원활하지 못한 사람, 배에 가스가 차고 묽은 변을 보는 사람, 습한 기운이 지나치게 많은 사람은 먹지 말아야 한다.

숙지황 동죽탕

준비할 재료┃ 숙지황 20g, 동죽 살 300g, 오미자와 구기자 각 15g.

만드는 방법┃ 1. 숙지황은 깨끗이 씻어 물에 충분히 담가 두었다가 얇게 저며 썬다.

2. 동죽 살은 깨끗이 씻어서 얇게 저며 썰고, 소금과 맛술에 재워 둔다.

3. 숙지황, 동죽 살, 오미자, 구기자, 생강, 파를 솥에 담고 물을 적당량 부어 센 불에
   서 끓인다.

4. 한 번 끓고 나면, 약한 불로 줄여서 30분 정도 더 끓인다.

5. 소금, 조미료, 후춧가루, 참기름으로 맛을 내면 요리가 완성된다.

효능┃ 숙지황 동죽탕은 부족한 음기를 채우고 폐에 수분을
공급할 뿐만 아니라 체액 분비를 원활하게 해서 갈증을
없애 준다. 일주일에 2회 정도 섭취하는 것이 적당하다.
단, 비장이 허하고 기의 흐름이 원활하기 못한 사람, 배에
가스가 차고 묽은 변을 보는 사람, 가래가 많이
끓고 습한 기운이 찬 사람은 먹으면 안 된다.

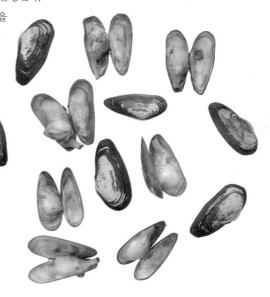

 범苑박사의 조언

박사님, 당뇨 환자는 어떤 방식으로 탄수화물을 섭취해야 하나요?

탄수화물은 종류가 다양합니다. 우리 몸에 빠르게 흡수되면서 혈당 수치를 갑자기 높이는 탄수화물은 단당류 식품과 이당류 식품입니다. 포도당,
엿당, 흑설탕, 설탕이 여기에 속하며, 되도록 적게 먹는 것이 좋습니다. 반면에 소화 흡수가 천천히 진행되는 곡물류, 감자와 고구마 같은 서류 식
품, 콩류, 채소류는 반드시 적당량을 섭취해야 합니다. 탄수화물 섭취량을 지나치게 제한하면 건강에 해롭습니다. 탄수화물은 주로 식사를 통해
섭취되는데, 총 섭취 열량의 50~65%를 차지하는 것이 적당합니다.

굴 [牡蠣]

┃ 어떤 효과가 있나요? ┃

굴은 마음을 다스리고 정신을 맑게 할 뿐만 아니라 음기를 보하고 혈액 순환을 원활하게 하는 효과가 있다. 아울러 몸 안의 독소를 제거하고 가슴이 답답하고 갈증이 나는 것을 없애 준다. 또 콜레스테롤 수치를 떨어뜨리고 신진대사를 돕는다.

┃ 어떤 사람에게 적합할까요? ┃

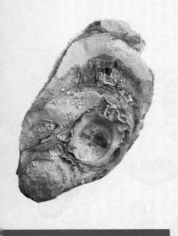

굴은 당뇨병이나 건조증을 앓는 사람, 암 또는 약물 치료나 방사선 치료 후 몸이 좋지 못한 환자에게 좋다. 이 밖에도 몸이 허약한 어린이, 결핵성 폐문 림프절염, 경부 림프선 결핵, 음기가 허해 답답하고 열이 나며 불면증에 시달릴 때, 마음이 불안할 때, 고지혈증·동맥 경화·협심증을 앓을 때도 뛰어난 효과를 볼 수 있다. 아울러 미용 효과를 기대하는 여성이나 갱년기 여성 또는 임산부에게도 좋은 식품이다.

┃ 성질과 맛은 어때요? 어디에 좋은가요? ┃

굴은 약간 찬 성질이 있고 달면서도 짠맛을 내며 심장과 폐 기능을 왕성하게 한다.

┃ 주요 성분은 무엇인가요? ┃

굴은 단백질, 지방, 탄수화물, 회분, 당원, 타우린, 다양한 아미노산, 비타민류를 함유하고 있다. 이 밖에도 칼슘·인·알루미늄·구리·아연·바륨·셀렌·마그네슘·망간·황화철 등 다양한 무기질과 유기질도 골고루 들어 있다.

┃ 주의할 사항이 있나요? ┃

마른버짐·만성 습진·신경성 피부염 등 만성 피부 질환이 있는 사람은 굴을 먹으면 안 된다. 이 밖에도 비장과 위가 허하고 냉한 사람, 만성 설사나 묽은 변을 보는 사람, 정액이 새거나 조루 증상이 있는 남성 역시 굴 섭취는 삼가는 것이 좋다.

| 어떤 음식과 궁합이 맞나요? |

굴은 한약재 가운데 수유나무, 자목련, 마황과 상극이므로 함께 요리하지 않도록 주의한다.

| 영양 성분이 얼마나 들어 있나요? |

굴은 다른 식품과 비교하지도 못할 정도로 아연과 셀렌 성분이 풍부하다. 특히 아연 함유량은 가장 으뜸이다. 굴에 함유된 비타민 B12 성분 역시 다른 식품에는 거의 들어 있지 않다.

| 식이 요법 |

천문동 굴탕

준비할 재료 | 천문동 10g, 숙지황 15g, 굴 살 200g, 줄기 상추 50g.

만드는 방법 | 1. 굴 살은 깨끗이 씻어서 얇게 저며 썰고, 줄기 상추는 껍질을 떼어 내고 썰어 둔다.

2. 천문동과 숙지황은 물에 충분히 담가 두었다가 얇게 저며 썬다.

3. 생강은 저며 썰고, 파는 적당한 크기로 썬다.

4. 굴, 천문동, 상추, 숙지황, 생강, 파, 맛술을 솥에 넣고 물을 부어 센 불에서 끓인다.

5. 한 번 끓고 나면, 약한 불로 줄여 25분 정도 더 끓인다.

6. 소금, 조미료로 맛을 내면 요리가 완성된다.

효능 | 천문동 굴탕은 몸속의 열을 내리고 갈증을 다스린다. 아울러 정력을 보강하고 허한 기를 채워 주는 효과가 있다.

굴은 영양가가 풍부한 식품으로, 외국에서는 '바다의 우유'라 한다. 특히 굴에 함유된 아연 성분은 남성의 정력을 강하게 해서 성 기능을 향상시킬 뿐만 아니라 기억력을 증진시키는 효과도 있다. 이런 기능에 힘입어 굴은 최근에 남성들에게 최고의 '스태미나' 식품으로 각광받고 있다. 이 밖에도 고지혈증 환자의 혈중 지방 농도를 떨어뜨려 인슐린 분비와 이용에 큰 도움을 주고, 악성 종양이 증식하는 것을 차단한다. 또한 굴에 함유된 풍부한 미량 원소와 글리코겐 성분은 태아의 성장과 발육을 돕고 임신부의 빈혈 증상, 체력 저하 등의 문제를 해결해 준다. 최고의 칼슘 식품인 굴은, 건강한 피를 만들어 내고 간을 보하며 쓸개의 기능을 왕성하게 한다. 뿐만 아니라 동맥 경화를 예방하는 데도 뛰어난 효과를 보인다.

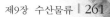

굴 천문동 맥문동탕

준비할 재료 | 천문동과 맥문동 각 10g,

굴 살 250.

만드는 방법 | 1. 굴 살은 깨끗이 씻어 네모지게 썬다.

2. 천문동과 맥문동은 깨끗이 씻은 후 물에 충분히 담가 두었다가 천문동은 얇게 저
며 썰고, 맥문동은 속을 제거해 손질한다.

3. 천문동, 맥문동, 굴 살, 맛술, 파, 생강을 함께 솥에 넣고 물을 부어 센 불에서 끓
인다.

4. 한 번 끓고 나면, 약한 불로 줄어 40분 정도 더 끓인다.

5. 소금, 조미료, 후춧가루, 참기름으로 맛을 내면 요리가 완성된다.

효능 | 굴 천문동 맥문동탕은 음기를 북돋우고 폐에 수분을 공급할 뿐만 아니라 몸
속의 열을 내리고 위장을 튼튼하게 한다.

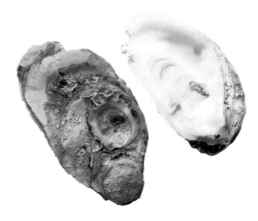

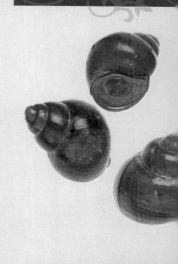

우렁이 [田螺]

| 어떤 효과가 있나요? |

우렁이는 더위를 쫓고 몸 안의 열을 내린다. 아울러 눈을 맑게 하고 소변을 잘 보게 할 뿐만 아니라 갈증을 다스리는 데도 효과적이다.

| 어떤 사람에게 적합할까요? |

우렁이는 당뇨병으로 소갈 증상이 있는 사람, 건조증으로 음기가 허하고 입이 마르는 사람, 암이나 황달 환자, 몸이 붓는 사람에게 좋다. 이 밖에도 소변이 잘 나오지 않는 경우, 각기병 환자, 치질로 변에 피가 섞여 나올 때, 풍열로 눈이 충혈되어 붓고 아플 때, 고지혈증, 협심증, 동맥 경화, 지방간, 비만, 여름철에 체온이 올라 부스럼이 생길 때, 얼굴에 난 정저가 붓고 아플 때 먹으면 모두 뛰어난 효과를 볼 수 있다.

| 성질과 맛은 어때요? 어디에 좋은가요? |

우렁이는 찬 성질이 있고 달면서도 짠맛을 내며 위장, 대장, 방광의 기능을 왕성하게 한다.

| 주요 성분은 무엇인가요? |

우렁이는 단백질이 풍부한 반면에 지방은 적은 양만 함유하고 있다. 이 밖에 다양한 무기 염류가 함께 들어 있는데, 그중에 칼슘 함유량이 단연 최고다. 그리고 비타민 A, 비타민 B2, 비타민 B1과 인·철 등의 무기 염류도 풍부하게 함유하고 있다.

BONUS

고둥은 우렁이와 같은 과에 속한다. 그런 까닭에 성질과 맛, 작용하는 부위, 기능, 효과, 영양 성분 모두 우렁이와 유사하다. 그러므로 영양적인 측면이나 음식 간의 궁합은 모두 우렁이를 참조하면 된다.

| 주의할 사항이 있나요? |

우렁이는 출산 후 몸조리를 하는 산모에게는 좋지 않다. 그리고 비장이 허하고 묽은 변을 보는 사람, 위가 냉하고 통증이 있는 사람, 감기가 완치되지 않았을 때는 우렁이 섭취를 삼가야 한다. 이 밖에도 생리 기간이 다가오는 여성과 특히 냉증 생리통을 앓는 여성은 절대 먹으면 안 된다.

| 어떤 음식과 궁합이 맞나요? |

우렁이와 생강, 고추, 사인을 듬뿍 넣어 요리하면, 우렁이의 찬 성질을 떨어뜨리고 식욕을 돋우는 효과가 있다. 우렁이와 부추는 찰떡궁합으로, 예부터 민간에서 즐겨 먹은 요리다. 반면에 우렁이는 동아, 참외, 목이버섯, 당류와는 상극이므로, 함께 요리해서는 안 된다. 이 밖에 한약재로 쓰이는 도마뱀붙이, 옥시테트라사이클린oxytetracycline 성분이 들어 있는 식품과는 함께 먹지 않도록 주의한다.

| 영양 성분이 얼마나 들어 있나요? |

우렁이에 함유된 영양 성분과 그 구성은 계란, 오리 고기, 거위 고기, 돼지고기보다 우수하고, 또 붕어, 해삼, 오징어, 가물치에도 절대 뒤지지 않는다는 것이 영양학자들의 공통된 견해이다. 특히 우렁이는 칼슘과 비타민 B1이 풍부해서 칼슘이 부족한 중·노년층, 각기병으로 고생하는 사람들에게 아주 큰 효과를 보인다.

모과 우렁이볶음

준비할 재료 | 모과 100g, 우렁이 살 200g, 홍고추 50g, 차즈기(차조기, 소엽蘇葉) 20g.

만드는 방법 | 1. 우렁이는 살을 빼내서 깨끗이 씻는다.

2. 모과와 홍고추는 깨끗이 씻어 마름모 모양으로 썬다.

3. 생강은 저며 썰고, 파는 적당한 크기로 썬다.

4. 솥에 물이 끓으면 생강, 맛술, 차즈기, 소금, 조미료를 넣어 끓인다.

5. 이 물에 우렁이와 모과, 홍고추를 각각 담가 살짝 익혀 낸다.

6. 팬에 기름을 두르고 생강을 볶아 향을 낸 다음에 준비한 우렁이, 모과, 홍고추와
   함께 맛술, 소금, 조미료, 육수, 참기름, 후춧가루를 넣어 볶는다.

7. 녹말가루를 풀어 걸쭉하게 한 후, 그 위에 파를 뿌리면 요리가 완성된다.

효능 | 모과 우렁이볶음은 위의 기력을 회복시키고 혈중 지방 농도를 떨어뜨린다.

참마 우렁이볶음

준비할 재료 | 참마와 백합 각 20g, 우렁이 살 과 셀러리 각 50g.

만드는 방법 | 1. 마는 깨끗이 씻어 물에 충분히 담가 두었다가 얇게 저며 썰고, 셀러
리는 적당한 크기로 썬다.

2. 백합과 우렁이는 깨끗이 씻은 후 백합은 잘게 찢어 두고, 우렁이는 얇게 저며 썬
   다.

3. 팬에 땅콩기름을 둘러 달군 후, 파와 생강을 볶아 향을 낸다.

4. 우렁이를 넣고 이어서 맛술, 소금, 참마, 셀러리, 백합, 물을 적당량 넣어 살짝 볶
   는다.

5. 우렁이가 거의 다 익었을 때쯤 소금과 조미료로 맛을 내면 요리가 완성된다.

효능 | 참마 우렁이볶음은 허한 기를 보하고 혈액 순환을 원활하게 할 뿐만 아니라
몸 안의 열을 내리고 갈증을 말끔히 없애 준다.

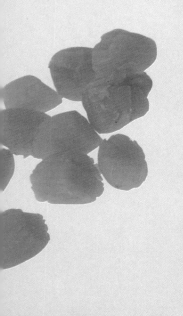

가리비 [干貝]

┃ 어떤 효과가 있나요? ┃

가리비는 위장병을 치료하고, 비장과 위장의 기운을 세지도 약하지도 않게 다스리는 효과가 있다. 이 밖에 음기를 북돋우고 신장의 기를 채울 뿐만 아니라 딱딱하게 뭉친 곳을 부드럽게 풀어 주고 혈중 지방 농도를 낮춘다. 그리고 항암 효과도 발휘한다.

┃ 어떤 사람에게 적합할까요? ┃

가리비는 당뇨병으로 말미암아 소갈 증상이 있는 사람, 홍반성 낭창이나 건조증이 있는 사람, 음기가 허해 몸에 열이 많이 쌓이는 갱년기 여성, 비장과 위장이 허한 사람, 기와 혈이 부족한 사람, 영양실조나 병을 앓은 후 체력이 크게 떨어진 사람, 오장이 허약한 사람, 비장과 신장의 음기가 허해 밤에 소변을 자주 보는 노인 환자에게 좋다. 그리고 고지혈증, 동맥 경화, 협심증을 앓거나 식욕이 부진한 사람, 입맛이 전혀 없을 때, 소화가 안 되는 사람, 각종 암을 앓거나 항암 약물 치료나 방사선 치료를 받은 환자가 먹으면 뛰어난 효과를 볼 수 있다.

┃ 성질과 맛은 어때요? 어디에 좋은가요? ┃

가리비는 따뜻하지도 차지도 않은 평한 성질이 있고 단맛과 짠맛을 내며 신장과 비장의 기능을 왕성하게 한다.

┃ 주요 성분은 무엇인가요? ┃

가리비는 단백질이 풍부하고 지방은 적다. 이 밖에 다양한 비타민과 칼슘 · 인 · 철 · 요오드 등 무기 염류도 함께 들어 있다.

| 주의할 사항이 있나요? |

가리비는 특별히 주의해야 할 사항이 없다. 그러나 말린 가리비는 열량이 상당히 높으므로, 많이 먹는 것은 삼가야 한다.

| 어떤 음식과 궁합이 맞나요? |

음기 허한 사람이나 음기가 허해 신장의 기능이 손상을 입었을 때는 가리비에 참마, 구기자를 넣어 고아 마시면 좋다. 또 비장과 위장을 다스리고 입맛을 되찾고자 할 때는 가리비에 무, 동아, 박, 두부를 넣어 끓여 먹으면 효과가 뛰어나다.

| 영양 성분이 얼마나 들어 있나요? |

가리비는 신장의 기를 보하는 작용을 한다. 이는 섭조개와 크게 다를 바가 없지만, 맛은 섭조개보다 월등히 뛰어나다.

BONUS

연체동물인 가리비는 사새목(四鰓目, filibranchia) 가리빗과에 속하는 패류로, 조가비 두 장이 부채 모양을 이루고 있다. 가리비는 보통 조개관자를 날 것으로 먹기도 하고, 말려 먹기도 한다. 이렇듯 가리비는 생으로 먹든 말려서 먹든 맛이 일품인 영양 식품이다. 또한 가리비는 고高단백, 저低지방으로 영양이 풍부한 건강식품이다. 그래서 가리비를 꾸준히 섭취하면 혈중 지방 농도와 콜레스테롤 수치를 떨어뜨리는 데 큰 도움이 된다. 뿐만 아니라 암세포 증식을 억제하는 효과도 겸비한 우수한 항암 식품이기도 하다.

| 식이 요법 |

가리비 아스파라거스볶음

준비할 재료 | 가리비 4개, 아스파라거스 12뿌리.

만드는 방법 | 1. 가리비는 찬물에 하룻밤 동안 담가 놓는다.

2. 아스파라거스는 뿌리의 딱딱한 부분을 제거한다.

3. 솥에 식용유를 둘러 달군 후 아스파라거스를 먼저 넣고 살짝 볶는다.

4. 가리비와 함께 가리비를 담가 두었던 물을 적당량 붓는다.

5. 육수 150㎖를 솥에 붓고 맛술, 소금, 후춧가루를 넣고 볶는다.

6. 맛이 밸 때까지 볶다가 녹말가루를 풀어 걸쭉하게 만들면 요리가 완성된다.

효능 | 이 볶음 요리는 위장병을 치료하고 비장과 위장의 기운을 균형 있게 다스려 준다. 아울러 음기를 북돋우고 신장의 허한 기를 채워 준다.

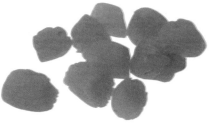

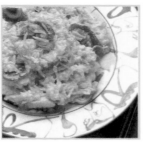

가리비 계란볶음

준비할 재료 ┃ 계란 6개, 익힌 가리비 65g, 물에 불린 목이버섯 50g.

만드는 방법 ┃ 1. 목이버섯은 깨끗이 씻어서 채 썬다.

2. 용기에 계란을 풀고 소금, 조미료, 파 다진 것을 넣어 골고루 섞는다.

3. 익힌 가리비 살을 잘게 찢어 물기를 없앤 후 계란 반죽에 넣는다.

4. 팬에 기름을 두르고 달군 후, 가리비 계란 반죽을 팬에 붓는다.

5. 가리비 계란 숟가락으로 잘 저어 가면서 볶다가 목이버섯을 넣는다.

6. 맛술을 넣고 참기름으로 마무리하면 요리가 완성된다.

효능 ┃ 가리비 계란볶음은 음기를 왕성하게 하고 건조한 곳에 수분을 공급할 뿐만 아니라 부족한 혈을 보하고 신장의 기를 채워 준다.

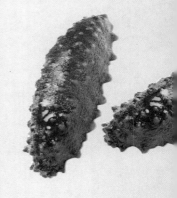

해삼海蔘

| 어떤 효과가 있나요? |

해삼은 피를 맑게 하고 건조한 곳에 수분을 공급하며 정력을 보강해 준다. 또 신장의 기를 채우고 음기를 북돋우며 양기를 보하는 효과가 있다. 아울러 생리를 고르게 하고 태아를 보호하며 노화 방지와 항암 효과도 있다.

| 어떤 사람에게 적합할까요? |

해삼은 당뇨병·간염·신장염·폐결핵·신경 쇠약 증상을 보이는 사람에게 좋다. 이 밖에도 심신이 피로하고 허해 체력이 바닥났을 때, 기와 혈이 부족한 경우, 영양 상태가 부실한 경우, 병을 앓은 후나 출산 후 몸이 허약해졌을 때 먹으면 좋다. 그리고 임산부나 여성 환자, 발기부전이나 정액이 새는 남성, 소변을 자주 보거나 장이 건조해 변비인 사람에게도 뛰어난 효과를 보인다. 아울러 고혈압·고지혈증·협심증·동맥 경화·항암 약물 치료나 방사선 치료를 받은 환자, 수술 환자, 혈우병 환자, 쉽게 출혈이 생기는 사람, 중·노년층 환자에게 모두 탁월한 효과를 보인다.

| 성질과 맛은 어때요? 어디에 좋은가요? |

해삼은 따뜻한 성질이 있고 짠맛을 내며 심장과 신장의 기능을 튼튼하게 한다.

| 주요 성분은 무엇인가요? |

해삼은 점액 단백질mucoprotein, 당단백질glycoprotein 등을 함유하고 있다. 이 단백질에는 아르기닌arginine, 히스티딘histidine, 리신lysine

등의 아미노산이 있다. 이 밖에도 당류, 지방, 칼슘, 인, 철, 소량의 요오드와 바나듐을 함유하고 있다.

I 주의할 사항이 있나요? I

감기로 고생하는 사람, 설사가 심하거나 묽은 변을 보는 사람, 비만인 사람은 해삼 섭취를 삼가야 한다.

I 어떤 음식과 궁합이 맞나요? I

당뇨병을 앓는 사람은 해삼과 함께 돼지 췌장 부위와 참마를, 그리고 허한 기력을 회복해야 하는 산모나 환자는 해삼과 함께 족발이나 양고기를 고아 마시면 좋다. 이 밖에 고혈압·혈관 경화 환자는 해삼에 얼음사탕을 넣어 고아 마시면 좋고, 변비로 고생하는 노인 환자는 해삼에 흰 목이버섯이나 돼지 대장을 넣고 끓여 먹으면 효과가 그만이다.

I 영양 성분이 얼마나 들어 있나요? I

해삼은 차지도 않고 건조하지도 않은 부드러운 성질이어서 사계절 언제라도 부담 없이 먹을 수 있다. 또한 해삼은 전복이나 부레보다 영양가가 높고, 노화를 늦춰서 젊음을 유지하는 데도 뛰어난 효과가 발휘한다.

| 식이 요법 |

동고 해삼 찌개

준비할 재료 | 해삼 100g, 동고(冬菇. 늦은 봄과 이른 가을에 자란 표고버섯) 30g, 더덕 20g.

만드는 방법 | 1. 해삼을 깨끗이 씻어 작은 크기로 썰고 끓는 물에 한 번 데친다.

2. 동고는 물에 충분히 불린 후 저며 썰고, 더덕은 물에 담가 두었다가 저며 썬다.

3. 팬에 땅콩기름을 둘러 달군 후, 해삼, 맛살, 간장, 소금, 파, 생강을 넣어 살짝 볶은 다음에 동고와 더덕을 넣는다.

4. 육수 적당량을 따로 팔팔 끓여서 볶아 둔 재료에 붓는다.

5. 약한 불에서 국물이 자박자박하도록 졸이면 요리가 완성된다.

효능 | 동고 해삼 찌개는 음기를 북돋우고 신장의 기를 채워 준다. 아울러 정력을 보하고 혈을 맑게 하는 효과가 있다. 그러나 기가 부족해 저항 능력이 약하고 생리 기능이 감퇴하는 허증 증상을 보이는 사람은 먹으면 안 된다.

은행 해삼볶음

준비할 재료 | 물에 불린 해삼 200g, 은행 알맹이 50g, 브로콜리 100g, 표고버섯 10g.

만드는 방법 | 1. 해삼은 물에 불려 깨끗이 씻어 두고, 은행은 껍데기를 깐 후 알맹이를 충분히 비벼서 알맹이에 붙은 얇은 껍질까지 완전히 벗겨 낸다.

2. 브로콜리는 작은 송이로 떼어 둔다.

3. 생강, 표고버섯, 당근은 저며 썰고, 마늘은 다지고, 파는 잘게 썬다.

4. 팬에 기름을 두르고 생강, 파를 넣어 향을 낸 후 맛술과 물을 적당량 부어 끓인다.

5. 물이 끓으면 소금, 조미료를 첨가한 후 해삼을 넣어 살짝 익히고 건져 낸다.

6. 브로콜리는 살짝만 익혀서 접시에 장식한다.

7. 다시 팬에 기름을 두르고 마늘, 생강, 당근, 표고버섯, 굴 기름을 넣어 볶는다.

8. 여기에 해삼, 은행, 맛술, 육수를 넣고 양념으로 간을 한 후 중간 불에서 충분히 끓인다.

9. 녹말가루를 풀어 약간 걸쭉하게 만들고, 파를 뿌려 마무리한 후 브로콜리로 장식한 접시에 담아내면 요리가 완성된다.

효능 | 은행 해삼볶음은 음기를 북돋우고 부족한 혈을 보하며 항암, 항노화 작용도 한다.

말조개 [蚌]

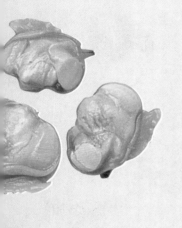

| 어떤 효과가 있나요? |

말조개는 간을 보하고 눈을 맑게 하며 음기를 북돋는다. 아울러 몸 안의 열을 내리고 독소를 몸 밖으로 배출해 준다.

| 어떤 사람에게 적합할까요? |

말조개는 당뇨병, 갑상선 기능 항진, 홍반성 낭창, 암, 건조증, 갱년기 증상 등과 같이 음기가 허하고 열이 많은 사람이 먹으면 좋다. 이밖에도 몸이 허약한 여성, 생리 기간이 아닌데도 출혈이 나타나는 혈붕이나 대하증이 있는 여성, 홍역이나 수두를 앓는 어린이, 고지혈증, 고혈압, 협심증, 동맥 경화 환자나 담낭염, 담석증, 급·만성 간염, 신장염, 비뇨기 계통 결석, 요로 감염 환자가 먹어도 뛰어난 효과를 볼 수 있다. 무더운 여름철에 가슴이 답답하고 속에 열이 많이 차거나 입안이 마르는 사람, 얼굴이 붉고 눈이 충혈된 사람은 말조개를 자주 섭취하면 좋다.

BONUS

말조개는 고(高)단백, 저(低)지방, 저(低)열량 식품이다. 한의학에서는 열을 내리고 기를 보하는 말조개의 효능을 높이 평가한다. 하지만 말조개는 그 찬 성질이 자칫 양기를 상하게 할 수 있어서 주의해야 한다. 말조개는 부위에 따라 칼슘 함유량이 다르게 분포하며, 겉아가미에 칼슘이 가장 풍부하게 함유되어 있다.

| 성질과 맛은 어때요? 어디에 좋은가요? |

말조개는 찬 성질이 있고 단맛과 짠맛을 내며 간과 신장의 기능을 왕성하게 한다.

| 주요 성분은 무엇인가요? |

말조개는 단백질이 풍부하고, 지방과 탄수화물 등은 적다. 이 밖에 비타민 A, 비타민 E, 비타민 B와 칼륨·칼슘·마그네슘·철·아연, 구리·인·셀렌 등 무기 염류도 골고루 들어 있다.

❙ 주의할 사항이 있나요? ❙

말조개는 감기를 앓는 사람, 비장과 위가 허하고 냉해 설사나 묽은
변을 보는 사람, 위 냉증을 앓는 사람은 절대 먹으면 안 된다.

❙ 식이 요법 ❙

양파 말조개볶음

준비할 재료 ❙ 말조갯살 400g, 양파 200g.

만드는 방법 ❙ 1. 말조갯살은 이물질을 제거하고 깨끗이 씻은 후 저며 썬다.

2. 손질한 조갯살을 끓는 물에 데쳐 낸 후 체에 걸러 물기를 뺀다.

3. 양파는 깨끗이 씻어 채 썰고, 끓는 물에 살짝 데친다.

4. 팬에 식용유를 두르고 다진 마늘과 생강을 넣어 살짝 볶아 향을 낸 후, 말조갯살,
   맛술, 소금을 가미해 간이 배도록 볶는다.

5. 여기에 양파, 조미료를 첨가해서 맛이 배도록
   볶아 접시에 담아내면, 요리가 완성된다.

효능 ❙ 이 볶음 요리는 음기를 북돋우고 몸
안의 열을 식혀 준다. 아울러 혈압과 혈중
지방 농도를 떨어뜨리는 효과도 있다.

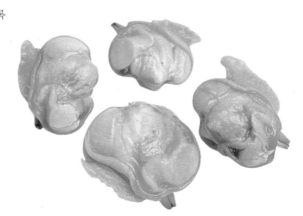

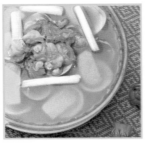

셀러리 말조개볶음

준비할 재료 | 말조갯살 100g, 셀러리 150g.

만드는 방법 | 1. 말조갯살은 깨끗이 씻어 물기를 제거하고, 셀러리는 적당한 크기로 썬다.

2. 팬에 기름을 두르고 양파와 생강을 볶아 향을 낸다.

3. 여기에 말조갯살을 넣어 익을 때까지 볶다가 셀러리를 넣어 또 살짝 볶는다.

4. 볶은 재료를 솥에 옮기고, 물을 적당량 부어서 약한 불에서 서서히 끓여 익히면, 요리가 완성된다.

효능 | 셀러리 말조개볶음은 음기를 북돋우고 간을 보하는 효과가 있다. 아울러 몸 안의 열을 내리고 독소를 말끔히 없애 준다.

 범范박사의 조언

박사님, 당뇨 환자가 술을 마셔도 되나요?

당뇨 환자는 술을 마시지 않는 것이 좋습니다. 특히 과음은 절대 금물입니다. 꼭 마시고 싶다면 포도주나 맥주로 조금만 마시세요. 보통 당뇨가 제대로 관리되고 있을 때, 간 기능이 정상적으로 제 기능을 다할 때, 인슐린이나 술포닐 요소sulfonylureas 같은 당뇨 치료제에 의존하지 않을 때, 환자가 심장, 뇌, 간, 신장에 만성 질환이 없을 때는 술을 마셔도 됩니다. 하지만 그렇다 해도 한 번에 100㎖ 씩 일주일에 두 번 이상 음주를 해서는 안 됩니다. 특히 백주는 열량이 높을 뿐만 아니라 열양가가 제로이므로, 당뇨 환자에게 백해무익합니다. 절대 마시지 마세요. 술의 주성분인 에탄올 1g은 무려 열량을 7㎉나 만들어 냅니다. 이처럼 술은 당뇨 환자의 식사 조절에 큰 영향을 미치므로, 당뇨병을 관리하는 데 아무런 도움이 되지 않습니다. 뿐만 아니라 술은 당질 신생glyconeogenesis 대사 반응을 억제하고 인슐린 분비를 촉진시켜 인슐린 작용을 강화시킵니다. 따라서 술포닐 요소 같은 당뇨 치료제나 인슐린을 사용하는 환자는 절대 술을 마시면 안 됩니다.

| 어떤 효과가 있나요? |

전복은 음기를 북돋우고 몸 안의 열을 내리게 한다. 이 밖에 정력을 보하고 몸을 튼튼하게 하며 간에 영양분을 공급하고 눈을 맑게 하는 효과가 있다.

| 어떤 사람에게 적합할까요? |

전복은 고지혈증·협심증·동맥 경화 환자가 먹으면 좋다. 이 밖에도 음기가 허해 뼈가 저리고 열이 나거나 폐결핵으로 가래 없이 마른기침을 할 때, 손바닥과 발바닥에 열이 심할 때, 음기가 허해 속에 열이 많거나 생리 양이 지나치게 많은 여성, 대하증이나 갱년기 증상을 보이는 여성, 녹내장·시력 감퇴·양쪽 눈이 침침해지는 등의 안 질환 증상을 보일 때, 각종 암으로 약물 치료·방사선 치료를 받는 환자가 먹으면 모두 뛰어난 효과를 볼 수 있다.

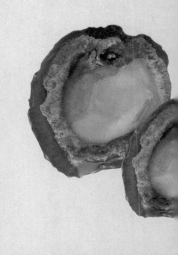

전복 [鮑魚]

| 성질과 맛은 어때요? 어디에 좋은가요? |

전복은 따뜻하지도 차지도 않은 평한 성질이 있고 단맛과 짠맛을 내며 간과 신장의 기능을 왕성하게 한다.

| 주요 성분은 무엇인가요? |

전복은 단백질이 풍부하고 지방이 적으며 탄수화물, 비타민 A, 비타민 B1과 B2도 함유하고 있다. 이 밖에 무기 염류와 미량 원소도 함께 들어 있다.

BONUS

연구 결과, 전복은 암세포의 증식을 억제하는 데 강력한 효과를 발휘하는 것으로 밝혀졌다.

| 주의할 사항이 있나요? |

나이가 들어 위가 쇠약해졌거나 출산한 후, 또는 병을 앓고 난 후 회복기에 있는 사람은 전복을 요리할 때 몇 가지 주의할 사항이 있다. 요리를 하기 전에 먼저 전복을 따뜻한 물에 네 시간 정도 충분히 담가 둔다. 그런 후 약한 불에서 전복이 푹 익을 때까지 천천히 끓인다. 이때 전복 살은 먹지 말고 끓여 낸 국물만 마시도록 한다.

| 식이 요법 |

둥굴레 전복 찌개

준비할 재료 | 둥굴레 15g, 흰 목이버섯 10g, 전복 200g.

만드는 방법 | 1. 전복은 깨끗이 씻어서 얇게 저며 썰고, 둥굴레는 적당한 크기로 썬다.

2. 흰 목이버섯은 따뜻한 물에 담가 두 시간 정도 불린 후 꼭지를 제거하고 깨끗이 씻어서 잘게 찢어 둔다.

3. 생강은 저며 썰고, 파는 적당한 크기로 썬다.

4. , 둥굴레, 흰 목이버섯, 생강, 파, 맛술을 함께 솥에 넣고 물을 적당량 부어 센 불에서 끓인다.

5. 센 불에서 한 번 끓고 나면 약한 불로 줄여서 90분 정도 더 끓인다.

6. 소금, 조미료, 후춧가루로 맛을 내고 마지막에 참기름을 뿌리면 요리가 완성된다.

효능 | 이 요리는 음기를 보하고 폐에 수분을 공급하며 갈증을 없애 준다.

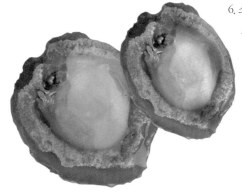

더덕 전복 찜

준비할 재료┃전복 150g, 더덕 10g, 구기자 6g.

만드는 방법┃1. 전복은 깨끗이 씻어 물기를 뺀다.

2. 더덕은 찬 물에 충분히 담가 두었다가 저며 썰고, 구기자는 물에 불린다.

3. 생강과 마늘은 갈아서 즙을 내둔다.

3. 양파 마늘 즙, 맛술, 소금을 솥에 붓고 골고루 섞은 후 전복을 넣어 30분간 재워
   둔다.

4. 재워 둔 전복, 더덕, 구기자를 솥에 넣고 적당량의 닭 육수를 부어 뚜껑을 덮고 한
   시간 정도 찐다.

5. 소금으로 간을 해주면 요리가 완성된다.

효능┃더덕 전복 찜은 음기를 북돋우고 정력을 보한다. 아울러 몸의 열을 내리고 갈
증을 없애는 효과가 있다.

 범方박사의 조언

박사님, 당뇨 환자가 담배를 피워도 될까요?

당뇨 환자에게 담배는 백해무익합니다. 많은 것을 빼앗아 가기만 하죠. 담배 잎에 들어 있는 발암 물질 십여 가지가 우리 몸에 들어오면 먼저 호흡기 계통의 방어 능력을 소멸시킵니다. 그러면 당뇨 환자는 폐 부위가 간염에 쉽게 노출되고, 일단 간염에 거리면 치유도 상당히 어렵습니다. 또 당뇨 환자는 장기간 약을 복용해야 하죠? 그러나 흡연을 하면 약물의 반감기가 감소해 우리 몸에서 약을 빠르게 파괴하고 분해해 버립니다. 이렇게 되면 혈액 속 약물 농도가 낮아지면서 약효가 떨어지거나 아예 없어질 수 있습니다. 이 밖에도 담배 잎의 니코틴 같은 물질이 오랫동안 신경 계통을 자극하면 아드레날린 분비가 활발해집니다. 그런데 아드레날린은 인슐린을 방해하는 호르몬이어서 결국 혈당이 급격히 높아지고 심장 박동이 빨라져 혈압이 상승합니다.

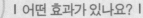

가막조개 [蜆]

┃ 어떤 효과가 있나요? ┃

가막조개는 습한 기운을 없애고 몸 안의 열을 내릴 뿐만 아니라 독소도 말끔히 몸 밖으로 배출하게 한다.

┃ 어떤 사람에게 적합할까요? ┃

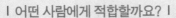

가막조개는 당뇨로 말미암아 소갈 증상이 있는 사람, 무더운 여름철에 소변을 편하게 보지 못하거나 피가 섞여 나오는 사람, 눈이 뻘겋게 충혈된 사람에게 좋다. 그리고 황달 증상, 급성 황달형 간염이나 전염성 간염, 습한 기운으로 몸속에 독소가 생겨 유발된 각기병, 옹종癰腫, 심한 정저 등의 증상이 보일 때 먹으면 큰 효과를 발휘한다.

┃ 성질과 맛은 어때요? 어디에 좋은가요? ┃

가막조개는 찬 성질이 있고 단맛과 짠맛을 낸다. 폐와 위장의 기능을 왕성하게 한다.

┃ 주요 성분은 무엇인가요? ┃

가막조개는 엽황소葉黃素, 베타카로틴, 낙산(butyric acid. 부티르산), 알칼리성 포스파타아제Alkaline Phosphatase, 비타민 B12, 세레브로시드cerebroside, 크실로오스xylose, 단백질, 지방, 탄수화물, 회분, 칼슘, 인, 아연, 콜레스테롤 등의 성분을 함유하고 있다. 특히 가막조개는 철분 함유량이 가장 높다.

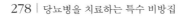

▎주의할 사항이 있나요? ▎

몸이 냉한 체질인 사람이나 비장과 위장이 허하고 냉한 사람, 만성 기관지염이나 감기를 앓는 사람은 가막조개를 먹으면 안 된다. 이 밖에도 생리 중이거나 생리통이 심한 여성, 출산 후 몸조리하는 중인 산모는 절대 먹지 말아야 한다.

▎식이 요법 ▎

셀러리 가막조개 찌개

준비할 재료┃셀러리 150g, 가막조개 100g, 송이버섯 10g.

만드는 방법┃1. 가막조개는 깨끗이 씻고, 셀러리는 적당한 크기로 썬다.

2. 송이, 생강은 저며 썰고, 파는 잘게 썰어 둔다.

3. 솥에 물을 끓여서 생강, 청주를 첨가해 가막조개를 살짝 익혀 낸 후 체에 걸러 물기를 뺀다.

4. 팬에 기름을 두르고 생강과 맛술을 먼저 넣은 후 이어서 물 적당량과 가막조개를 넣고 10분 정도 끓인다.

5. 여기에 셀러리를 넣어 살짝만 익히고 소금, 조미료로 간을 한 후 그 위에 잘게 썬 파를 솔솔 뿌리면 요리가 완성된다.

효능┃셀러리 가막조개 찌개는 간을 보하고 위를 튼튼하게 하며 소변을 잘 보게 하고 아울러 혈당 수치를 떨어뜨리는 효과가 있다. 이 요리는 당뇨병 환자가 고혈압, 머리가 어지럽고 눈이 침침하거나 초조함으로 잠을 못 이루는 등의 증상을 함께 보일 때 먹으면 특히 효과가 뛰어나다.

표고버섯 가막조개 찌개

준비할 재료 | 가막조개와 닭고기 각 200g, 물에 불린 표고버섯 25g.

만드는 방법 | 1. 가막조개를 깨끗이 씻어 끓는 물에 살짝 데친 후 물기를 뺀다.

2. 닭고기는 큼직하게 썰고, 표고버섯은 저며 썬다.

3. 팬에 기름을 둘러 달군 후 닭 육수를 적당량 붓고 닭고기, 표고버섯, 가막조개를 넣는다.

4. 맛술, 소금, 조미료 등 양념을 첨가한 후 센 불에서 끓인다.

5. 센 불에서 한 번 끓고 나면 약한 불로 줄여서 가막조개와 닭고기가 푹 익을 때까지 더 끓이면 요리가 완성된다.

효능 | 이 요리는 몸 안의 열을 내리고 습한 기운을 없애 준다. 아울러 허한 기를 채우고 위를 보하는 효과가 있다.

 범쩡박사의 조언

박사님, 당뇨 환자가 차를 마셔도 되나요?

네, 마셔도 됩니다. 차는 몸의 건강을 유지해 줄 뿐만 아니라 암을 극복하는 데도 도움이 되므로, 당뇨 환자에게도 아주 좋은 식품입니다. 찻잎에는 카페인 성분이 함유되어 있어서 차를 마시면 정신이 맑아지고 심장 기능이 강해집니다. 뿐만 아니라 소변을 잘 보게 되고 신진대사도 활발해집니다. 또 찻잎에는 카테킨catechin 성분도 있는데, 이 역시 우리 몸에 많은 도움을 줍니다. 예를 들어 볼까요? 카테킨은 항산화 작용을 할뿐만 아니라 종양의 증식을 막으며 콜레스테롤과 저밀도 리포 단백질low density lipoprotein 수치를 떨어뜨립니다. 게다가 혈압 상승을 억제하는 기능과 항균, 식품에 대한 항알레르기 효과도 있습니다. 아울러 찻잎은 카로틴, 비타민, 니코틴산 성분이 풍부합니다. 이처럼 차는 장점이 많은 아주 매력적인 식품이죠. 하지만 아무리 장점이 많다 하더라도 자신에게 맞지 않으면 오히려 해가 되는 법입니다. 예를 들어서 장과 위, 신장 기능이 부실한 당뇨 환자에게는 차가 독이 됩니다. 절대 마시지 마세요.

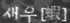
| 어떤 효과가 있나요? |

새우는 양기를 북돋우고 신장의 기능을 보할 뿐만 아니라 젖을 잘 돌게 하는 데도 효과적이다.

| 어떤 사람에게 적합할까요? |

새우는 신장의 양기가 부족하거나 명문혈의 화기가 쇠한 사람, 발기 불능·불임·성 기능이 감퇴되고 있는 남성에게 적합하다. 이 밖에 도 출산 후 젖이 부족한 산모가 먹으면 젖이 잘 돌고, 홍역이 올라오 는 중이거나 이미 수두를 앓은 어린이가 먹으면 수두나 홍역이 빨리 없어져 곧 건강을 회복하고, 합병증이 나타날 확률도 줄일 수 있다. 아울러 칼슘 부족으로 종아리에 경련이 일어나거나 신장의 기가 약 해 허리나 다리가 쇠약해져 힘이 없는 노인 환자가 먹어도 뛰어난 효과를 수 있다.

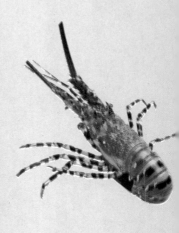

| 성질과 맛은 어때요? 어디에 좋은가요? |

새우는 따뜻한 성질이 있고 단맛과 짠맛을 낸다. 아울러 간과 신장 의 기능을 왕성하게 한다.

| 주요 성분은 무엇인가요? |

새우는 단백질, 지방, 탄수화물, 회분, 칼슘, 인, 철, 비타민 A, 비타 민 B 등의 성분을 함유하고 있다.

| 주의할 사항이 있나요? |

음기가 허하고 열이 심한 남성이나 열이 심해 조루나 정액이 새는

BONUS

대하는 참새우과 혹은 닭새우과에 속하는 십각목+蝦目 동물로, 바다 에 서식한다. 대하는 따뜻한 성질 이 있고 달면서도 짠맛을 내며 보 통 비장과 신장에 작용해 신장을 보하고 양기를 북돋운다. 아울러 비장을 튼튼하게 하고 가래를 없 애는 효과도 겸비했다. 따라서 성 기능이 감퇴하거나 발기 부진인 남성에게 특히 뛰어난 효과를 보 인다.

남성, 발기 이상을 보이거나 과도한 성욕 등의 증상이 있는 남성은 새우 섭취를 삼가야 한다. 이 밖에도 암, 림프 결핵, 천식, 홍반성 낭창, 류머티즘, 신장염, 마른버짐, 피부염, 습진, 옹종이나 정저 등의 심각한 고질병을 앓는 사람 역시 새우를 먹지 않는 것이 좋다.

| 어떤 음식과 궁합이 맞나요? |

젖이 부족한 산모는 새우와 족발을 함께 고아 마시면 젖이 잘 돌 뿐만 아니라 아기에게 질 좋은 모유를 먹일 수 있다. 또 신장의 양기가 부족해 발기 불능이거나 팔다리에 힘이 없을 때는 새우와 부추를 함께 먹으면 큰 효과를 볼 수 있다. 하지만 노루나 사슴 고기는 새우와 상극으로 함께 요리하는 것은 피해야 한다고 알려졌다.

| 영양 성분이 얼마나 들어 있나요? |

새우 살은 인 성분이 풍부하지만, 마른 오징어에는 약간 못 미치는 수준이다. 그리고 새우 껍질은 새우 살보다 칼슘이 월등하게 많이 함유되어 있어서 그야말로 '칼슘 덩어리'다. 새우는 게와 마찬가지로 질병을 유발하는 성질이 있는 식품이다. 성질이 따뜻한 새우와 찬 성질인 게는 서로 성질이 다르기는 하지만, 둘 다 '중풍' 유발 식품이다. 그러므로 질환을 앓는 사람들은 절대 이 두 가지 모두 먹지 말아야 한다. 이 밖에 단백질은 민물 새우보다 대하에 풍부하고, 지방은 대하보다 민물 새우가 한 수 위다.

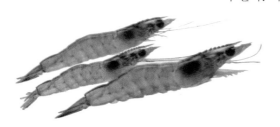

복령 새우볶음

준비할 재료 | 말린 복령 15g, 새우 살 200g, 줄기 상추 100g.

만드는 방법 | 1. 복령은 가루를 내고 새우는 껍질을 깐다.

2. 줄기 상추는 껍질을 떼어내고 작게 썬다.

3. 팬에 땅콩기름을 둘러 달군 후 생강, 파를 볶아 향을 낸다.

4. 여기에 새우 살, 맛술을 넣고 새우가 붉은 색으로 변할 때까지 볶는다.

5. 복령 가루와 상추를 넣고 익을 때까지 볶은 후 소금과 조미료로 맛을 내면 요리
   가 완성된다.

효능 | 복령 새우볶음은 비장을 튼튼하게 하고 위의 기운을 북돋운다. 아울러 소변
을 잘 보게 하고 몸 안의 습기를 제거해 당뇨 환자에게 효과가 탁월하다. 특히 소변
을 잘 못 보거나 수종으로 배가 더부룩할 때, 체내에 노폐물이 쌓이는 담음痰飮 증상
이나 기침을 하면 숨이 차는 해역咳逆 증상을 보이는 사람, 놀라서 가슴이 진정이 안
될 때 먹으면 탁월한 효과를 본다. 그러나 반면에 몸이 허하고 차서 설사를 하거나
자궁 하수같이 장기가 아래로 처지는 증상을 보이는 사람은 절대 먹으면 안 된다.

부추 새우볶음

준비할 재료 | 민물 새우 200g, 부추 100g, 말린 두부 30g, 청 · 홍 고추 각 20g.

만드는 방법 | 1. 새우는 머리를 제거하고 깨끗이 씻는다.

2. 부추는 큼직하게 썰고, 말린 두부와 청 · 홍 고추는 작게 깍둑썰기 한다.

3. 마늘은 다지고, 파는 큼직하게 썰어 둔다.

4. 팬에 기름을 두르고 새우, 맛술, 소금, 조미료, 진간장을 차례로 넣어 새우를 살
   짝 볶아 낸다.

5. 팬에 기름을 두르고 달군 후 마늘, 부추, 말린 두부, 청 · 홍 고추를 넣어 살짝 볶는다.

6. 여기에 조리해 둔 새우를 넣고 양념을 첨가해 빠르게 볶는다.

7. 잘게 썬 파를 넣어 몇 번 볶은 후 그릇에 담아내면 요리가 완성된다.

효능 | 부추 새우볶음은 비장과 위를 따뜻하게 하고 기를 잘 돌게 한다. 이 밖에도 양
기를 북돋우고 혈액 순환을 원활하게 할 뿐만 아니라 혈당을 조절하는 효과도 있다

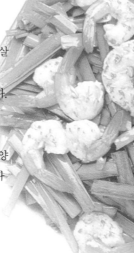

제10장

●●● 향신료류
香辛料類

· 향신료는 각 영양 성분과 미량 원소가 풍부하게 함유되어 있어 신체 건강을 지켜 준다.

· 향신료는 살균, 지방 분해, 식욕 증진, 소화 촉진 등 다양한 기능을 겸비했다.

· 향신료는 소금 섭취를 줄여 주어서 고혈압에 노출될 위험도 줄여 준다.

· 향신료는 맛을 조절할 수 있으므로 음식을 입맛에 맞게 바꿀 수 있다. 이는 자연스레 식욕을 돋우
는 효과를 발휘한다.

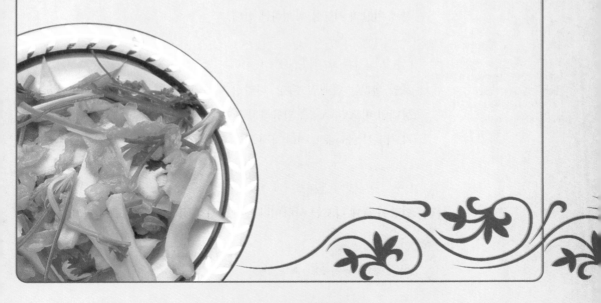

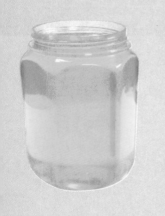

로열 젤리 royal jelly

┃ 어떤 효과가 있나요? ┃

로열 젤리는 비장을 튼튼하게 하고 간의 기를 북돋우며 상한 기를 채워 준다. 아울러 항노화와 항암 효과도 있다.

┃ 어떤 사람에게 적합할까요? ┃

로열 젤리는 고혈압·당뇨병·기관지 천식·만성 간염·만성 위염·신경 쇠약·관절염·탈모 등 만성 질환으로 고생하는 사람에게 좋다. 이 밖에 병으로 몸이 쇠약해진 사람, 나이가 들면서 허약해진 사람, 영양 부족이나 기와 혈이 부족한 사람, 입맛을 잃은 사람, 백혈구 감소증 등의 증상이 있는 사람이 먹으면 좋다. 또한 정신 분열증·진행성 마비·갱년기 우울증·신경증·정신 쇠약으로 불면증인 경우, 지능 장애 등의 증상이 있는 사람에게도 효과가 그만이다.

BONUS

로열 젤리는 여러 가지 병이 유발되는 원인에 대해 인체의 저항력을 길러 주는 것으로 밝혀졌다. 아울러 내장 조직의 재생, 회복 능력을 향상시키고 내분비 계통과 신진대사도 조절해 인체 면역력을 크게 끌어올린다. 또 로열 젤리는 인슐린 역할을 하는 성분도 함유하고 있다. 이 성분은 체내에서 혈당을 떨어뜨리는 작용을 하기도 하지만, 그로써 저혈압에 노출될 위험이 있다.

┃ 성질과 맛은 어때요? 어디에 좋은가요? ┃

로열 젤리는 따뜻하지도 차지도 않은 평한 성질이 있고 단맛을 내며 간과 비장의 기능을 왕성하게 한다.

┃ 주요 성분은 무엇인가요? ┃

로열 젤리는 단백질, 과당, 다양한 비타민, 지방, 유리 상태나 결합 상태인 비오틴biotin을 함유하고 있다. 이 밖에도 풍부한 펜토산, 엽산과 이노시톨Inositol, 여러 가지 효소, 호르몬, 미량 원소가 들어 있다.

┃ 주의할 사항이 있나요? ┃

혈당이 높게 나오는 사람이나 알레르기 체질인 사람은 로열 젤리 섭취를 절대 삼가야 한다.

| 식이 요법 |

로열 젤리 호두 물

준비할 재료 | 로열 젤리 적당량, 호두 살 10g.

만드는 방법 | 1. 호두 살은 곱게 간다.

2. 로열 젤리를 끓는 물에 푼다.

3. 로열 젤리를 푼 물에 호두 가루를 넣고 골고루 저으면 된다.

효능 | 로열 젤리 호두 물은 기를 북돋우고 허한 기를 채워 준다. 아울러 노화를 지연시키고 차단하는 효과가 있다. 단, 로열 젤리의 농도가 너무 진하지 않아야 하고, 저혈당인 사람은 절대 먹지 않도록 주의한다.

로열 젤리 구기자 물

준비할 재료 | 로열 젤리 조금, 구기자 10g.

만드는 방법 | 1. 구기자는 깨끗이 씻은 후 물을 부어 달인다.

2. 다 달였을 때 약간 식혀서 꿀을 붓고 골고루 저으면 된다.

효능 | 로열 젤리 구기자 물은 몸 안의 열과 독소를 없애고 허한 기를 채우며 정력을 보강하는 효과가 있다.

 벌꿀박사의 조언

박사님, 운동을 하면 당뇨 환자에게 어떤 이점이 있나요?

운동은 당뇨 환자에게 많은 도움이 됩니다. 꾸준한 운동은 우선 몸을 튼튼하게 하고 근육 글리코겐의 산화 대사와 심·뇌 혈관 기능을 향상시킵니다. 또한 면역력은 높아지는 반면에 합병증이 생길 확률은 낮아지고, 혈당 강하제 섭취량도 함께 줄일 수 있습니다. 뿐만 아니라 비만 환자는 체중 감량 효과도 있죠. 그리고 근육 등 활동 세포들의 인슐린 민감성이 강해지고 인슐린 수용체 수도 증가해 혈당 강하제 복용량과 인슐린 투여량은 자연히 줄어듭니다. 아울러 지방 분해가 빠르게 진행되어 몸에 지방이 쌓이지 않고 유리지방산과 콜레스테롤이 대거 소모되면서 부족한 포도당을 공급해 줍니다. 또 혈청 속 트리글리세리드, 저밀도 지질 단백질Low Density Lipoprotein, 초저밀도 지질 단백질very low-density lipoprotein 수치를 낮춰서 동맥 경화와 고혈압, 협심증을 예방하고 치료하는 효과도 있습니다. 게다가 심폐 기능을 강화해서 우리 몸의 신진대사를 촉진하고 골다공증을 사전에 차단해 주기도 합니다. 그리고 적당한 운동은 정신 수양과 스트레스 해소 효과도 있죠. 뇌신경 기능을 개선시켜 팽팽한 긴장감을 이완해 주므로 삶의 질적 향상도 이룰 수 있죠.

| 어떤 효과가 있나요? |

식초는 소화를 촉진하고 혈액 순환을 원활하게 한다. 아울러 어혈을 풀어 주고 몸 안의 독소를 제거하는 효과가 있다.

| 어떤 사람에게 적합할까요? |

식초는 암·비만증·당뇨병·고혈압·고高콜레스테롤증·동맥 경화·전염성 간염이나 바이러스성 간염·담도 회충증·만성 위염이나 위축성 위염·위산 결핍증 환자에게 좋다. 아울러 유행성 감기·유행성 뇌염·디프테리아·홍역 등 호흡기 전염병을 예방하려는 사람에게도 좋다. 이 밖에도 신장 결석·요로 결석·방광 결석 등 비뇨기 결석이 있는 사람이 먹으면 뛰어난 효과를 볼 수 있다. 또 생선 가시가 목에 걸렸거나 과음한 후 숙취 해소하는 데도 효과적이다.

BONUS

식초는 다양한 기능을 발휘하는 식품이다. 식초는 피로 예방은 물론, 누적된 피로를 날려 버리는 데도 효과적이다. 이 밖에 혈압과 혈청 콜레스테롤 수치를 낮춰서 동맥 경화를 사전에 차단한다. 또 세균과 바이러스를 죽이고 억제하는 효과를 겸비해 장 전염병이나 감기에 노출되지 않게 한다. 아울러 음식물에 함유된 칼슘, 인, 철 성분이 우리 몸에 빨리 흡수되고 이용될 수 있도록 돕는다. 하지만 식초는 구리를 녹이는 성질이 있으므로, 요리할 때 구리로 된 조리 기구를 사용하지 않도록 주의한다. 그렇지 않으면 자칫 '구리 중독'에 노출될 수 있다.

| 성질과 맛은 어때요? 어디에 좋은가요? |

식초는 따뜻한 성질이 있고 쓴맛과 신맛을 내며 간과 위장의 기능을 왕성하게 한다.

| 주요 성분은 무엇인가요? |

식초는 아세트산, 당분, 아미노산, 아세트알데히드acetaldehyde, 에탄올, 비타민 B1, 비타민 B2, 니코틴산 등을 함유하고 있다.

| 주의할 사항이 있나요? |

식초는 비장과 위가 습한 사람이나 근맥 경련인 사람은 절대 먹으면 안 된다. 아울러 위궤양 환자나 평소 위산 과다 증상을 보이는 사람도 절대 금물이다.

| 어떤 음식과 궁합이 맞나요? |

급성이나 전염성 황달, 간염인 사람은 식초 10㎖와 복합 비타민 B2 제품을 하루 세 번 먹으면 뛰어난 효과를 볼 수 있다. 그러나 식초는 복령, 단삼과는 상극이므로 함께 먹지 않는 것이 바람직하다.

| 식이 요법 |

식초 오이 무침

준비할 재료 | 오이 250g, 식초 60g.

만드는 방법 | 1. 오이는 네모지게 썰고 소금을 뿌려 둔다.

2. 오이가 숨이 죽고 물기가 생기면, 그 물기를 제거한다.

3. 홍고추와 생강 적당량을 채 썰어 오이와 골고루 무친다.

4. 식초, 간장, 소금, 참기름을 넣고 양념장을 만든다.

5. 준비한 양념장을 오이와 잘 버무려 10분 정도 두면 요리가 완성된다.

효능 | 식초 오이 무침은 몸 안의 열을 내리고 입맛을 되살려 준다. 아울러 갈증을 멎게 하고 소변을 편히 보게 해준다.

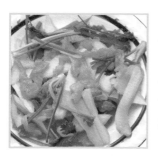

마늘 식초 장아찌

준비할 재료 | 식초 250g, 생강과 마늘 각 50g.

만드는 방법 | 1. 생강은 껍질을 벗기고 깨끗이 씻어서 얇게 저미고, 마늘은 껍질을 깐 후 쪽을 나누지 말고 통마늘로 준비한다.

2. 생강과 마늘을 3~5일 정도 식초에 담가 두면 식초 장아찌가 완성된다.

효능 | 마늘 식초 장아찌는 위를 튼튼하게 하고 소화를 도와주며 몸 안의 열과 독소를 빼내는 데도 효과적이다.

박사님, 당뇨병 환자가 당糖을 섭취해도 될까요?

기본적으로 흑설탕, 백설탕, 얼음 설탕, 꿀, 케이크, 음료수, 과당 등 당 함유 식품들은 당뇨 환자에게 해로우므로 먹으면 안 됩니다. 하지만 저혈당이 생겨서 혈당을 조절해야 할 때는 예외입니다.

그렇다면 과당이나 사탕수수 즙에 함유된 자당, 맥아당은 먹어도 될까요?

아뇨. 자당이나 맥아당은 우리 몸에 들어와 포도당으로 전환되므로, 혈압 상승을 초래해 당뇨 환자가 먹으면 안 됩니다.

그러면 쌀이나 밀가루, 고구마 등에 함유된 당 성분도 당뇨 환자에게 해로운가요? 먹으면 안 되나요?

아닙니다. 그런 것은 드셔도 됩니다. 쌀, 밀가루, 고구마에 함유된 것은 단당單糖이 아닌 다당多糖입니다. 게다가 식이 섬유도 함께 들어 있어서 위장에 들어가 소화를 거친 후에야 포도당으로 흡수되기 때문에 적당한 양이라면 드셔도 됩니다.

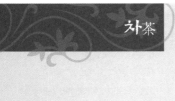

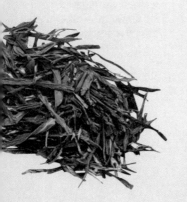

| 어떤 효과가 있나요? |

차는 소화를 촉진하고 음식의 느끼함을 없애며 몸 안의 열과 독소를 제거한다. 이 밖에도 심장을 튼튼하게 하고 소변을 잘 보게 한다. 또한 정신을 상쾌하게 하고 심장의 열을 내리며 눈을 맑게 하는 효과가 있다. 아울러 날씬한 몸매를 만들어 주는 건강·미용 효과를 겸비했으며, 혈중 지방 농도를 떨어뜨리고 암을 극복하는 데도 효과적이다.

| 어떤 사람에게 적합할까요? |

차는 고지혈증·과콜레스테롤 혈증·고혈압·지방간·동맥 경화·협심증을 앓거나 심장 박동이 지나치게 느린 사람에게 좋다. 이 밖에 당뇨병·비만증·암·간 질환·신장 질환을 앓는 사람이나 세균성 이질, 아메바성 이질, 급·만성 위장염을 보이는 사람에게도 좋다. 또한 알코올 중독이나 장기간 음주해 온 사람, 오랫동안 흡연해 온 사람, 기름기가 많은 육류를 지나치게 많이 먹는 등 식생활 습관이 잘못된 사람들이 차를 마시면 뛰어난 효과를 볼 수 있다.

| 성질과 맛은 어때요? 어디에 좋은가요? |

차는 찬 성질이 있고 단맛을 내며 심장, 폐, 위장에 작용해 그 기능을 활발하게 한다.

| 주요 성분은 무엇인가요? |

차에는 화학 성분이 무려 400여 가지나 들어 있다. 그 가운데 단백질과 비타민이 다양하게 들어 있는데, 단백질은 무려 스물두 가지, 비타민은 A·D·E·K·B류, C·H·P·PP 등이 골고루 함유되어 있다. 이 밖에도 효소류·폴리페놀·카페인 같은 알칼로이드, 당류 십여 가지, 식이 섬유가 들어 있고, 또 칼슘·나트륨·마그네슘·염소·철·마그네슘·구리·아연·불소·알루미늄 등 무기 염류도 다양하게 들어 있다.

| 주의할 사항이 있나요? |

몸이 쇠약하고 기가 허한 사람, 불면증이나 심장 박동이 지나치게 빠른 사람은 차를 마시면 안 된다. 그리고 만성 변비나 만성 위 질환으로 고생하는 사람, 임산부 역시 차는 절대 금물이다. 또한 밤에 차를 마시거나 혹은 차가운 차는 마시지 않는 것이 좋다.

| 어떤 음식과 궁합이 맞나요? |

인삼, 서양 삼, 위령선, 토복령은 차와 상극으로 알려진 식품이므로 피하는 것이 좋다. 서양 의학계에서 차를 수면제나 철분제와 함께 마시면 위험하다고 경고했다. 이 밖에 차는 한약재인 현호색玄胡索, 소계(小薊. 조뱅이), 황련黃連, 지모知母, 산조인酸棗仁, 패모貝母와 그리고 양약인 에페드린ephedrine, 아트로핀atropine, 벨라도나 제제 belladonna류와는 절대 함께 먹으면 안 된다.

| 영양 성분이 얼마나 들어 있나요? |

차는 커피와 더불어 많은 사람들이 즐겨 마시는 음료이다. 커피와 차는 신경을 자극해 정신을 들게 하고 심장을 튼튼하게 하며 소변을 잘 보게 하는 작용을 한다. 하지만 차에는 커피에 없는 독특한 효과와 장점이 있다.

BONUS

연구 결과, 찻잎에 함유된 카페인은 혈액 순환을 촉진해 중추신경을 자극하고 심장을 튼튼하게 하며 이뇨 작용도 한다고 밝혀졌다. 녹차에 들어 있는 엽록소는 혈액 속 콜레스테롤 수치를 떨어뜨리고, 소변을 통해 몸 안의 독소를 배출시킨다. 따라서 신장과 간장 기능을 좋게 하고 간염, 신장염, 백혈병을 치료하는 데 큰 도움을 준다. 아울러 차를 마시면 암에 노출될 확률도 크게 줄일 수 있다.

수세미외 차

준비할 재료 | 수세미외 200g, 녹차 5g.

만드는 방법 | 1. 수세미외를 깨끗이 씻어 어슷썰기 한 후, 물에 소금을 약간 넣고 수세미외를 삶아 그 즙을 남겨 둔다.

2. 찻잎은 두 번 우려내고, 잎은 버리고 찻물만 남겨 둔다.

3. 준비해 둔 찻물에 우려낸 수세미외 즙을 부어 골고루 섞은 후 마시면 된다.

효능 | 수세미외 차는 음기를 북돋우고 갈증을 해소해 줄 뿐만 아니라 체액 분비를 촉진하고 허기를 채워 주는 효과가 있다.

수박 동아 차

준비할 재료 | 수박 껍질과 동아 껍질 각 15g, 하눌타리 뿌리 가루 12g, 찻잎 6g

만드는 방법 | 1. 수박 껍질, 동아 껍질과 하눌타리 뿌리 가루를 솥에 넣고 물을 적당량 부어 달인다.

2. 찻잎에 끓는 물을 부어 3분 정도 우려낸다.

3. 달인 물과 우려 낸 찻물을 함께 부어 잘 섞은 후 마시면 된다.

효능 | 이 차는 비장과 위장을 튼튼하게 하고 혈당을 조절해 준다. 특히 혈당 수치가 높게 나오는 당뇨 환자에게 좋다.

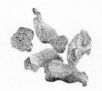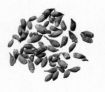

· 한약재는 단백질, 식이 섬유, 비타민, 불포화 지방산, 미량 원소를 골고루 함유하고 있다. 이 성분은 성장 발육을 촉진하고 우리 몸의 면역력을 향상시키는 역할을 담당한다.

· 한약재는 고혈압, 당뇨병, 협심증, 위장병 등 우리 주변에서 자주 많이 걸리는 질환들을 예방하고 치료하는 효과가 있다. 탁월한 치료 효과를 보일 뿐만 아니라 일시적인 치료에서 그치지 않고 병을 뿌리 뽑아 근본적으로 치료한다.

· 한약재는 다른 식품에는 없는 종양 억제 성분을 함유하고 있다. 특히 암세포의 생성과 증식을 차단하는 데 효과가 뛰어나다.

· 한약재는 영양 공급, 신체 건강, 젊음 유지, 피부 미용 등 다양한 효과를 겸비한 식품이다. 그 덕분에 요즈음 최고의 건강식품으로 사랑받고 있다.

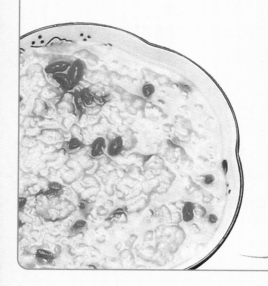

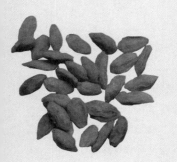

구기자 枸杞子

| 어떤 효과가 있나요? |

구기자는 간과 신장의 기를 북돋우고 갈증을 다스린다. 아울러 정력을 보하고 근육과 뼈를 튼튼하게 하며 눈을 맑게 하고 노화를 지연시키는 데도 효과적이다.

| 어떤 사람에게 적합할까요? |

구기자는 항진으로 말미암아 열이 날 때, 폐결핵이나 당뇨병, 그리고 당뇨병으로 음기가 허해 속에 열이 많은 사람 모두에게 좋다. 이 밖에도 간과 신장의 음기가 허해 허리와 무릎이 시큰거릴 때, 어지럽고 눈이 침침할 때, 사물이 흐리게 보일 때, 야맹증이 있거나 눈이 뻑뻑할 때, 백내장이나 귀가 먹먹하고 들리지 않을 때 구기자를 먹으면 좋다. 그리고 암 환자, 약물 치료나 방사선 치료 후 몸이 쇠약해진 환자, 고혈압·고지혈증·동맥 경화·만성 간염·지방간 등을 앓는 사람, 조로 증상이 나타나는 중년층 환자에게도 뛰어난 효과를 보인다.

BONUS

약리학에서는 구기자가 혈중 지방 농도와 혈압을 낮추고 동맥 경화를 막아 주며 간장을 보호하는 효과가 있다고 본다. 이 밖에도 구기자는 지방간 발병을 억제하고, 간세포 재생을 촉진하며, 면역력을 향상시키고, 악성 종양을 억제하는 등의 역할도 겸비했다. 체내 혈당이 높아지면 신체 기관이 지나치게 활발하게 움직이는데, 이때 구기자를 섭취하면 혈당을 떨어뜨려 몸의 신진대사가 균형을 되찾는다.

| 성질과 맛은 어때요? 어디에 좋은가요? |

구기자는 차지도 따뜻하지도 않은 평한 성질이 있고 단맛을 내며 간과 신장의 기능을 왕성하게 한다.

| 주요 성분은 무엇인가요? |

구기자는 단백질, 지방, 리신, 카로틴, 제아산틴Zeaxanthin, 니코틴산, 비타민 B1·B2·C 등을 함유하고 있다. 이 밖에도 칼슘·철·인·구리 등의 무기질과 유기질, 베타시토스테롤beta-sitosterol, 피살리엔physalien, 리놀산, 열네 가지 아미노산이 함께 들어 있다.

| 주의할 사항이 있나요? |

비장의 기가 허해 묽은 변을 보거나 자주 설사를 하고 설사에 피가 섞여 나오는 사람은 절대 먹으면 안 된다.

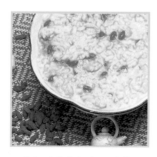

| 식이 요법 |

구기자 돼지 신장볶음

준비할 재료 | 구기자 20g, 돼지 신장 300g.

만드는 방법 | 1. 구기자는 깨끗이 씻어서 이물질을 말끔히 제거한다.

2. 돼지 신장은 노란내를 제거하고 어슷썰기 한 후, 녹말가루, 소금, 맛술에 재워 둔다.

3. 생강은 저며 썰고, 파는 큼직하게 썬다.

4. 팬에 기름을 둘러 달군 후, 생강과 파를 볶아 향을 내고, 돼지 신장과 맛술, 구기자를 넣고 볶는다.

5. 재료가 다 익었을 때 소금, 조미료, 녹말가루를 넣어 걸쭉하게 만들면 요리가 완성된다.

효능 | 구기자 돼지 신장볶음은 간과 신장을 보하고 눈을 맑게 하는 효과가 있다. 단, 외부의 나쁜 기운으로 말미암아 몸에 열이 나거나 비장의 기가 허해 설사를 하는 사람은 절대 먹으면 안 된다.

구기자 용안 밥

준비할 재료 | 구기자 15g, 용안 12g, 참마 12g, 오미자 6g, 쌀 100g.

만드는 방법 | 1. 구기자는 이물질을 제거한 후 깨끗이 씻는다.

2. 용안은 깨끗이 씻어서 작은 크기로 썰어 두고, 참마는 깨끗이 씻어 네모지게 썰어 둔다.

3. 쌀을 씻어서 용안, 오미자, 구기자, 참마와 함께 솥에 넣고 물을 적당량 부어 익히면 밥이 완성된다.

효능 | 구기자 용안 밥은 비장을 보하고 신장의 기능을 왕성하게 한다. 아울러 원기를 회복시키고 갈증을 없애는 효과가 있다.

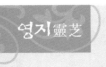

영지靈芝

| 어떤 효과가 있나요? |

영지는 폐에 영양을 보충하고 간을 보하며 원기를 북돋운다. 아울러 정기를 증강시키는 효과가 있다.

| 어떤 사람에게 적합할까요? |

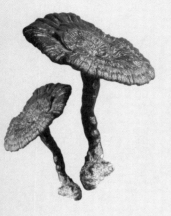

영지는 당뇨병·만성 간염·만성 신장염·암·진행성 근 이영양증·다발성 경화증·근 긴장성 이영양증·피부염 등 만성 질환이 있는 사람, 신경 쇠약 환자, 심장이 빠르게 뛰고 머리가 어지러운 사람, 잠을 편히 못 자는 사람, 불면증에 시달리고 또 꿈을 많이 꾸는 사람이 먹으면 좋다. 이 밖에도 고혈압·고지혈증·협심증·부정맥 등 심 혈관 질환을 앓는 사람이나 만성 기관지염·기관지 천식·폐기종·폐결핵·규폐종 등 만성 호흡기 질환으로 고생하는 사람이 먹으면 뛰어난 효과를 볼 수 있다. 또한 체력이 허약하거나 기와 혈이 부족한 경우, 백혈구 감소증이나 혈소판 감소성 자반증에도 좋다.

| 성질과 맛은 어때요? 어디에 좋은가요? |

영지는 따뜻하지도 차지도 않은 평한 성질이 있고 단맛을 내며 폐, 심장, 신장, 간의 기능을 왕성하게 한다.

| 주요 성분은 무엇인가요? |

자줏빛을 띠는 영지는 에르고스테롤·푸마르산·글루코사민·다당류·수지resin·만니톨 등의 성분이, 붉은 빛을 띠는 영지는 에르고스테롤·수지·만니톨·지방산·알칼로이드·락톤lactone·쿠머린coumarin·수용성 단백질과 다양한 효소 성분을 함유하고 있다.

| 주의할 사항이 있나요? |

영지는 평한 성질에 단맛을 내고 독소가 전혀 없는 식품이므로 누구
나 먹어도 좋다.

| 식이 요법 |

영지 돼지 간볶음

준비할 재료 | 영지 가루와 구기자 각 12g, 돼지 간 100g, 셀러리 200g.

만드는 방법 | 1. 돼지 간은 깨끗이 씻어서 얇게 어슷썰기 한다.

2. 소금, 간장, 녹말가루, 청주에 계란 하나를 풀고 물을 적당량 부어 섞은 후 돼지
   간을 재워 둔다.

3. 셀러리는 큼직하게 썰어 둔다.

4. 팬에 식용유를 두르고 중간 불에서 파와 생강을 볶아 향을 낸 후, 돼지 간을 넣어
   볶는다.

5. 돼지 간의 색이 변할 때까지 볶다가 구기자, 영지 가루, 셀러리를 넣어 재빨리 볶
   아 내면 요리가 완성된다.

효능 | 영지 돼지 간볶음은 간을 보하고 신장의 기를 북돋는다. 아울러 몸 안의 열을
내리고 갈증을 잡는 데 효과가 있다.

영지 율무죽

준비할 재료 | 영지 30g, 율무 250g.

만드는 방법 | 1. 영지와 율무를 깨끗이 씻어 솥에 넣는다.

2. 물을 적당량 부어 충분히 끓이면 죽이 완성된다.

효능 | 영지 율무죽은 몸 안의 열을 내리고 습한 기운을 없애 주며 비장을 튼튼하게
하고 또 암을 극복하는 데 도움을 준다.

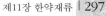

동충하초 冬虫夏草

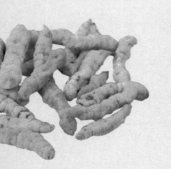

| 어떤 효과가 있나요? |

동충하초는 정기를 증강시키고 폐와 신장의 기운을 채워 주며 기침을 멎게 하고 가래를 없애 준다. 아울러 항암과 노화 방지 효과도 탁월하다.

| 어떤 사람에게 적합할까요? |

동충하초는 당뇨병, 홍반성 낭창, 만성 신장염, 재생 불량성 빈혈, 백혈구 감소증에 좋다. 아울러 노년층의 만성 기관지염·폐기종·폐결핵·폐암·기관지 천식·기침으로 숨이 가쁠 때, 호흡이 빨라지면서 가래가 끓고 피 섞인 기침을 하는 경우, 몸이 허해 땀을 많이 흘리는 경우, 감기에 쉽게 노출되는 사람 등 모든 증상에 좋은 효과를 나타낸다. 이 밖에 체력이 허약해진 노인 환자, 조로 증상이 있는 사람, 허한 기가 오랫동안 회복되지 않는 사람, 각종 만성 소모성 질환을 앓는 사람, 신장의 기가 부족해 허리와 무릎이 시큰거리는 사람, 발기 부진이나 정액이 새는 남성, 약물 치료나 방사선 치료 후의 암 환자가 먹으면 탁월한 치료 효과를 볼 수 있다.

BONUS

동충하초가 체내에 흡수되면 면역력을 높이고 심근에 영양을 공급하는 혈류량이 늘어난다. 아울러 혈청 콜레스테롤과 β-리포 단백질 수치를 떨어뜨리므로 뇌 혈관 질환을 사전에 차단할 수 있다.

| 성질과 맛은 어때요? 어디에 좋은가요? |

동충하초는 따뜻한 성질에 단맛을 내며 폐장과 신장의 기능을 왕성하게 한다.

| 주요 성분은 무엇인가요? |

동충하초는 지방, 조단백질, 식이 섬유, 탄수화물, 회분, 코디세픽산 cordycepic acid, 코디세핀Cordycepin, 비타민 B12 등을 함유하고 있을 뿐만 아니라 아미노산이 열아홉 가지 들어 있다.

| 주의할 사항이 있나요? |

몸에 나쁜 기가 있는 사람은 동충하초를 먹으면 안 된다.

| 어떤 음식과 궁합이 맞나요? |

동충하초는 오리 고기, 닭고기, 돼지고기와 찰떡궁합인 것으로 알려
졌다.

| 영양 성분이 얼마나 들어 있나요? |

동충하초가 체내에 흡수되면 면역력을 높이고 심근에 영양을 공급
하는 혈류량이 늘어난다. 아울러 혈청 콜레스테롤과 β-리포 단백질
수치를 떨어뜨리므로 뇌 혈관 질환을 사전에 차단할 수 있다.

| 식이 요법 |

동충하초 닭찜

준비할 재료 | 동충하초와 해마 각 10g, 생지황 20g, 어린 수탉 1마리, 콩가루 15g.

만드는 방법 | 1. 수탉을 잡아 털과 내장을 제거하고 말끔히 손질한다.

2. 동충하초는 깨끗이 씻어 두고, 생지황은 씻은 후 어슷썰기 한다.

3. 해마와 새우 살은 따뜻한 물로 씻은 후 10분 정도 담가 둔다.

4. 동충하초를 닭 위에 올리고, 파, 생강, 육수 250㎖를 부어 뚜껑을 닫고 익힌다.

5. 다 익었을 때 닭을 꺼내 파와 생강은 버리고, 소금과 조미료로 간을 한 후 국물에
   콩가루를 풀어 걸쭉하게 한다.

6. 걸쭉하게 만든 국물을 닭 위에 뿌리면 요리가 완성된다.

효능 | 동충하초 닭찜은 신장을 따뜻하게 하고 양기를 북돋우며 원기를 회복시켜
정력을 보한다. 아울러 혈당을 조절하는 데도 효과적이다.

동충하초 해삼 오리탕

준비할 재료 | 동충하초 1~4g, 해삼 12g, 1kg짜리 오리 1마리.

만드는 방법 | 1. 오리를 잡아 털과 내장을 제거한 후 깨끗이 씻는다.

2. 동충하초는 깨끗이 씻어 두고, 해삼은 물에 충분히 불린 후 씻어서 채 썬다.

3. 생강은 씻어서 어슷썰기 한다.

4. 동충하초, 해삼을 오리 뱃속에 채워 넣고, 맛술과 생강, 소금, 끓는 물 1ℓ 를 붓는다.

5. 찜통에 넣고 오리가 완전히 익을 때까지 중탕으로 두 시간 정도 찐다.

6. 찜통에서 꺼내 조미료로 맛을 내면 요리가 완성된다.

효능 | 동충하초 해삼 오리탕은 신장의 기를 보하고 폐에 수분을 공급할 뿐만 아니라 피를 맑게 하고 건조한 곳을 촉촉하게 적시는 효과도 있다.

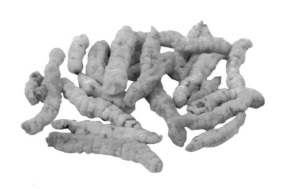

 범충(范充) 박사의 조언

박사님, 당뇨 환자의 식단은 어떻게 짜는 것이 좋을까요?

각 영양소를 골고루 섭취하는 것이 중요합니다. 우선 섭취할 총열량을 정한 후, 전체 함유량 가운데 탄수화물 비율은 조금 늘리고, 지방은 줄이는 것이 좋습니다. 이때 단백질은 반드시 일정량을 섭취해야 합니다. 그리고 지방은 되도록 동물성 기름을 피하고 식물성 기름을 사용하세요. 동물의 내장 섭취를 줄이면 콜레스테롤 섭취도 자연히 감소하니까요. 그리고 '조금만' 드세요. 그러나 잡곡이나 녹색 채소와 같은 '고섬유식(高纖維食, high-fibre diet)'은 아주 권장할 만합니다. 많이 드세요. 또 미량 원소가 풍부한 식품도 당뇨 환자에게 큰 도움이 되죠. 그리고 당뇨 환자는 나트륨 섭취를 줄여서 되도록 싱겁게 먹어야 합니다. 기억하세요.

| 어떤 효과가 있나요? |

황기는 관절이 쑤시고 팔다리가 붓는 것을 막아 주며 땀을 멎게 하고 비장의 기를 보한다. 아울러 원기를 북돋우고 양기를 상승시킨다. 또 수분을 배출시켜서 부기를 제거하는 데 효과적이며 부스럼을 없애고 염증을 빨리 가라앉히는 효과도 있다.

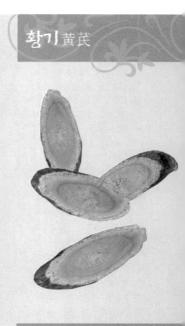

황기黃芪

| 어떤 사람에게 적합할까요? |

황기는 기와 혈이 부족해 숨이 가쁘고 무기력증을 느끼는 사람, 몸이 허해 땀을 많이 흘리고 감기에 쉽게 노출되는 사람, 기가 허약해 쉽게 피로를 느끼는 사람, 비장이 허약해 설사를 하는 사람, 탈항·자궁 탈출 등의 증상이 있는 사람에게 좋다. 이 밖에도 만성 간염·만성 신장염·백혈구 감소증 환자가 먹으면 큰 효과를 볼 수 있다.

| 성질과 맛은 어때요? 어디에 좋은가요? |

황기는 약간 따뜻한 성질이 있고 단맛을 내며 폐와 비장의 기능을 왕성하게 한다.

| 주요 성분은 무엇인가요? |

황기는 당류, 점액질, 콜린, 리신, 엽산과 다양한 아미노산을 함유하고 있다.

| 주의할 사항이 있나요? |

열이 있는 환자나 급성 질환자, 열독으로 부스럼이 생겼거나 양기가 과한 사람 모두 황기 섭취를 삼가야 한다. 이 밖에 기가 원활히 통하

지 못하고 막혀 배와 가슴이 답답하거나 위가 부었을 때도 절대 먹으면 안 된다.

| 식이 요법 |

황기 족발 조림

준비할 재료 | 황기 20g, 감자 50g, 족발 350g.

만드는 방법 | 1. 황기는 물에 충분히 담가 두었다가 어슷썰기 하고, 감자는 네모지게 썬다.

2. 족발은 털을 제거하고 잘게 썰어 끓는 물에 살짝 데친 후 찬물로 깨끗이 씻어 둔다.

3. 파는 송송 썰고, 생강은 어슷썰기 한다.

4. 팬에 식용유를 둘러 달군 후 파와 생강을 볶아 향을 낸다.

5. 여기에 족발, 맛술, 황기, 간장, 감자, 소금, 육수를 첨가해 끓인다.

6. 조미료로 맛을 내면 요리가 완성된다.

효능 | 황기 족발 조림은 비장과 위를 보하고 기를 북돋아 준다. 아울러 몸속의 수분을 배출해 부기를 제거하는 데도 효과적이다. 당뇨병으로 비장이 허해져 설사를 하거나 탈항 증상이 있는 사람, 기가 허하고 수종이 있는 사람, 기가 쇠해 혈이 부족한 사람, 혈색이 안 좋은 사람에게 좋다. 반면에 양기가 성하고 음기가 허한 사람, 체한 사람은 먹지 않는 것이 좋다.

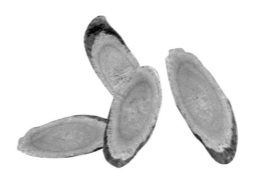

황기 닭 조림

준비할 재료 | 황기와 참마 각 20g, 닭다리 살 300g, 당근 60g.

만드는 방법 | 1. 황기와 참마는 충분히 물에 불린 후 얇게 어슷썰기 하고, 당근은 네
모지게 썰어 둔다.

2. 닭다리는 작게 썰어 소금, 맛술에 10분 정도 재워 둔다.

3. 팬에 땅콩기름을 둘러 달군 후 생강과 파를 볶아 향을 내고 닭다리 살을 넣어 볶
   는다.

4. 닭다리 살이 살짝 익었을 때 육수, 맛술, 간장, 황기, 참마, 당근을 다 같이 넣고
   충분히 익힌다.

5. 완전히 익었을 때 소금, 조미료로 간을 해주면 요리가 완성된다.

효능 | 황기 닭 조림은 기를 보하고 피를 맑게 할 뿐만 아니라 비장을 튼튼하게 하고
위의 기운을 북돋우는 효과가 있다.

 병초박사의 조언

박사님, 마른 체형의 당뇨 환자는 식사 조절을 안 해도 되나요?

비만 체형과 달리 마른 체형의 당뇨 환자는 총 섭취 열량을 다소 늘려도 좋습니다. 하지만, 이는 어디까지나 정상 체중을 만들려는 것이지 식사
조절을 하지 않아도 된다는 뜻은 절대 아닙니다. 당뇨 환자가 식사 조절을 포기하는 것은 곧 치료를 포기하는 것입니다. 식사 조절을 하지 않으면
고혈당, 고지혈증이 유발되고 점점 비만 체형으로 변합니다. 게다가 고혈압 같은 만성 합병증에 시달리게 되어 치료에 상당히 어려움을 겪게 됩
니다. 그러므로 마른 환자가 총 섭취 열량을 어느 정도 늘려도 된다는 것은, '혈당과 혈중 지방 농도, 혈압이 정상치를 유지한다는 전제하에' 적절
하게 식사량을 늘려도 좋다는 뜻입니다. 이때, 우수 단백질 섭취량을 늘리면 더없이 좋겠죠. 꼭 유념하세요. 정상 범위 내에서 체중을 늘리자는
것이지 절대 '뚱뚱보'가 되자는 것이 아닙니다.

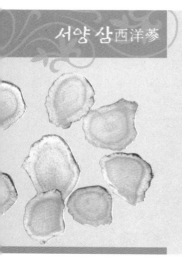

서양 삼 西洋蔘

| 어떤 효과가 있나요? |

서양 삼은 체액 분비를 촉진해 갈증을 없애고 기를 보하며 몸의 열을 내리는 데 효과적이다.

| 어떤 사람에게 적합할까요? |

서양 삼은 당뇨병·건조증·만성 간염·간 경화·암을 앓는 사람이 먹으면 좋다. 이 밖에도 몸이 허약한 사람, 양기가 허해 열이 많은 사람, 기운이 모두 상한 사람, 폐가 허해 기침이 멎지 않는 사람, 정신이 피로한 사람이 먹으면 모두 뛰어난 효과를 볼 수 있다.

| 성질과 맛은 어때요? 어디에 좋은가요? |

서양 삼은 찬 성질이 있고 단맛과 약간 쓴맛을 내며 심장, 폐, 신장의 기능을 왕성하게 한다.

| 주요 성분은 무엇인가요? |

서양 삼은 진세노사이드Ginsenoside, 휘발성 성분, 수지, 람노오스rhamnose, 포도당 등의 성분을 함유하고 있다.

| 주의할 사항이 있나요? |

서양 삼은 위가 냉하고 위통이 있는 사람이나 설태가 하얀빛을 띠는 사람은 절대 먹으면 안 된다.

| 어떤 음식과 궁합이 맞나요? |

서양 삼은 찻잎, 산사나무 열매, 무, 한약재인 여로藜蘆와는 상극이므로, 서로 피하는 것이 좋다.

| 영양 성분이 얼마나 들어 있나요? |

서양 삼과 인삼은 모두 '삼'이라는 공통점이 있지만, 그 역할은 큰 차이가 있다. 서양 삼은 찬 성질이 심장, 신장, 폐에 작용해 원기를 북돋우고 음기를 보한다. 그런 반면에 인삼은 따뜻한 성질이 비장과 폐에 작용해 원기를 북돋우고 혈을 보한다. 이처럼 서로 성질이 상반 되기에 이 두 가지 삼은 역할도 다르다. 서양 삼은 열을 내려 기를 회복시키고, 인삼은 따뜻하게 데워 기를 보한다. 따라서 서 양 삼은 음기가 허해 속에 열이 많은 사람이, 인 삼은 양기가 부족한 사람이 먹으면 좋다. 그리고 여름에는 서양 삼이, 겨울에는 인삼이 제격이다.

|식이 요법 |

서양 삼 가물치탕

준비할 재료| 서양 삼 10g, 가물치 300g.

만드는 방법| 1. 가물치는 내장을 제거하고 깨끗이 씻은 후 적당한 크기로 썰어서 소금과 녹말가루, 맛술을 넣고 10분 정도 재워 둔다.

2. 서양 삼은 물에 충분히 담가 두었다가 어슷썰기 한다.

3. 파는 송송 썰고, 생강은 얇게 저며 썬다.

4. 서양 삼을 솥에 넣고 한 시간 정도 끓인 후 건더기는 버리고 국물만 남긴다.

5. 서양 삼을 우려낸 물에 가물치, 파, 생강을 넣고 15분 정도 끓인 후 소금, 조미료 로 간을 하면 요리가 완성된다.

효능| 서양 삼 가물치탕은 체액 분비를 촉진해 갈증을 다스리고 몸 안의 열을 없애 며 부기를 제거하는 데도 효과가 그만이다.

서양 삼 뱀장어 찜

준비할 재료 │ 서양 삼 10g, 500g짜리 뱀장어 1마리, 갈근 15g.

만드는 방법 │ 1. 서양 삼과 갈근은 얇게 저며 썰고, 뱀장어는 내장을 제거해 깨끗이 씻어 둔다.

2. 뱀장어를 찜 솥에 넣고 소금, 파, 생강, 간장, 청주를 넣어 30분 정도 재워 둔다.

3. 30분 후, 서양 삼과 갈근, 육수 300㎖를 넣고 뚜껑을 덮어 센 불에서 30분 정도 더 끓이면 요리가 완성된다.

효능 │ 서양 삼 뱀장어 찜은 체액 분비를 원활하게 해 갈증을 없애고 음기를 북돋울 뿐만 아니라 기력을 회복시키는 효과도 있다.

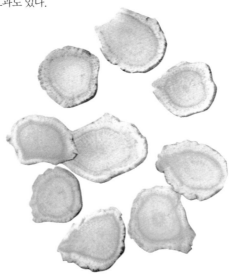

 범范 박사의 조언

박사님, 당뇨 환자는 물 마시는 것도 자제해야 하나요?

아닙니다. 물은 마시고 싶은 만큼 마셔도 됩니다. 물은 열량이 전혀 없기 때문에 많이 마셔도 혈당을 제어하는 데 아무런 영향도 미치지 않습니다. 일각에서는 물을 많이 마시면 소변을 자주 보는 '다뇨多尿' 현상이 나타나 자제해야 한다는 견해도 있지만, 이는 잘못된 것입니다. 사실, 당뇨 환자에게 다뇨 현상이 나타나는 것은 절대 물 때문이 아닙니다. 진짜 범인은 혈당입니다. 혈당이 상승하면 신장에서 당을 대거 배출해 버립니다. 이때 당이 수분을 안고 배출되어서 다뇨 현상으로 이어지는 것이죠. 만일 당뇨 환자가 수분 섭취를 억제하면 혈액이 농축되어서 혈당과 혈액 속에 다량의 유독 물질이 생기게 됩니다. 이 유독 물질이 소변으로 배출되지 않으면 환자의 건강을 해칠 뿐만 아니라 심한 경우 목숨을 잃을 수도 있으니 잘 기억해 두세요.

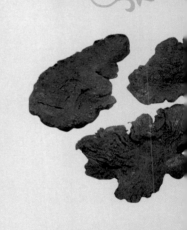

죽대 뿌리[黃精]

| 어떤 효과가 있나요? |

죽대 뿌리는 자양 강장 효과가 있고 비장과 위의 기를 북돋우며 심장과 폐에 수분을 공급한다. 아울러 근육과 뼈를 튼튼하게 하고 혈당과 혈압을 떨어뜨리는 데도 효과적이다.

| 어떤 사람에게 적합할까요? |

죽대 뿌리는 당뇨병, 고혈압, 기와 혈이 부족해 생긴 빈혈, 병으로 몸이 쇠약해졌을 때, 신경 쇠약이나 맥이 빠질 때, 다리에 힘이 풀릴 때, 폐결핵으로 객혈할 때, 폐가 허해 마른기침을 할 때 먹으면 좋다. 이 밖에 암·백혈구 감소증·재생 불량성 빈혈·지방간 등의 질환을 앓는 환자가 먹어도 모두 뛰어난 효과를 볼 수 있다.

| 성질과 맛은 어때요? 어디에 좋은가요? |

죽대 뿌리는 따뜻하지도 차지도 않은 평한 성질이 있고 단맛을 내며 비장, 폐장, 신장의 기능을 왕성하게 한다.

| 주요 성분은 무엇인가요? |

죽대 뿌리의 잎과 줄기에는 점액질, 전분, 당분 등의 성분이 함유되어 있다.

| 주의할 사항이 있나요? |

기가 원활하게 돌지 못하고 한 곳에 정체되어 있는 '기체氣滯' 증상이 있는 사람은 절대 죽대 뿌리를 먹으면 안 된다. 이 밖에도 비장과 위가 허하고 냉한 사람, 설사나 묽은 변을 보는 사람도 죽대 뿌리 섭취를 삼가는 것이 바람직하다. 또 식욕 부진이나 설태가 두껍게 긴 사람도 먹지 않는 것이 좋다.

| 어떤 음식과 궁합이 맞나요? |
죽대 뿌리는 매실과 상극 음식이므로 서로 피하는 것이 좋다. 그러나 돼지고기나 얼음 설탕과는 찰떡궁합이라 함께 끓여 먹으면 폐결핵을 치료하는 데 효과가 아주 그만이다.

| 식이 요법 |
죽대 뿌리 해삼 찜
준비할 재료 | 죽대 뿌리 12g, 물에 불린 해삼 50g, 말린 돼지 족발 20g, 대추 5개, 물에 불린 표고버섯 20g.
만드는 방법 | 1. 물에 불린 해삼은 깨끗이 씻어 길쭉하게 썬다.
2. 대추는 씻어서 씨를 제거해 두고, 죽대 뿌리는 깨끗이 씻어서 물에 충분히 담가 둔다.
3. 말린 돼지 족발은 적당한 크기로 썰고, 표고버섯은 얇게 어슷썰기 한다.
4. 해삼을 찜 솥에 넣고 소금, 간장, 표고버섯, 대추, 죽대 뿌리, 말린 돼지 족발과 육수를 첨가해 뚜껑을 덮고 찐다.
5. 센 불에서 45분 정도 찌면 요리가 완성된다.
효능 | 죽대 뿌리 해삼 찜은 간과 신장의 기를 보하고 기의 순환을 원활하게 한다. 특히 심장의 음기가 허한 당뇨병 환자에게 좋다. 그러나 비장이 허해 습한 기운이 체내에 쌓여 있고 가래를 동반한 기침을 하는 사람은 먹지 않는 것이 바람직하다.

죽대 뿌리 거북탕

준비할 재료 | 죽대 뿌리와 천문동 각 15g, 거북 고기 500g.

만드는 방법 | 1. 죽대 뿌리, 천문동을 깨끗이 씻어 물에 충분히 담가 두었다가 저며 썬다.

2. 거북 고기를 끓는 물에 데쳐 핏물을 뺀 후 작은 크기로 썬다.

3. 거북 고기, 죽대 뿌리, 천문동, 맛술, 생강, 파를 솥에 넣고 물을 적당량 붓는다.

4. 센 불에서 한 번 끓으면 약한 불로 줄여서 90분 정도 천천히 끓인다.

5. 소금, 조미료, 후춧가루를 넣어 간을 하면 요리가 완성된다.

효능 | 죽대 뿌리 거북탕은 음기를 북돋우고 몸 안의 열을 내려 준다. 아울러 폐에 수분을 공급하고 체액 분비를 촉진하는 효과가 있다.

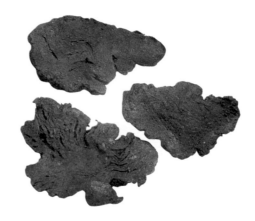

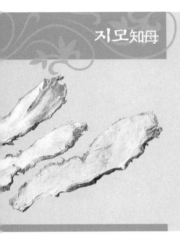

ㅣ 어떤 효과가 있나요? ㅣ

지모는 음기를 북돋우고 건조한 곳에 수분을 공급해 준다. 아울러 몸 안의 열을 내려 화기를 없애는 효과가 있다.

ㅣ 어떤 사람에게 적합할까요? ㅣ

지모는 실열증을 다스릴 때 좋다. 특히 폐에 열이 많아 기침을 하거나 음기가 허해 폐에 열이 나는 사람, 음기가 쇠약해 소갈 증상을 보이는 사람에게 적합하다.

ㅣ 성질과 맛은 어때요? 어디에 좋은가요? ㅣ

지모는 찬 성질이 있고 쓴맛과 단맛을 내며 위장과 신장의 기능을 왕성하게 한다.

ㅣ 주요 성분은 무엇인가요? ㅣ

지모는 사포닌, 만기페린mangiferin 등 플라본류flavone를 함유하고 있다. 이 밖에 아밀로오스와 같은 당류, 알칼로이드, 유기산 등도 들어 있다.

ㅣ 주의할 사항이 있나요? ㅣ

비장의 기가 허해 묽은 변을 보는 사람은 절대 지모를 섭취하지 말아야 한다.

ㅣ 어떤 음식과 궁합이 맞나요? ㅣ

지모와 석고를 함께 먹으면 열을 떨어뜨리고 화기를 없앨 뿐만 아니라 답답함과 갈증을 없애는 데 효과가 뛰어나다. 폐의 열로 말미암아 걸린 감기는 지모와 상백피를 함께 먹으면 효과가 그만이다.

| 식이 요법 |

참마 지모 즙

준비할 재료 | 지모 15g, 오미자 10g, 참마 가루 30g, 갈근 가루 10g, 하눌타리 뿌리 가루 15g, 계내금 가루 10g.

만드는 방법 | 1. 지모, 오미자에 물을 500㎖ 부어서 300㎖ 정도가 될 때까지 달인 후 건더기는 버린다.

2. 참마 가루, 갈근 가루, 하눌타리 뿌리 가루, 계내금 가루에 찬물을 붓고 약간 묽은 정도로 골고루 섞는다.

3. 지모와 오미자 우린 물이 뜨거울 때 2의 물을 붓고 잘 저으면 된다.

효능 | 참마 지모 즙은 몸 안의 열을 내리고 화기를 없애 준다. 아울러 음기를 북돋우고 건조한 곳에 수분을 공급한다. 특히 소변을 자주 보고 다리가 붓는 당뇨 환자가 참마 지모 즙을 먹으면 뛰어난 효과를 볼 수 있다.

지모죽

준비할 재료 | 지모와 지골피 각 15g, 천문동 · 하눌타리 뿌리 가루 · 멥쌀 각 20g, 석고 30g, 황금 10g, 감초 8g.

만드는 방법 | 1. 준비한 재료를 모두 솥에 넣는다.

2. 물을 적당량 붓고 죽을 끓이면 된다.

효능 | 지모죽은 몸 안의 열을 내리고 화기를 다스리는 데 좋다. 아울러 음기를 북돋우고 건조함을 없애는 데도 효과적이다.

박사님, 나이 많은 당뇨 환자가 식사 조절할 때는 어떤 점에 주의해야 하나요?

지나친 식사 조절은 나이 많은 분들에게 오히려 해롭습니다. 노인 당뇨 환자는 특히 저혈당에 민감하므로 더욱 큰 화를 부를 수 있습니다. 보통 위장의 소화 능력이 떨어지는 환자는 소량으로 식사를 여러 번에 나눠 먹는 것이 가장 중요합니다. 그리고 노인 당뇨 환자는 심장, 뇌, 간, 신장이 모두 손상된 경우가 많으므로 식사는 되도록 싱겁게 드시는 것이 좋습니다. 기름진 음식과 단 음식, 맛이 강한 음식은 모두 피하고, 동시에 지방이 적고 짜지 않은 것으로 먹어야 합니다. 그리고 술도 끊어야 합니다. 나이 드신 환자분들은 대개 신장이 허해져 단백질이 몸 밖으로 대거 빠져나가게 됩니다. 그래서 소화 능력도 떨어지고 미량 원소 흡수도 원활하지 못하게 되죠. 이는 골다공증과 근육 수축, 저항력 저하로 이어지고, 감염이나 골절 등의 합병증도 유발합니다. 이럴 때는 무엇보다 단백질 섭취를 늘리는 것이 중요합니다. 특히 우수 단백질을 섭취하는 것이 가장 좋습니다.

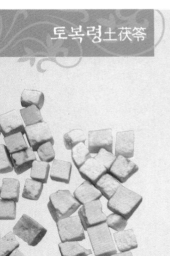

토복령土茯笭

| 어떤 효과가 있나요? |

토복령은 비장을 튼튼하게 하고 비장과 위의 기를 보해 준다. 또한 소변을 잘 보게 하고 습한 기운을 제거할 뿐만 아니라 심신을 안정시키는 효과도 있다. 아울러 암을 극복하고 노화를 지연시키는 데 효과적이다.

| 어떤 사람에게 적합할까요? |

토복령은 당뇨병 · 비만 · 암 환자, 몸이 허약한 사람, 기억력이 감퇴하는 사람, 중 · 노년층 환자가 먹으면 좋다. 아울러 몸이 붓거나 소변을 편히 못 보는 사람, 배에 가스가 차거나 비장이 허하고 습해 조금만 먹어도 위가 답답한 경우, 설사나 묽은 변을 보는 경우에 먹으면 뛰어난 효과를 볼 수 있다.

| 성질과 맛은 어때요? 어디에 좋은가요? |

토복령은 평한 성질이 있고 달면서도 싱거운 맛을 내며 심장과 위장에 작용해 그 기능을 왕성하게 한다.

| 주요 성분은 무엇인가요? |

토복령은 단백질, 인지질, 포도당, 무기염류, 파키믹산pachymic acid, 에부리코익산eburicoic acid, 피니콜릭산pinicolic acid, 파키만 pachyman 등을 함유하고 있다.

| 주의할 사항이 있나요? |

신장이 허하고 소변을 참지 못하거나 자신도 모르게 실금하는 사람,

몸이 허하고 냉해 정액이 차고 묽거나 새는 남성은 토복령을 먹으면 안 된다. 아울러 기가 허해 자궁 하수와 같이 장기가 아래로 처지는 증상을 보이는 사람, 몸의 수분이 부족해 입이 바짝바짝 마르는 사람, 음기가 허한 사람도 토복령 섭취를 삼가야 한다.

| 어떤 음식과 궁합이 맞나요? |

토복령과 멥쌀, 대추를 함께 달여서 죽을 끓여 먹으면 기력을 회복하고 비장과 위가 편해진다. 아울러 원기를 회복하는 효과도 누릴 수 있다. 토복령은 목통木通, 일명 질경이 씨라고도 불리는 차전자車前子와도 궁합이 좋다.

| 식이 요법 |

복령죽

준비할 재료 | 복령 가루 20~30g, 멥쌀 50~70g, 대추 7개.

만드는 방법 | 1. 멥쌀과 대추를 솥에 넣고 물을 적당량 부어 죽을 쑨다.

2. 죽이 다 되었을 때 복령 가루를 넣고 약한 불에서 5분 정도 더 끓이면 죽이 완성된다.

효능 | 복령죽은 공복에 먹으면 좋다. 이 죽은 비장을 보하고 위를 튼튼하게 할 뿐만 아니라 원기를 북돋우고 부기를 제거하는 데도 효과적이다. 또 몸을 건강하게 하고 노화를 방지하며 암을 이겨 내는 데도 도움을 준다. 그러나 장기간 탈항으로 고생하는 사람이나 소변 양이 지나치게 많은 사람에게는 적합하지 않다. 특히 양조초釀造醋와는 절대 함께 먹지 않도록 주의한다.

토복령 등뼈탕

준비할 재료 | 돼지 등뼈 500g, 토복령 30g.

만드는 방법 | 1. 돼지 등뼈를 30분 정도 끓인 후 등뼈는 건져 내고 위에 뜨는 이물질도 걸어 낸다.

2. 토복령과 함께 소금 적당량을 넣고 20분 정도 더 끓이면 요리가 완성된다.

효능 | 이 탕은 비장을 튼튼하게 하고 몸속에 습하게 찬 수분을 배출시키며 음기와 척수를 보한다. 돼지 등뼈는 잘게 부수어 요리해도 된다.

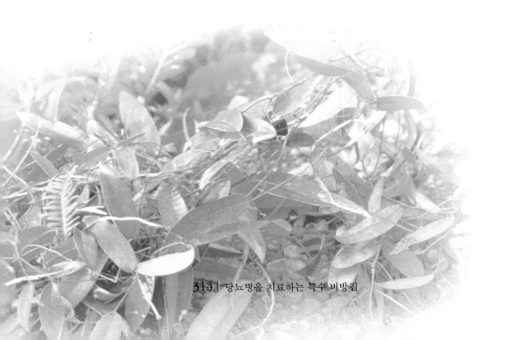

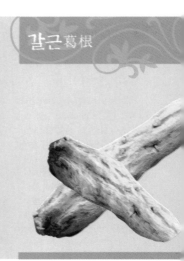

갈근葛根

| 어떤 효과가 있나요? |

갈근은 독소를 분해하고 체액 분비를 촉진하는 데 뛰어난 효과가 있다. 아울러 뭉친 근육을 풀어 주고 열을 내리게 할 뿐만 아니라 양기를 북돋우고 설사를 멎게 하는 데도 효과적이다.

| 어떤 사람에게 적합할까요? |

갈근은 당뇨병 환자, 심·뇌 혈관 질환자, 경추 환자, 열을 동반한 감기 환자, 급·만성 설사 환자가 먹으면 좋다. 중·노년층 환자에게도 뛰어난 효과를 보인다.

| 성질과 맛은 어때요? 어디에 좋은가요? |

갈근은 따뜻하지도 차지도 않은 평한 성질이 있고 단맛과 매운맛을 내며 비장과 위장의 기능을 왕성하게 한다.

| 주요 성분은 무엇인가요? |

갈근은 푸에라린purgation, 크실로사이드xyloside, 대두 이소플라본 soy isoflavon, 대황大黃 플라본Flavone, 베타시토스테롤과 다량의 전분을 함유하고 있다.

| 주의할 사항이 있나요? |

갈근은 특별히 주의해야 할 사항이 없고, 누구나 먹어도 좋다.

|식이 요법 |

갈근죽

준비할 재료 | 갈근 가루 30~60g, 멥쌀 50~70g.

만드는 방법 | 1. 갈근을 깨끗이 씻어 어슷썰기 한 후 물을 부어 가며 간다.

2. 간 갈근의 전분을 모아 햇빛에 말린다. 번거로우면 한약방에서 말린 것을 사서
곱게 빻아도 좋다.

3. 멥쌀은 깨끗이 씻은 후 물을 적당량 부어 죽을 쑨다.

4. 죽이 다 되었을 때 갈근 가루를 넣어 골고루 저으며 끓이면 죽이 완성된다.

효능 | 갈근죽은 열을 식히고 갈증을 없애며 위를 튼튼하게 보한다. 그리고 죽은 따
뜻하게 데우고 묽게 해서 먹는 것이 좋다.

갈근 우렁이 찌개

준비할 재료 | 우렁이 살 300g, 갈근 · 천문동 · 더덕 각 15g.

만드는 방법 | 1. 갈근은 물에 충분히 담가 두었다가 어슷썰기 한다.

2. 우렁이는 깨끗이 씻어 얇게 어슷썰기 한다.

3. 천문동과 더덕을 물에 충분히 담가 두었다가 천문동은 저며 썰고, 더덕은 적당한
크기로 썰어 둔다.

4. 갈근, 천문동, 더덕, 양파, 생강을 함께 솥에 넣고 육수 800ml를 부어 센 불에서
끓인다.

5. 한 번 끓고 나면 약한 불로 줄여서 한 시간 정도 더 끓이고, 우렁이, 조미료, 맛소
금, 참기름으로 맛을 내면 요리가 완성된다.

효능 | 갈근 우렁이 찌개는 몸의 열을 내리고 체액 분비를 촉진한다. 아울러 음기를
북돋우고 폐에 수분을 공급한다. 단, 위가 찬 사람은 먹지 않는 것이 좋다.

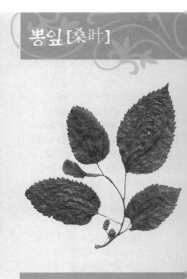

뽕잎 [桑叶]

| 어떤 효과가 있나요? |

뽕잎은 폐에 수분을 공급하고 기침을 사그라지게 하며 풍열을 없애
준다. 아울러 간을 편안하게 하고 눈을 밝게 하는 효과가 있다.

| 어떤 사람에게 적합할까요? |

뽕잎은 당뇨병 환자, 여름철 풍열로 감기를 앓을 때, 열이 나고 기침
할 때, 폐의 열로 기침할 때 누런 가래가 나오는 경우, 간에 화기가 지
나치게 많은 고혈압 환자, 어지럽고 머리가 붓는 경우, 눈이 침침하
고 충혈될 때, 잘 때 땀을 많이 흘리는 사람, 출산 후 몸조리하는 산모
나 회복기에 있는 환자가 먹으면 모두 뛰어난 효과를 볼 수 있다.

| 성질과 맛은 어때요? 어디에 좋은가요? |

뽕잎은 찬 성질이 있고 단맛과 쓴맛을 내며 폐와 간의 기능을 왕성
하게 한다.

| 주요 성분은 무엇인가요? |

뽕잎은 엑디스테론Ecdysterone 등의 영양소와 알칼로이드, 유기산
등을 함유하고 있다.

| 주의할 사항이 있나요? |

뽕잎은 특별히 주의할 사항이 없다. 누구나 먹어도 좋다.

| 어떤 음식과 궁합이 맞나요? |

뽕잎은 여러 가지 쌀과 함께 죽을 끓여 먹으면 찰떡궁합으로, 아주

훌륭한 효과를 발휘한다.

| 식이 요법 |

뽕잎죽

준비할 재료 | 뽕잎 6~10g, 연한 청국장 10~12g, 조 50~70g.

만드는 방법 | 1. 뽕잎과 연한 청국장을 솥에 담고 물을 적당량 부어 센 불에서 끓인다.

2. 한 번 끓고 나면 약한 불로 줄여서 3~5분 정도 더 끓이고, 건더기는 건져서 버린다.

3. 이렇게 달인 물에 조를 넣고 죽을 쑤면 된다.

효능 | 뽕잎죽은 화기를 식히고 몸 안의 열을 내리게 하는 효과가 있다. 죽은 묽게 쑤고, 차게 먹어도 좋다. 한편 뽕잎은 서리 맞은 것을 최상품으로 친다.

죽대 뿌리 뽕잎 차

준비할 재료 | 죽대 뿌리와 뽕잎 각 20g, 수세미외 꽃 10g.

만드는 방법 | 1. 죽대 뿌리, 뽕잎, 수세미외 꽃을 깨끗이 씻어서 찻주전자에 담는다.

2. 뜨거운 물을 붓고 10분 정도 뚜껑을 꼭 덮어둔다.

3. 10분 정도 우려낸 후 뽕잎과 수세미외 꽃은 건져 내 버리고, 따뜻할 때 마신다.

효능 | 죽대 뿌리 뽕잎 차는 폐에 수분을 공급하고 기침을 다스린다. 아울러 혈당 강하 작용도 한다.

| 어떤 효과가 있나요? |

둥굴레는 갈증을 해소하고 답답함을 없앨 뿐만 아니라 음기를 북돋우고 건조한 곳에 수분을 공급해 폐를 촉촉하게 적셔 준다. 아울러 위를 튼튼하게 하는 효과도 있다.

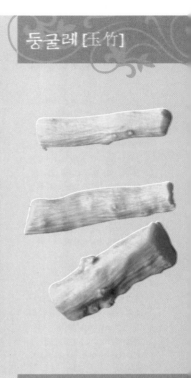

| 어떤 사람에게 적합할까요? |

둥굴레는 폐의 양기가 부족하거나 폐가 건조해 생기는 폐결핵이나 만성 기관지염, 규폐종으로 가래 없이 기침이 심한 사람, 입이 마르고 갈증이 심한 사람, 몸이 피곤해 열이 나는 사람이 먹으면 좋다. 아울러 위의 음기가 약해 생긴 만성 위염이나 위축성 위염인 환자가 위가 아플 때, 입맛이 없거나 쉽게 허기를 느낄 때, 입이 마르고 설태가 적을 때 먹어도 큰 효과를 볼 수 있다. 또 다양한 원인으로 심장이 제 기능을 하지 못할 때나 만성 심부전을 앓는 사람에게도 효과적이다.

| 성질과 맛은 어때요? 어디에 좋은가요? |

둥굴레는 따뜻하지도 차지도 않은 평한 성질이 있고 단맛을 내며 폐장과 위장의 기능을 왕성하게 한다.

| 주요 성분은 무엇인가요? |

둥굴레는 콘발라마린Convallamarin, 콘발라린Convallarin, 캠퍼롤 Kaempferol, 쿼르시트린quercitrin, 비타민 A, 그리고 점액질을 25.6~30.6% 정도 함유하고 있다.

범효박사의 조언 ●──

| 주의할 사항이 있나요? |

둥굴레는 담습이 심한 사람이나 설태가 많이 생기는 사람은 먹지 말아야 한다.

| 어떤 음식과 궁합이 맞나요? |

둥굴레는 인삼과 찰떡궁합이라 함께 먹으면 효과가 배가 된다.

| 식이 요법 |

둥굴레죽

준비할 재료 | 둥굴레 30g, 멥쌀 100g.

만드는 방법 | 1. 둥굴레는 어슷썰기 해서 물을 붓고 달인 후 건더기는 건져 낸다.

2. 둥굴레를 우려낸 물에 깨끗이 씻은 멥쌀을 넣고 죽을 쑨다.

3. 죽이 다 끓어 갈 때쯤 감미료 스테비아를 적당량 넣고 몇 분 더 끓이면 죽이 완성된다.

효능 | 둥굴레죽은 음기를 북돋우고 폐에 수분을 공급할 뿐만 아니라 체액 분비를 도와 갈증을 없애 준다. 특히 폐의 열과 음기가 허해 생긴 당뇨병에 적합하다.

둥굴레 전복탕

준비할 재료 | 둥굴레 15g, 전복 200g, 흰 목이버섯 10g

만드는 방법 | 1. 둥굴레는 어슷썰기 하고, 전복은 깨끗이 씻어 얇게 저며 썬다.

2. 흰 목이버섯은 따뜻한 물에 두 시간 정도 불린 후, 꼭지를 제거하고 깨끗이 씻어 잘게 찢어 둔다.

3. 전복, 둥굴레, 흰 목이버섯, 생강, 파, 맛술을 함께 솥에 넣고 물을 적당량 부어서 센 불에서 끓인다.

4. 한 번 끓고 나면, 약한 불로 줄여서 90분 정도 더 끓인다.

5. 소금, 조미료, 후춧가루, 참기름으로 맛을 내면 요리가 완성된다.

효능 | 둥굴레 전복탕은 음기를 북돋우고 폐에 수분을 공급할 뿐만 아니라 갈증을 멎게 하고 답답함을 없애는 데도 효과적이다.

건강 보조 제품은 신중하게 고르세요

당뇨 환자가 건강 보조 약품이나 건강 보조 식품을 선택할 때는 매우 신중해야 합니다. 그런데 이런 제품들은 어디까지나 '보조' 기능만 할 뿐 치료 기능은 없다는 것을 기억하셔야 합니다. 다시 말해, 식이 요법이나 운동, 약물 치료 등을 대신할 수 없다는 뜻입니다. 그리고 이런 제품을 사용하기 전에 먼저 당뇨 전문의와 상담하는 것이 바람직합니다. 아울러 한약재로 된 건강 보조 약품을 섭취하려고 할 때는 반드시 의사의 지시 하에 선택해야 합니다. 한약재의 치료 효과를 확인하지 않으면 오히려 병을 키울 수도 있으니까요. 그리고 건강 보조 제품을 구입할 때는 유효 기간이 지나지는 않았는지, 위조 제품은 아닌지를 꼭 체크해야 합니다.

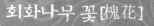

회화나무 꽃[槐花]

| 어떤 효과가 있나요? |

회화나무 꽃은 피를 차게 하고 몸 안의 열을 식혀 주며 피를 멎게 하는 효과가 있다.

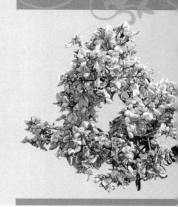

| 어떤 사람에게 적합할까요? |

회화나무 꽃은 당뇨병·망막염·고혈압·고지혈증·동맥 경화 환자가 먹으면 좋다. 이 밖에도 출혈을 동반한 치질, 대소변에 피가 섞여 나오는 경우, 경부 림프선 결핵으로 고생하는 사람이 먹으면 뛰어난 치료 효과를 볼 수 있다.

| 성질과 맛은 어때요? 어디에 좋은가요? |

회화나무 꽃은 찬 성질이 있고 단맛을 내며 폐장과 비장의 기능을 왕성하게 한다.

| 주요 성분은 무엇인가요? |

회화나무 꽃은 루틴, 소포라디올Sophoradiol, 포도당과 글루크론산, 소포린 ASophorin A, 소포린 BSophorin B, 소포린 CSophorin C, 타닌 등의 성분을 함유하고 있다.

| 주의할 사항이 있나요? |

회화나무 꽃은 비장의 기가 허해 설사를 하거나 묽은 변을 보는 사람은 절대 먹으면 안 된다.

BONUS

회화나무 꽃은 약이면서 음식이기도 하다. 보통 사람들은 회화나무 꽃에 밀가루 반죽을 해서 전을 부쳐 먹거나 다른 식품을 첨가해 건강식품을 만들기도 한다. 회화나무 꽃은 이렇듯 맛이 뛰어날 뿐만 아니라 영양가도 풍부해 많은 사람에게 사랑받고 있다. 한 연구 결과에 따르면, 회화나무 꽃은 혈관에 작용해 많은 도움을 준다고 한다. 예를 들면, 모세 혈관의 저항력을 유지하고 혈관의 투과성을 높이며 손상된 혈관이 그 탄성을 빨리 회복하도록 돕는다. 그래서 혈중 지방 농도를 낮추고 혈관이 딱딱하게 굳는 것을 예방하는 효과를 낸다.

| 식이 요법 |

회화나무 꽃 물

준비할 재료 | 회화나무 꽃과 적작약 각 10g · 참마와 하눌타리 뿌리 가루 · 금은화 각 30g, 생지황 15g

만드는 방법 | 1. 준비한 재료를 함께 솥에 넣고 물을 적당량 부어 달인다.

2. 건더기는 버리고 달인 물만 남긴다.

3. 아침저녁으로 그 물을 하루에 두 번, 따뜻하게 데워 마시면 좋다.

효능 | 회화나무 꽃을 달인 물은 몸 안의 열을 내리게 하고 피를 차게 해준다. 아울러 혈당을 떨어뜨리는 효과도 있다.

회화나무 녹차

준비할 재료 | 회화나무 꽃 3g, 녹차 잎3g

만드는 방법 | 1. 찻잎을 찻주전자에 넣고 끓는 물을 부어 우려낸다.

2. 다시 찻주전자에 회화나무꽃을 넣고 5분 정도 우린 후 마시면 된다.

효능 | 회화나무 꽃과 녹차를 함께 우려낸 차는 몸 안의 열을 내리고 갈증을 다스린다. 아울러 체액 분비를 활발하게 하고 허한 기를 보하는 효과도 있다.

범송 박사의 조언

박사님, 어떤 미량 원소가 당뇨 환자에게 이롭나요?

미량 원소 가운데 크롬, 마그네슘, 아연, 셀렌 등이 당뇨병의 발병, 악화 여부에 밀접하게 관련된다는 사실이 연구 결과를 통해 이미 확인되었습니다. 크롬은 인슐린과 상호 작용해 혈당을 에너지로 전환해서 저장하는 역할을 합니다. 보통 껍질을 까지 않는 곡류와 당근, 생선, 새우, 소고기 등이 크롬을 다량 함유하고 있습니다. 그리고 아연은 단백질과 핵산 생성에 간여합니다. 당뇨병 환자는 아연 성분을 적당량 섭취해야만 건강을 빠르게 회복할 수 있습니다. 아연은 살코기, 간, 굴, 견과류에 많이 들어 있으니 이런 것을 자주 먹으면 도움이 됩니다. 또한 마그네슘은 인지질 생성 촉진제라 할 수 있습니다. 이 촉진제가 결핍되면 콜레스테롤이 제때 배출되지 않아서 결국 동맥 경화로 이어집니다. 마그네슘은 대두, 알류, 고기류를 먹으면 보충할 수 있습니다. 아울러 셀렌은 당뇨 환자의 혈관이나 신경 계통에 병변이 생기는 것을 막아 주는 '수비수' 역할을 합니다. 이 미량 원소는 현미, 밀기울, 살코기, 셀렌이 풍부한 지역에 서식하는 해산물 등에 다량 함유되어 있습니다.

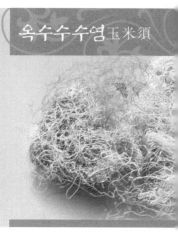

옥수수수염 玉米須

| 어떤 효과가 있나요? |

옥수수수염은 담즙이 잘 나오게 하고 몸 안의 열을 내리게 하며 소변을 편하게 보도록 돕는다. 아울러 혈당을 떨어뜨리는 효과가 있다.

| 어떤 사람에게 적합할까요? |

옥수수수염은 당뇨병·각기병 환자, 고혈압·급성 만성 신장염·신 증후군으로 몸이 붓는 경우, 급성 만성 요도 질환과 황달성 간염으로 고생하는 사람이 먹으면 뛰어난 효과를 볼 수 있다.

| 성질과 맛은 어때요? 어디에 좋은가요? |

옥수수수염은 따뜻하지도 차지도 않은 평한 성질이 있고 단맛을 내며 위장과 대장의 기능을 왕성하게 한다.

| 주요 성분은 무엇인가요? |

옥수수수염은 지방유, 점성 물질, 사포닌, 알칼로이드, 시토스테롤 sitosterol 등의 성분을 함유하고 있다.

| 주의할 사항이 있나요? |

옥수수수염은 특별히 주의할 사항이 없어서 누구나 먹어도 좋다.

옥수수수염은 혈압 조절, 혈당 강하, 이뇨 작용을 한다. 아울러 담즙 배출을 촉진하고 점도를 낮추며 담즙 색소를 줄이는 등 담낭을 보하는 데 뛰어난 효과를 보인다.

박사님, 당뇨 환자는 '당뇨 카드'를 항상 휴대해야 하나요?

네, 잊지 말고 항상 챙겨 다니세요. 당뇨 환자의 병세는 순간순간 변합니다. 아무리 당뇨를 잘 관리하고 있다 하더라도 '만일의 상황'은 언제든 발생할 수 있습니다. 당뇨병으로 말미암아 급·만성 합병증이 갑자기 발생했을 때 가장 중요한 것은 응급 처치가 제때 정확하게 이루어졌느냐는 것입니다. 따라서 그저 종이 한 장에 불과한 '당뇨 카드'가 환자의 목숨을 살릴 수도 또는 빼앗아 갈 수도 있습니다. '당뇨 카드'는 환자가 응급 상황에 처했을 때 환자를 대신해 구조대에게 이름과 나이, 집 주소, 전화번호, 연락처, 질환 명칭, 치료 중인 병원, 차트 번호, 복용 중인 약물과 인슐린 등 많은 정보를 알려줍니다. 이런 정보가 있어야 현재 치료받고 있는 병원으로 조속히 이송할 수 있습니다. 뿐만 아니라 의사가 환자의 병세와 응급 상황이 발생한 원인을 최대한 빨리 파악해 적절한 응급조치를 취할 수 있게 됩니다. 이런 상황에서는 당뇨 카드가 환자의 목숨을 구한 것이나 마찬가지입니다. 하지만 '당뇨 카드'가 없다면? 결과는 정반대겠죠.

| 식이 요법 |

옥수수수염 토끼탕

준비할 재료 | 옥수수수염 25g, 토끼 고기 150g.

만드는 방법 | 1. 토끼 고기는 깨끗이 씻어 네모지게 썰고, 끓는 물에 데쳐 핏물을 뺀 후 찬물에 씻는다.

2. 옥수수수염은 깨끗이 씻어서 망에 담아 단단히 봉한다.

3. 파, 생강을 깨끗이 씻어 파는 송송 썰고, 생강은 저며 썬다.

4. 토끼 고기와 옥수수수염을 담은 망, 파, 생강, 맛술을 함께 솥에 넣고 물을 부어 센 불에서 끓인다.

5. 센 불에서 한 번 끓고 나면 약한 불로 줄여서 한 시간 정도 더 끓인다.

6. 옥수수수염이 담긴 망을 꺼내고 소금, 조미료, 참기름으로 맛을 내면 요리가 완성된다.

효능 | 옥수수수염 토끼탕은 몸 안의 열을 내리고 습한 기운을 없애며 갈증을 해소해 준다. 단, 비장과 위장이 허하고 냉한 사람은 절대 먹으면 안 된다.

옥수수수염 거북탕

준비할 재료 | 옥수수수염 120g, 500g짜리 거북 1마리.

만드는 방법 | 1. 거북은 40℃의 물에 담가 소변을 다 빼낸 후 머리와 발, 내장을 손질해 깨끗이 씻는다.

2. 거북과 옥수수수염을 솥에 넣고 물을 적당량 부어 센 불에서 끓인다.

3. 센 불에서 한 번 끓고 나면 약한 불로 줄여 서서히 익힌다.

4. 재료가 완전히 익었을 때 간을 하면 요리가 완성된다.

효능 | 옥수수수염과 거북을 넣어 끓인 탕은 체액 분비를 도와 갈증을 멎게 하고 음기를 북돋우며 신장의 기를 보한다. 이 밖에 혈당 강하 역할을 하기도 한다. 이 요리는 신장의 음기가 상해 당뇨병을 앓는 사람에게 특히 좋다.

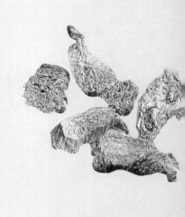

더덕 [沙蔘]

| 어떤 효과가 있나요? |

더덕은 음기를 북돋우고 폐의 열을 내려 준다. 아울러 막혀 있던 목구멍을 풀어 주며 가래를 없애고 기침을 멎게 하는 데도 효과적이다.

| 어떤 사람에게 적합할까요? |

더덕은 폐결핵이나 심한 열병을 앓고 난 후 가래 없는 마른기침을 하거나, 자면서 땀을 많이 흘리는 경우, 미열이 떨어지지 않을 때 먹으면 좋다. 이 밖에도 폐의 음기가 부족하거나 폐에 열이 차서 목 안이 건조해지거나 갈증을 느낄 때, 목소리가 쉬었을 때도 좋다. 특히 교사, 가수, 방송 업계에 종사하는 사람에게 효과적이다. 음기가 허해 암, 당뇨병, 건조증, 홍반성 낭창, 위축성 위염 등을 앓는 사람에게도 효과가 그만이다.

| 성질과 맛은 어때요? 어디에 좋은가요? |

더덕은 찬 성질이 있고 달면서도 쓴맛을 내며 폐와 비장의 기운을 왕성하게 한다.

| 주요 성분은 무엇인가요? |

더덕은 알칼로이드, 전분, 트리테르펜 사포닌 성분을 함유하고 있다.

| 주의할 사항이 있나요? |

더덕은 폐가 냉해 기침 천식을 앓는 사람, 감기로 계속 기침하는 사람, 흰 가래를 동반한 기침을 하는 사람은 절대 먹으면 안 된다.

BONUS

더덕과 북더덕은 서로 다른 과에 속하는 식물이다. 하지만 그 성질과 맛, 작용하는 부위, 효과 등이 서로 비슷해 상호 보완 작용을 한다. 『본초정의本草正義』에서도 "두 가지 모두 폐와 위의 열을 내리게 하고 음기를 북돋아 주니 성질이 다를 것이 없다."라는 말로 더덕과 북더덕의 유사함을 이야기했다.

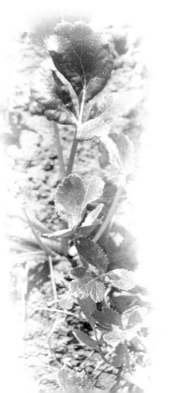

| 어떤 음식과 궁합이 맞나요? |

더덕은 한약재 여로藜蘆와는 상극이므로 함께 요리하지 않도록 주의한다.

| 식이 요법 |

더덕 영지 차

준비할 재료 | 더덕과 영지 각 20g, 구기자 15g.

만드는 방법 | 1. 더덕은 물에 충분히 담가 두었다가 얇게 저며 썬다.

2. 영지는 곱게 가루를 내고, 구기자는 이물질을 제거하며 깨끗이 씻는다.

3. 더덕, 영지, 구기자를 찻주전자에 넣고, 끓인 물을 부어 5분 정도 우린 후 마시면 된다.

효능 | 더덕 영지 차는 간을 보하고 신장의 기를 북돋우는 효과가 있다. 또한 음기를 보하고 폐에 수분을 공급한다. 특히 물을 많이 마시고 식사량이 많으며 소변을 자주 보는 증상이 있고, 몸이 마르고 힘이 없는 당뇨 환자에게 안성맞춤이다.

더덕 돼지 위장탕

준비할 재료 | 더덕 10g, 돼지 위장 50g, 여주 100g, 채담 50g.

만드는 방법 | 1. 더덕은 물에 충분히 담가 두었다가 적당한 크기로 썬다.

2. 돼지 위장은 깨끗이 씻어 비린내를 없앤 후 길쭉하게 썬다.

3. 여과는 속을 제거해 어슷썰기 하고, 채담은 깨끗이 씻어 둔다.

4. 더덕, 돼지 위장, 여주, 파, 생강을 솥에 넣고 육수를 1.5ℓ 부어 센 불에서 끓인다.

5. 센 불에서 한 번 끓고 나면 약한 불로 줄여서 두 시간 정도 더 충분히 익힌다.

6. 두 시간이 지난 후 채담을 넣어 익히고, 소금과 조미료, 후춧가루로 맛을 내면 요리가 완성된다.

효능 | 더덕 돼지 위장탕은 음기를 북돋우고 폐의 열을 식혀 줄 뿐만 아니라 위를 튼튼하게 하고 체액 분비를 촉진한다. 아울러 답답함을 없애고 갈증을 다스리는 데도 효과적이다.

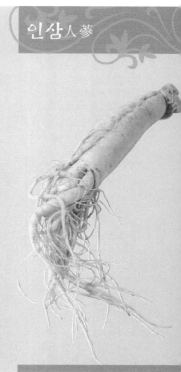

인삼人蔘

| 어떤 효과가 있나요? |

인삼은 허한 기를 북돋우고 피를 맑게 하며 비장과 위장을 튼튼하게
한다. 아울러 심장의 기능을 왕성하게 하고 정신을 맑게 하는 효과도
있다.

| 어떤 사람에게 적합할까요? |

인삼은 몸이 허약한 사람, 기와 혈이 부족한 사람, 영양 상태가 부실
한 사람이 먹으면 좋다. 그리고 비장의 기가 허해 설사나 묽은 변을
보는 경우, 조금만 먹어도 나른함을 느끼는 경우, 피곤하고 힘이 없
는 경우, 심장과 폐가 제 기능을 다하지 못해 심장이 빠르게 뛰거나
호흡이 가쁘고 숨이 찰 때도 좋다. 이 밖에도 신경 쇠약, 불면증, 건
망증, 성 기능 감퇴 등의 증상, 오랜 투병 생활로 몸이 쇠약해졌거나
약물 치료와 방사선 치료 후 백혈구 수가 줄어든 암 환자가 먹어도
뛰어난 효과를 볼 수 있다.

| 성질과 맛은 어때요? 어디에 좋은가요? |

인삼은 따뜻한 성질이 있고 달면서도 약간 쓴맛을 내며 비장과 폐장
의 기능을 왕성하게 한다.

| 주요 성분은 무엇인가요? |

인삼은 사포닌 성분 스물아홉 가지, 아미노산 열여섯 가지, 당류 아
홉 가지, 지방산 세 가지, 스테린sterin 세 가지, 비타민 일곱 가지, 휘
발성 물질 두 가지, 플라본류 세 가지, 무기 염류 열두 가지, 효소 세
가지와 콜린 등을 함유하고 있다.

| 주의할 사항이 있나요? |

음기가 허해 열이 많은 사람, 속에 열이 차 있는 사람, 홍반성 낭창, 건조증, 갱년기 증후군, 당뇨병, 성 기능 항진, 간에 화기가 가득한 고혈압 환자, 폐결핵, 기관지 확장증, 대변이 딱딱한 사람, 각종 열증으로 출혈이 있는 사람은 절대 인삼을 먹으면 안 된다. 이 밖에 살집이 있는 청소년이나 어린이, 신생아도 인삼 섭취는 절대 금물이다. 또 무더운 여름날에는 인삼 섭취를 피하는 것이 좋다.

| 어떤 음식과 궁합이 맞나요? |

예예부터 의학자들은 인삼이 다른 찻잎이나 산사나무 열매, 검은콩과 상극이니 함께 먹지 말 것을 권했다. 이 밖에 한약재인 여로나 오령지五靈脂도 인삼과 함께 섭취하는 것은 피하는 것이 좋다.

| 영양 성분이 얼마나 들어 있나요? |

당삼과 태자삼太子蔘은 인삼과 유사한 작용을 한다 하여 많이 사용된다. 그래서 인삼과 마찬가지로 당삼과 태자삼도 건강식품으로 널리 애용되긴 하지만, 그 효능은 아무래도 인삼만 못하다.

인삼 율무 찹쌀밥

준비할 재료 | 인삼 10g, 율무 20g, 찹쌀 250g.

만드는 방법 | 1. 인삼과 율무를 깨끗이 씻어 솥에 넣고 물에 불린 후 30분 정도 달인다.

2. 인삼과 율무를 건져 내고 달인 물만 남겨 둔다.

3. 찹쌀을 깨끗이 씻어 물을 적당량 붓고 찐다.

4. 쪄낸 찹쌀을 그릇에 담고, 인삼과 율무 건더기를 찹쌀 위에 올린다.

5. 달인 물에 소금으로 간을 해 걸쭉해질 때까지 또 달인 후 찹쌀밥 위에 부으면 요리가 완성된다.

효능 | 인삼 율무 찹쌀밥은 비장과 위장을 튼튼하게 하고 피를 맑게 하며 기를 채워 준다. 아울러 혈당을 조절하는 역할도 한다. 이 요리는 모든 당뇨병 환자에게 좋다.

인삼 지모 차

준비할 재료 | 인삼 10g, 지모 15g.

만드는 방법 | 1. 인삼과 지모를 깨끗이 씻어 솥에 담는다.

2. 물을 적당량 부어 달여 내면 차가 완성된다.

효능 | 인삼 지모 차는 몸속의 열을 내리고 건조함을 없애며 체액 분비를 원활하게 해 갈증을 해소해 준다. 특히 기가 허해 생긴 당뇨 환자 중 숨이 가쁘고 무기력증이 있는 환자에게 안성맞춤이다. 음료수 대용으로 약 2~3주 정도 꾸준히 마시면 효과를 볼 수 있다.

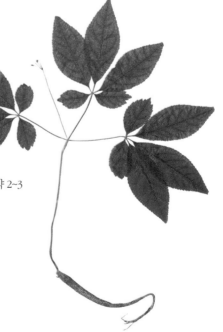

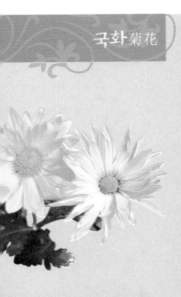

| 어떤 효과가 있나요? |

국화는 간을 보양하고 눈을 맑게 할 뿐만 아니라 혈압을 낮추고 노화를 방지하는 효과가 있다. 아울러 풍을 없애고 몸 안의 열을 다스리는 데 효과적이다.

| 어떤 사람에게 적합할까요? |

고혈압 환자, 간에 열이 많아 머리가 아프고 붓는 사람, 어지러움을 느끼는 사람, 눈이 충혈되고 붓고 아플 때, 안저 출혈이 있는 사람이 먹으면 좋다. 이 밖에도 협심증이나 동맥 경화를 앓을 때, 무더운 여름날 입 안이 마르고 갈증을 심할 때 먹으면 모두 좋은 효과를 볼 수 있다.

| 성질과 맛은 어때요? 어디에 좋은가요? |

국화는 찬 성질이 있고 달면서도 쓴맛을 내며 폐와 간에 작용해 기능이 활발해지도록 돕는다.

| 주요 성분은 무엇인가요? |

국화는 정유, 콜린, 사포닌, 아미노산, 플라본류, 셀렌, 크롬, 니켈, 마그네슘 등이 들어 있다.

| 주의할 사항이 있나요? |

위가 차고 통증이 있는 사람, 만성적으로 설사를 하거나 묽은 변을 보는 사람은 절대 국화를 먹으면 안 된다.

| 식이 요법 |

국화 돼지고기볶음

준비할 재료 | 국화 100g, 돼지 살코기 250g,
당삼 20g, 구기자 15g.

만드는 방법 | 1. 국화는 잘게 찢고, 돼지 살코기
는 깨끗이 씻어 채 썬다.

2. 당삼은 물에 충분히 불린 후 네모지게
   썰고, 구기자는 깨끗이 씻어 둔다.

3. 팬에 땅콩기름을 둘러 달군 후 파와
   생강을 살짝 볶아 향을 낸다.

4. 여기에 국화, 돼지고기, 맛술, 당삼, 구
   기자를 넣고 빠르게 볶아 내면 요리가
   완성된다.

효능 | 국화 돼지고기볶음은 몸 안의 열을 내리게 하고 원기를 북돋아 준다. 아울러
혈을 보하고 혈중 지방 농도를 떨어뜨리는 작용을 한다.

뽕잎 국화 물

준비할 재료 | 국화와 뽕잎 각 6g, 옥수수수염과 광나무 열매 각 30g.

만드는 방법 | 1. 준비한 재료를 모두 깨끗이 씻어 솥에 담는다.

2. 물 300㎖를 부어 센 불에서 끓인다.

3. 한 번 끓었을 때 약한 불로 줄이고 30분 정도 더 끓이면 된다.

효능 | 국화와 뽕잎을 함께 달인 물은 몸 안의 열을 내리게 하고 폐에 수분을 공급할
뿐만 아니라 답답증을 다스리고 갈증을 해소하는 데 아주 그만이다. 특히 '다음, 다
식, 다뇨' 증상과 함께 살이 많이 빠져 야위거나 몸에 힘이 없는 당뇨 환자에게 제
격인 음료다.

두충 [杜仲]

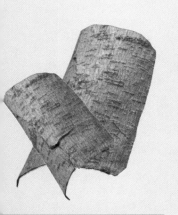

| 어떤 효과가 있나요? |

두충은 간과 신장의 기를 보하고 허리와 무릎을 튼튼하게 한다. 아울러 근육과 골격을 단단하게 하고 유산을 방지하는 효과도 있다.

| 어떤 사람에게 적합할까요? |

두충은 신장이 허해 대하증이 있는 여성, 신장의 기가 불안정해 유산기가 있거나 습관성 유산 증세가 있는 여성이 유산을 방지하고 싶을 때 먹으면 좋다. 고혈압 환자, 중·노년층 환자 가운데 신장의 기가 부족해 허리가 쑤시고 아픈 경우, 다리에 힘이 풀리는 경우, 소변을 시원하게 보지 못할 때 먹으면 모두 뛰어난 효과를 볼 수 있다. 아울러 소아마비 후유증이 있거나 걸음마가 지나치게 늦는 아이, 두 다리에 힘이 없는 사람에게도 좋다.

BONUS

연구 결과, 두충은 정도의 차이는 있으나 혈액 순환 계통, 면역 계통, 중추 신경 계통, 내분비 계통, 비뇨기 계통에 모두 영향을 주는 것으로 밝혀졌다. 아울러 뇌하수체를 자극해 부신 피질의 기능을 활발하게 한다. 중국 특산 식물로 유명한 두충은 껍질이 두껍고 크기가 클수록, 그리고 속은 노란 빛을 띠고 겉은 갈색 빛을 띠며 윤이 날수록, 반으로 나눴을 때 흰 실 같은 섬유질이 많을수록 상품上品으로 대접받는다.

| 성질과 맛은 어때요? 어디에 좋은가요? |

두충은 따뜻한 성질이 있고 단맛을 내며 간과 신장의 기능을 왕성하게 한다.

| 주요 성분은 무엇인가요? |

두충은 울모사이드ulmoside, 피노레지놀 다이글루코사이드pinoresinol diglucoside, 구타페르카gutta-percha, 유코미올eucommiol, 리그닌lignin, 비타민 C 성분을 함유하고 있다.

| 주의할 사항이 있나요? |

두충은 신장이 허해 열이 많은 사람이나 음기가 허해 화기가 강한 사람은 절대 먹으면 안 된다.

| 어떤 음식과 궁합이 맞나요? |

허리가 시큰거리고 통증이 있거나 발뒤꿈치가 아픈 노인 환자는 두충을 돼지 신장과 함께 고아 마시면 좋다. 그리고 소아마비나 걸음마가 느린 아이에게 두충과 돼지 족발을 함께 먹이면 효과가 뛰어나다.

| 식이 요법 |

두충 돼지 신장볶음

준비할 재료 | 두충 12g, 구기자 20g, 돼지 신장 250g, 콩가루 25g.

만드는 방법 | 1. 두충을 솥에 넣고 50㎖ 정도 약즙을 달여 낸다.

2. 돼지 신장은 반으로 잘라 근막을 제거하고 작게 썰어 둔다.

3. 구기자는 이물질을 제거하며 깨끗이 씻는다.

4. 약즙, 맛술, 콩가루, 소금, 백설탕과 돼지 신장을 잘 버무린다.

5. 센 불에 팬을 올려 돼지기름과 채종유菜種油 적당량을 두르고 달군다.

6. 팬이 달궈지면 산초를 넣어 볶다가 돼지 신장, 구기자, 파, 생강, 마늘을 넣고 빠르게 볶는다.

7. 조미료, 간장, 소금, 식초를 첨가한 후 재료가 다 익을 때까지 볶으면 요리가 완성된다.

효능 | 두충 돼지 신장볶음은 간을 보하고 신장의 기를 북돋아 준다. 이 밖에 근육과 골격을 단단하게 하고 혈당을 떨어뜨리는 작용도 한다.

두충 새삼 돼지 신장 구이 .

준비할 재료| 두충 15g, 새삼 10g, 돼지 신장 4개.

만드는 방법| 1. 두충은 깨끗이 씻어서 얇게 채 썰고, 새삼은 곱게 갈아 둔다.

2. 돼지 신장을 반으로 잘라 비린내를 제거한 후 깨끗이 씻는다.

3. 손질해 둔 두충과 새삼을 돼지 신장에 채워 넣고, 젖은 풀잎으로 여러 겹 싼다.

4. 잘 싼 돼지 신장을 장작더미 안에 넣고 완전히 익을 때가지 천천히 굽는다.

효능| 이 요리는 신장의 기를 보하고 간의 기를 북돋아 준다. 아울러 허리를 튼튼하게 하고 근육을 키워 줄 뿐만 아니라 혈당을 조절하는 역할도 한다. 특히 당뇨 환자가 먹으면 좋다.

| 어떤 효과가 있나요? |

맥문동은 음기를 북돋우고 폐에 수분을 공급할 뿐만 아니라 심장의 열을 식히고 답답증을 없애 준다. 아울러 위의 기력을 회복시키고 체액 분비를 촉진한다. 미용과 노화 방지 효과도 탁월하다.

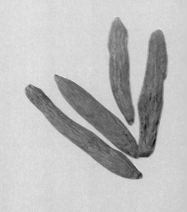
맥문동麥門冬

| 어떤 사람에게 적합할까요? |

맥문동은 당뇨병 환자, 암 환자에게 좋다. 이 밖에 목구멍이 마르고 입이 건조할 때, 답답하고 열이나 잠을 이룰 수 없을 때, 열병으로 체액 분비가 원활하지 못할 때, 가슴이 답답하고 불면증으로 고생하는 사람이 먹으면 뛰어난 효과를 볼 수 있다. 그리고 위축성 위염, 음의 양기가 부족하거나 식욕을 잃었을 때, 입이 마르고 맛을 느끼지 못할 때, 혀가 붉고 설태가 없는 경우에도 먹으면 좋다. 아울러 미용 효과나 노화 방지 효과를 기대하는 사람에게도 적합하다.

| 성질과 맛은 어때요? 어디에 좋은가요? |

맥문동은 찬 성질이 있고 달면서도 약간 쓴맛을 내며 폐장, 위장, 심장의 기능을 활발하게 한다.

| 주요 성분은 무엇인가요? |

맥문동은 다양한 스테로이드 사포닌, 베타시토스테롤, 스티그마스테롤stigmasterol 등의 성분을 함유하고 있다.

| 주의할 사항이 있나요? |

맥문동은 설태가 두껍게 끼거나 감기를 앓을 때, 가래가 많은 기침을

BONUS

예부터 의학자들은 맥문동을 가리켜 노화를 늦추는 장수 식품이라 칭송했다. 이 같은 사실은 최근에 진행된 동물 실험과 약물 연구에서도 입증되었다. 실제로 맥문동은 대상 실험 동물의 수명을 연장시켰고, 항체 생성을 촉진해 항체 면역력을 향상시켰다. 아울러 항균, 항바이러스, 항암 효과를 발휘했고, 암세포의 증식을 억제하는 데도 뛰어난 효과를 나타냈다. 맥문동은 피로를 풀어 주고 심근 대사를 활발하게 해 혈관 질환을 예방하며, 이 밖에도 췌장 세포를 자극해 혈당을 떨어뜨리는 작용도 한다.

할 때는 절대 먹으면 안 된다. 또한 비장과 위장이 허하고 냉하거나 설사 또는 묽은 변을 보는 사람 역시 두충 섭취를 피하는 것이 좋다.

| 영양 성분이 얼마나 들어 있나요? |

한의학에서는 맥문동과 천문동 모두 음기를 북돋우고 건조함을 없애 주며 폐의 기를 채워 주고 신장을 튼튼하게 하는 명약이라 여긴다. 고대 의학자들 역시 노화를 방지하는 최고의 장수 식품으로 맥문동과 천문동을 꼽기도 했다. 이처럼 효능이 유사한 맥문동과 천문동은 궁합이 잘 맞아 요리에 함께 쓰이는 경우가 많다.

| 식이 요법 |

맥문동 양젖탕

준비할 재료 | 맥문동 9g, 양젖 250g.

만드는 방법 | 1. 맥문동은 속을 제거하고 깨끗이 씻는다.

2. 맥문동을 솥에 넣고 물을 적당량 부어 20분 정도 달인다.

3. 건더기는 버리고 약즙만 남긴다.

4. 약즙에 양젖을 부어 한 번 더 끓이면 탕이 완성된다.

효능 | 이 탕은 몸 안의 열을 내리게 하고 독소도 빼 준다. 아울러 체액이 원활히 분비되도록 도와 갈증을 다스린다. 단, 가래가 심한 감기 환자나 비장이 허해 설사를 하는 사람은 절대 섭취하지 말아야 한다.

맥문동 참마 다시마 국

준비할 재료 | 맥문동 20g, 참마와 다시마 각 300g.

만드는 방법 | 1. 맥문동은 깨끗이 씻어서 속을 제거하고, 참마는 껍질을 벗기고 얇게 채 썬다.

2. 다시마는 물에 충분히 불려 얇게 채 썬다.

3. 맥문동, 참마, 다시마, 맛술, 파, 생강 모두를 솥에 넣고, 물 2l를 부어 센 불에서 끓인다.

4. 한 번 끓고 나면 약한 불로 줄여 50분 정도 더 달인다.

5. 소금, 조미료로 간을 하면 요리가 완성된다.

효능 | 맥문동 참마 다시마 국은 비장을 튼튼하게 하고 위를 보한다. 아울러 체액 분비를 촉진해 소변을 잘 보도록 도와준다. 특히 물을 많이 마시거나 소변을 잘 못 보는 증상, 갈증이 나고 입 안이 마르는 증상, 혀끝이 붉거나 설태가 마르고 누런 빛을 띠는 증상, 맥이 빠르게 뛰는 당뇨 환자에 적합하다.

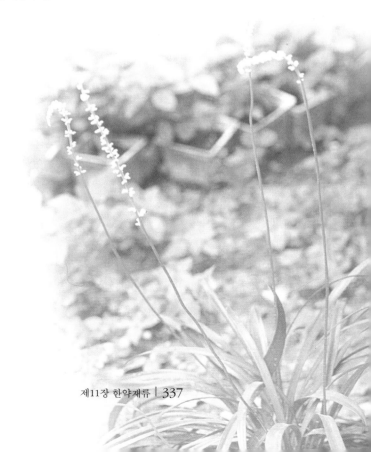

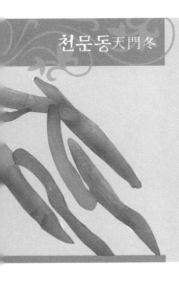

천문동 天門冬

┃ 어떤 효과가 있나요? ┃

천문동은 음기를 북돋우고 건조함을 없애 준다. 아울러 폐의 열을 식혀 주고 화기를 내리는 효과가 있다.

┃ 어떤 사람에게 적합할까요? ┃

천문동은 음기가 허해 열이 나는 사람, 폐 농양과 폐 질환으로 기침할 때 피가 비치는 사람이 먹으면 좋다. 이 밖에도 목구멍이 붓고 아프거나 갈증을 심하게 느끼는 사람, 암 환자, 유방 소엽 비대증이나 양성 유방암을 앓는 여성에게도 뛰어난 효과를 보인다.

BONUS

예부터 천문동은 노화를 방지하는 장수 식품이라 불렸다. 최근 연구 결과에서도 천문동은 자유기 free radical를 '청소' 하는 역할을 담당하며, 그 효과도 아주 탁월한 것으로 밝혀졌다. 천문동은 자유기가 과잉 생성됨으로써 유발되는 세포 노화를 막고, 동맥 경화나 악성 종양 같은 노인병을 예방해 준다.

┃ 성질과 맛은 어때요? 어디에 좋은가요? ┃

천문동은 찬 성질이 있고 단맛과 쓴맛을 내며 폐장과 신장의 기능을 원활하게 해준다.

┃ 주요 성분은 무엇인가요? ┃

천문동에는 아스파라긴, 점액질, 베타시토스테롤, 스테로이드 사포닌, 람노오스, 크실로오스 성분과 포도당, 단백질, 아연, 셀렌 등이 함유되어 있다.

┃ 주의할 사항이 있나요? ┃

비장과 위가 허하고 냉해 설사를 하거나 감기로 기침을 하는 사람은 천문동 섭취를 삼가야 한다. 아울러 설태가 두껍게 끼는 사람도 먹지 말아야 한다.

| 어떤 음식과 궁합이 맞나요? |

천문동은 맥문동과 궁합이 좋다. 특히 폐 농양이나 폐결핵인 사람, 음기가 허해 열이 나는 사람이 천문동과 맥문동을 함께 쓰면 뛰어난 효과를 볼 수 있다. 반면, 잉어와는 상극이므로 서로 피하는 것이 좋다.

| 식이 요법 |

천문동 호박탕

준비할 재료 | 천문동 15g, 호박 100g.

만드는 방법 | 1. 천문동은 깨끗이 씻어 어슷썰기 하고, 호박은 속을 제거해 씻은 후 네모지게 썬다.

2. 호박과 천문동을 모두 솥에 넣고 물을 적당량 부어 센 불에서 끓인다.

3. 한 번 끓고 나면 약한 불로 줄여서 40분 정도 더 끓인다.

4. 소금으로 간을 하면 요리가 완성된다.

효능 | 천문동 호박탕은 음기를 북돋우고 피를 맑게 하며 몸 안의 열을 내려 건조함을 없애 준다. 단, 비장이 허해 설사를 자주 하는 사람은 피하는 것이 좋다.

천문동 참마볶음

준비할 재료 | 천문동 20g, 참마와 수세미 각 300g.

만드는 방법 | 1. 천문동은 하룻밤 동안 물에 담가 두었다가 어슷썰기 한다.

2. 참마는 껍질을 벗기고 깨끗이 씻어 얇게 저며 썰고, 수세미는 껍질을 깎아서 얇게 썬다.

3. 팬에 땅콩기름을 둘러 달군 후 파, 생강을 볶아 향을 낸다.

4. 여기에 천문동, 참마, 수세미, 맛술을 넣고 익을 때까지 볶다가 소금으로 간을 하면 요리가 완성된다.

효능 | 천문동 참마볶음은 몸 안의 열을 내리고 화기를 없애는 효과가 있다. 아울러 비장을 튼튼하게 하고 위의 기를 보해 준다. 특히 물을 많이 마시고 소변을 정상적으로 못 보거나 갈증으로 입안이 건조하고 혀가 마르는 경우, 혀끝이 붉고 설태가 누런 빛을 내고 건조한 증상을 보이는 당뇨 환자에게 좋다.

범梵박사의 조언

박사님, 일부 환자는 당뇨 증상이 전혀 나타나지 않던데, 왜 그런가요?

제2형 당뇨 환자의 일부, 특히 노인 환자는 특별한 증상이 나타나지 않습니다. 그래서 신체검사나 다른 질환을 검사하는 과정에서 주로 발견되죠. 이는 신장의 당 배설 역치와 관련이 있습니다. 혈당이 11.1~16.7mmol/L(200~300mg/dl) 정도로 높을 때도 포도당이 소변으로 나오지 않고 또 '삼다三多' 증상도 나타나지 않아 환자는 몇 년이 지난 후에야 비로소 병에 걸린 것을 알게 됩니다. 게다가 일부 환자는 증상이 나타나도 적절한 대응을 하지 않아 병을 키우는 경우가 있습니다. 꼭 기억해 두세요. 다식증多食症은 몸에서 보내는 이상 신호입니다.

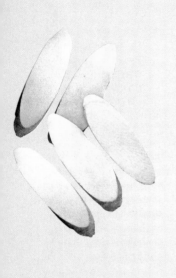

참마 [山藥]

| 어떤 효과가 있나요? |

참마는 폐의 기를 보하고 비장과 위장을 튼튼하게 하며 신장을 강하게 해준다. 아울러 근육과 골격을 단단하게 하고 피부 미용에도 효과적이다.

| 어떤 사람에게 적합할까요? |

참마는 당뇨병, 만성 신장염, 암, 심·뇌혈관 질환을 앓는 사람에게 좋다. 비장이 허해 계속 설사를 하거나 대변이 가늘고 묽을 때, 정신이 피로할 때, 대하증이 있는 여성이 분비물 양이 지나치게 많고 투명한 색을 띠는 경우에 참마를 먹어도 뛰어난 효과를 볼 수 있다. 이 밖에도 폐와 신장의 기가 허해 만성 천식이 있거나 숨이 가쁘고 숨을 들이 내쉴 때마다 '색색' 소리를 내는 사람, 정액이 새고 잘 때 땀을 많이 흘리는 남성, 밤에 화장실에 자주 가는 사람, 몸이 허약한 사람, 몸이 허약한 회복기 환자, 영양 상태가 부실한 사람이 먹어도 좋다.

BONUS

연구 결과, 마에 함유된 사포닌은 호르몬의 원료가 되는 것으로 밝혀졌다. 아울러 마에 들어 있는 도파민 성분은 혈관을 넓히고 혈액순환을 돕는다. 한의사들은 마와 함께 황기, 생지황, 맥문동, 하눌타리 뿌리 가루를 달여 복용하면 효과적이라고 권장한다.

| 성질과 맛은 어때요? 어디에 좋은가요? |

참마는 따뜻하지도 차지도 않은 평한 성질이 있고 단맛을 내며 폐장, 비장, 신장의 기능을 왕성하게 한다.

| 주요 성분은 무엇인가요? |

참마는 단백질, 탄수화물, 지방, 전분, 당류, 사포닌, 점액질, 콜린, 당단백질, 자유 아미노산, 바타타신Batatasin, 도파민dopamine, 여러 가지 비타민, 무기 염류 등을 함유하고 있다.

| 주의할 사항이 있나요? |

몸에 지나치게 열이 많아 가슴이 답답하거나 변비가 심한 사람은 절대 먹으면 안 된다. 아울러 장과 위에 가스가 차는 사람은 되도록 적게 먹는 것이 좋다.

| 어떤 음식과 궁합이 맞나요? |

참마를 황기와 함께 먹으면 당뇨병 치료에 효과적이다. 비장이 허한 사람은 참마에 율무나 대추를 넣고 멥쌀이나 찹쌀로 죽을 쑤어 먹으면 효과적이고, 신장이 허한 사람은 가시연밥이나 연밥을 참마와 함께 고아 먹으면 효과적이다. 폐가 허한 사람은 참마에 닭고기를 넣어 끓여 먹으면 효과 만점이다.

| 영양 성분이 얼마나 들어 있나요? |

마는 잎겨드랑이에 주아珠芽가 생기는데 그 효능이 마와 흡사하다.

| 식이 요법 |

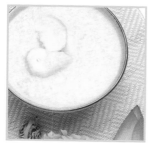

참마 율무죽
준비할 재료 | 참마 60g, 율무 30g.
만드는 방법 | 1. 참마를 어슷썰기 해 율무와 함께 솥에 넣는다.
2. 물을 적당량 부어 묽게 죽을 쑨다.
효능 | 참마 율무죽은 비장을 튼튼하게 하고 신장의 기를 북돋아 준다. 특히 갈증으로 입안이 마르고 쉽게 허기를 느끼며 몸에 힘이 없는 당뇨 환자에게 안성맞춤이다.

참마 우엉볶음

준비할 재료 | 참마 10g, 사인 6g, 우엉 250g, 돼지 살코기 50g.

만드는 방법 | 1. 우엉은 깨끗이 씻어 채 썰고, 참마는 씻어 물에 담가 두었다가 채 썬다.

2. 사인은 껍질을 벗겨 불에 말리고 곱게 갈아 둔다.

3. 돼지고기를 채 썰어서 녹말가루, 사인 가루, 소금, 간장, 파, 생강과 버무려 재워 둔다.

4. 팬에 식용유를 둘러 달군 후, 양념한 돼지고기를 볶는다.

5. 돼지고기 색이 변할 때쯤 손질해 둔 우엉과 참마를 넣고 익을 때까지 볶는다.

6. 소금, 조미료, 참기름을 넣어 맛을 내면 볶음 요리가 완성된다.

효능 | 참마 우엉볶음은 비장과 위장을 튼튼하게 하고 폐의 열을 식혀 주는 효과가 있다.

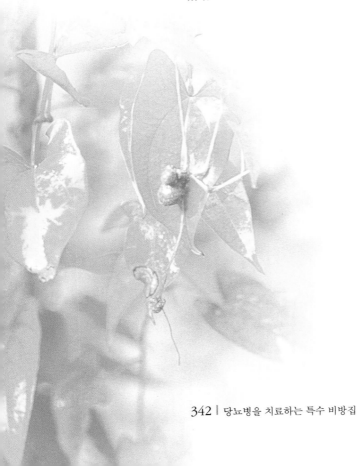

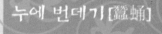

누에 번데기[蠶蛹]

| 어떤 효과가 있나요? |

누에 번데기는 혈중 지방 농도와 혈당을 떨어뜨리고 허한 기력을 회복시킨다. 아울러 정력을 강하게 하는 효과가 있다.

| 어떤 사람에게 적합할까요? |

누에 번데기는 당뇨병, 고혈압, 협심증, 고지혈증, 과콜레스테롤 혈증, 지방간 환자에게 좋다. 그리고 폐결핵, 소아 영양 장애, 몸이 허약한 사람, 영양 부족이나 발육 부진인 사람, 만성 위염이나 위하수 등 위의 기가 허약한 사람이 먹으면 뛰어난 효과를 볼 수 있다. 아울러 허리와 무릎이 시리고 쑤신 중·노년층 환자, 밤에 화장실을 자주 가는 사람, 발기 부진이나 정액이 새는 남성, 조루증이 있는 남성, 젖이 부족한 산모에게도 효과가 그만이다.

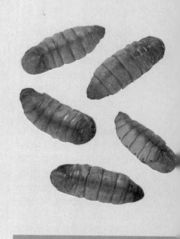

| 성질과 맛은 어때요? 어디에 좋은가요? |

누에 번데기 따뜻한 성질이 있고 단맛을 내며 비장, 위장, 신장에 작용해 그 기능을 원활하게 한다.

| 주요 성분은 무엇인가요? |

누에 번데기는 풍부한 단백질과 20여 가지 아미노산, 그리고 지방을 함유하고 있다. 그중에 지방은 대부분 불포화 지방산으로 구성된다. 이 밖에도 글리세리드, 소량의 인지질, 스테롤, 다양한 지용성 비타민이 골고루 들어 있다.

박사님, 당뇨 환자가 임신을 해도 될까요? 태아에게 영향이 없나요?

결혼 후에도 당뇨병이 제대로 관리되고 있고, 심장, 뇌, 신장, 눈과 다른 신체 부위에 심각한 합병증이 나타나지 않았다면 임신해도 괜찮습니다. 하지만, 당뇨 임산부는 일반 임산부보다 태아 기형, 조산, 주산기(신생아 분만의 전후, 임신 29주에서 생후 1주까지의 기간) 사망률, 임신 중독증에 노출될 확률이 훨씬 높습니다. 따라서 임신으로 말미암아 유발되는 여러 합병증을 예방하려면 각별히 당뇨병 관리에 신경 써야 합니다. 여성 당뇨 환자는 임신 전이나 혹은 임신한 후에도 혈당이 정상 수치를 유지할 수 있도록 지속적으로 인슐린을 사용해서 당뇨병 관리를 철저히 해야 합니다.

| 주의할 사항이 있나요? |

각기병을 앓거나 음기가 허해 몸에 열이 지나치게 많은 사람, 성기능 항진을 보이는 사람은 누에 번데기를 먹으면 절대 안 된다.

| 어떤 음식과 궁합이 맞나요? |

누에 번데기는 부추와 볶아 먹는 것이 좋다.

| 식이 요법 |

누에 번데기 셀러리 즙

준비할 재료 | 누에 번데기 100g, 셀러리 300g

만드는 방법 | 1. 누에 번데기를 볶은 후 서늘한 곳에서 말려 곱게 가루를 낸다.

2. 셀러리는 깨끗이 씻어 즙을 짠다.

3. 누에 번데기 가루를 셀러리 즙에 붓고 골고루 저어 한 번 끓이면 된다.

효능 | 누에 셀러리 즙은 몸 안의 열을 내리게 하고 기를 보하며 혈중 지방 농도와 혈당을 조절하는 역할을 한다.

누에 번데기 부추볶음

준비할 재료 | 누에 번데기 150g, 부추 200g.

만드는 방법 | 1. 누에 번데기는 깨끗이 씻어 수분을 제거해 둔다.

2. 부추는 깨끗이 씻어 적당한 크기로 썬다.

3. 팬을 달구고 식용유를 두른 후 잘게 썬 파를 볶아 향을 낸다.

4. 누에 번데기가 익을 때까지 볶다가 부추를 넣고 살짝 볶는다.

5. 소금, 조미료로 맛을 내면 요리가 완성된다.

효능 | 누에 번데기 부추볶음은 기를 북돋우고 혈액 순환을 원활하게 한다. 아울러 음기를 보하며 정력을 키워 준다.

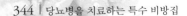

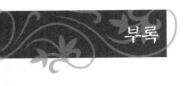

당뇨병 식사 조절 원칙

당뇨병은 인슐린 분비량이 부족하거나 혹은 인슐린이 체내에서 정상적으로 제 기능을 하지 못해 생기는 질환이다. 대사성 질환인 당뇨병은 지방과 단백질의 대사 이상 증상이 병행된다. 또한 당뇨병을 앓게 되면 전형적인 '삼다일소三多一少', 다시 말해 마시는 물의 양과 하루에 보는 소변 양, 식사량은 늘어나는 반면 체중은 줄어드는 증상이 나타난다. 당뇨는 우리 주변에서 많이, 그리고 자주 걸리는 질환이며 세계적으로도 발병률이 높다. 당뇨는 실명, 심·뇌 혈관 질환, 신부전증, 신경 계통의 이상 등 여러 합병증을 유발하기도 하고, 괴저가 발생해 의식을 잃거나 심지어는 사지를 절단해야 하는 상황에 이르기도 한다. 당뇨병은 30%가 약물 치료, 나머지 70%는 철저한 자기 관리를 통해서 100% 치료 효과를 볼 수 있는 질환이다. 이 원칙이 지켜지지 않으면 당뇨는 절대 치료할 수 없다. 평소 철저한 식사 조절은 당뇨를 억제하고, 또 다른 합병증 유발을 막는 기본 실천 단계다. 한의학에서는 당뇨를 '소갈병消渴病'이라 부르며 꾸준한 영양 공급으로 체내에 필요한 에너지를 공급해 줘야 한다고 강조한다. 한의학에서는 기름지고 단 음식, 맛이 강한 음식을 장기간 섭취하거나 술을 지나치게 많이 마시면 비장과 위장이 손상되어 당뇨가 발생한다고 본다. 따라서 당뇨는 약물로 비장과 위장의 상처를 치료해야 하는 것은 물론, 적당한 음식 조절을 병행해야만 비로소 건강을 유지할 수 있다. 그러므로 당뇨 환자의 식단은 모든 상황을 고려해 다양한 메뉴로 짠 영양 식단이어야 한다. 이제 식단을 짤 때 고려해야 할 몇 가지 요소를 알아보자.

1. 당뇨 유형을 체크하고 환자의 상태에 따라 치료 방법을 모색하자

제2형 당뇨 환자에게 가장 시급한 것이 바로 체중 감량이다. 그러므로 먼저 음식의 총 섭취 열량을 줄여야 한다. 엄격한 식사 조절을 통해 저열량 음식을 섭취하면서 정상 체중으로 회복할 수 있도록 노력한다. 그리고 제1형 당뇨 환자, 특히 몸이 많이 야윈 환자는 합리적인 식이 요법을 따르면서 식사량을 적절하게 늘려야 한다. 이때 탄수화물 섭취를 지나치게 억제하면 자칫 성장 발육에 영향을 줄 수 있으므로 주의해야 한다. 당뇨 환자는 식사, 인슐린, 활동량 세 요소가 서로 어떤 작용을 하는지 정확히 파악한 후, 자신의 활동량에 따라 인슐린 양과 식사량, 식사 횟수를 적절하게 조절해야 한다.

2. 식사는 정해진 시간에, 정해진 양만, 적은 양을 여러 번에 걸쳐 나눠 먹자

당뇨 환자는 우선 매일 섭취해야 하는 총열량을 정확히 계산하고 그 총열량에 맞춰 정해진 시간에 정해진 양을 여러 번에 걸쳐 나눠 먹어야 한다. 임의로 식사량을 늘리는 것은 절대 안 된다. '소식다찬少食多餐', 다시 말해 정해진 양의 식사를 적은 양으로 여러 번에 나눠 먹는 식습관은 꼭 지켜 나가야 한다. 특히 제1형 당뇨 환자가 인슐린 치료를 할 때는 총 섭취 열량은 그대로 유지하면서 식사 횟수를 4~5번으로 나누는 것이 매우 중요하다.

3. 당뇨병의 상태에 따라 3대 영양소의 비율을 적절하게 조절하자

당, 지방, 단백질 3대 영양소의 비율을 합리적이고 적절하게 조절하면, 동맥 경화 같은 합병증을 예방할 수 있다. 당뇨 환자는 동물성 지방 섭취는 피하고, 단백질은 풍부하게 섭취하며, 탄수화물 섭취량은 적당히 늘리는 것이 바람직하다. 전문가들은 당 함유량은 적고

단백질은 풍부한, 그리고 지방 함유량은 낮고 식이 섬유 함유량은 많은 식단을 권장한다.

4. 식이 섬유를 다량 투입해 포도당의 흡수를 늦추자

식이 섬유 함유량이 많고 흡수가 느린 식품을 주로 섭취해야 한다. 그러면 포도당의 흡수를 지연시켜 당뇨를 치료하는 데도 효과적이다. 당뇨 환자는, 저혈당이 나타났을 때를 제외하고는 보통 소화 흡수가 빠르게 진행되는 당류 식품을 멀리해야 한다. 그래야 혈당이 치솟는 것을 잡을 수 있다. 우리 주변에서 쉽게 접할 수 있는 백설탕, 흑설탕, 얼음사탕, 포도당, 맥아당, 꿀, 초콜릿, 유당, 과당, 설탕에 잰 과일, 과일 통조림, 사이다, 과일 주스, 잼, 아이스크림, 비스킷, 케이크, 빵, 그리고 설탕이 함유된 디저트는 혈당에 독毒이 되고, 소기름, 양 기름, 돼지기름, 버터, 크림, 비곗살 등은 혈중 지방 농도를 상승시키는 '유해 식품' 이다. 또한 동물의 간장과 뇌, 소금에 절인 오리 알 등은 콜레스테롤 수치를 올리는 '방해꾼' 이다. 따라서 혈당, 혈중 지방 농도, 콜레스테롤을 정상 수치로 유지하려면 이런 '위해 식품' 을 되도록 적게 먹거나 아예 먹지 않는 것이 바람직하다.

5. 모든 영양소가 골고루 들어 있어야 한다. 편식은 절대 금물

정상적인 성장 발육, 정상 체중 유지, 정상인과 다름없는 사회생활과 업무 활동을 하려면, 충분한 열량과 영양소를 섭취해야 한다. 그러려면 당, 지방, 단백질의 3대 영양소와 더불어 비타민, 무기질, 미량 원소 등도 음식을 통해 골고루 섭취해야 한다.

6. 과일은 조금만 먹거나 아예 끊어 버리자

과일은 탄수화물을 다량 함유하고 있다. 과일을 섭취해 포도당, 자당, 전분 등의 성분이 우리 몸에 들어가면 빠른 속도로 흡수되어 혈당을 상승시킨다. 물론 과일은 펙틴 성분도 풍부하게 함유해 포도당 흡수를 늦추는 작용도 있다. 그래서 당뇨병이 안정적으로 관리되고 있을 때는 당 함유량이 낮은 과일을 조금씩 섭취해도 무방하다. 단, 과일을 먹은 후에는 반드시 당 함유량에 따른 열량을 계산해 식사량에서 그만큼의 열량을 줄여야 한다. 그래야 총 섭취 열량을 유지할 수 있기 때문이다. 그러나 끼니마다 과일을 먹는 것은 바람직하지 않다. 두 끼에 한 번, 그리고 혈당이 좀 떨어졌을 때 조금씩만 먹는 것이 가장 좋다.

당뇨에 약이 되는 식품

- **곡류** : 옥수수, 밀, 쌀겨 등이 가장 좋다. 혈당 수치를 정상으로 유지하려면 전분이 많이 든 곡류는 되도록 피하는 것이 좋다.

- **콩류** : 노란 콩이나 노란 콩으로 만든 제품, 검은콩, 동부, 땅콩, 연밥, 가시연밥 등이 좋다. 이 식품들은 영양가가 풍부할 뿐만 아니라 우리 몸에 쉽게 소화 흡수되는 식물성 단백질이다. 따라서 인슐린 생성을 촉진하므로 혈당을 조절하는 데 큰 도움이 된다. 콩류 식품은 저렴한 가격에 뛰어난 효과를 보이는 식품이므로 당뇨 환자들이 가장 선호하는 식품이기도 하다.

- **수산물** : 자라, 드렁허리, 미꾸라지, 새우, 해삼, 전복, 우렁이 등이

탁월한 효과를 보인다. 해산물은 맛이 우수하고 영양가가 풍부할 뿐만 아니라 인체에 쉽게 흡수되는 단백질로 이루어졌다. 게다가 해산물에 함유된 지방은 대부분 불포화 지방산이어서 고지혈증을 유발할 위험도 없으므로 안심하고 먹어도 좋다. 이 밖에 생선은 인슐린의 주요 공급원으로, 몸의 혈당을 효과적으로 개선해 준다.

■ **육류** : 돼지, 소, 양, 닭, 개의 췌장 부위가 특히 좋다. 모두 인슐린과 C 펩티드의 '재료' 가 되는 식품으로, 동물의 췌장은 혈중 지방 농도 조절과 혈당 대사에 직접적으로 참여한다. 그리고 닭고기는 우수 단백질이 풍부할 뿐만 아니라 필수 아미노산과 미량 원소도 다량 함유하고 있어 당뇨 환자에게는 필수 섭취 식품이다. 하지만 포화 지방산, 콜레스테롤도 함께 다량 들어 있어서 고지혈증으로 이어질 수도 있으므로 적당량만 섭취해야 한다.

■ **채소** : 시금치, 동아, 호박, 양파, 배추 등이 약이 된다. 당뇨 환자들이 최고라 인정하는 이 채소들은 체액 분비를 도와 갈증을 없애고 몸 안의 열과 답답증을 다스리며 대소변을 잘 보게 해준다. 아울러 혈당을 조절하는 데도 효과적이다. 쉽게 허기를 느끼는 당뇨 환자는 채소를 많이 먹으면 배고픔의 고통에서 벗어날 수 있다.

■ **한약재** : 인삼, 참마, 갈근 등이 당뇨 환자에게 약이 된다. 하지만 한약재는 반드시 전문의와 상담한 후에 복용해야 한다. 환자의 당뇨 유형, 증세에 따라 정확한 처방을 해야만 확실한 효과를 볼 수 있기 때문이다.

■**과일** : 피타야처럼 당분은 적고 비타민이 많은 과일은 당뇨 환자
에게 약이다.

옮긴이 전왕록

부산 외국어대 중문과를 졸업하고, 동대학 통번역대학원 한중과를 졸업했다. 중국 선양 동북대학교에서 수학했고, 부산 트레이드 스쿨, 부산 정보대학교 평생 교육원 등에서 중국어 강의를 하고 있다. 현재 번역 에이전시 엔터스코리아에서 출판 기획 및 전문 번역가로 활동하고 있다.
역서로는 『지하철을 타고 도쿄에 가다』, 『가장 중요한 인생 지혜의 가르침』, 『활용 경제 36계』 등 다수가 있다.

당뇨병을 치료하는 특수 비방집

2008년 8월 20일 초판 1쇄 발행
2009년 8월 10일 초판 2쇄 발행

지은이 / 우웨이화 吳爲華
옮긴이 / 전왕록
펴낸이 / 조종덕
펴낸곳 / 태웅출판사

135 - 821 서울 강남구 논현동 113 - 3 태웅 B/D
전화 / 515 - 9858~9, 팩스 / 515 - 1950
등록번호 / 제 2 - 579호
등록일자 / 1988. 5. 26

ISBN 978-89-7209-206-3   03510